实用麻醉
技术手册

主　编　艾登斌　帅训军　侯念果　刘慧松

副主编　隽兆东　肖建民　谢　平　李　会
　　　　苗韶华　张建华

人民卫生出版社

图书在版编目（CIP）数据

实用麻醉技术手册／艾登斌等主编.—北京：人
民卫生出版社,2019

ISBN 978-7-117-28157-7

Ⅰ.①实… Ⅱ.①艾… Ⅲ.①麻醉学－技术手册
Ⅳ.①R614-62

中国版本图书馆 CIP 数据核字（2019）第 030097 号

人卫智网	www.ipmph.com	医学教育、学术、考试、健康，
		购书智慧智能综合服务平台
人卫官网	www.pmph.com	人卫官方资讯发布平台

实用麻醉技术手册

主　　编：艾登斌　帅训军　侯念果　刘慧松
出版发行：人民卫生出版社（中继线 010-59780011）
地　　址：北京市朝阳区潘家园南里 19 号
邮　　编：100021
E - mail：pmph @ pmph.com
购书热线：010-59787592　010-59787584　010-65264830
印　　刷：北京盛通印刷股份有限公司
经　　销：新华书店
开　　本：889×1194　1/32　　印张：17
字　　数：431 千字
版　　次：2019 年 5 月第 1 版　2019 年 5 月第 1 版第 1 次印刷
标准书号：ISBN 978-7-117-28157-7
定　　价：139.00 元

打击盗版举报电话：010-59787491　E-mail：WQ @ pmph.com
（凡属印装质量问题请与本社市场营销中心联系退换）

编　委（以姓氏笔画为序）

丁泽君　　卜庆丽　　王亚丽　　王寿世　　王明玲
王奕皓　　王海峰　　王密周　　艾登斌　　石智勇
帅训军　　付　鹏　　毕燕琳　　刘　远　　刘军超
刘秀娟　　刘显珍　　刘慧松　　闫怀军　　孙立新
孙常荣　　杜正强　　李　会　　李　鹏　　李　新
李广艳　　李文燕　　杨洪光　　肖建民　　辛　艳
张　宁　　张　琦　　张志刚　　张建华　　张高峰
苗韶华　　范金鑫　　周金峰　　孟　岚　　侯念果
秦培娟　　袁　莉　　耿鹏程　　隽兆东　　徐堂文
郭洪庆　　唐玉茹　　曹　玺　　崔宏先　　崔晓敏
彭霄艳　　程绍波　　谢　平　　雷高锋　　滕　娜

主编简介

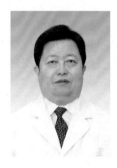

艾登斌教授，男，出生于山东省青岛市，1987 年毕业于山东医科大学临床医疗系，现任青岛市市立医院本部麻醉手术科主任兼本部疼痛治疗中心主任，硕士生导师，博士后导师，青岛市优秀学科带头人，青岛市知名专家，青岛市卫生系统优秀科研标兵，青岛市连续三届专业技术拔尖人才，被永久录入青岛市专家人才库。

规划了"创建无痛医院"理念框架，并逐步实施完善。带领团队 1994 年在山东省开展首例"无痛分娩"；1998 年在青岛市率先开展了术后镇痛、无痛流产、无痛胃肠镜检查等多项业务，首次提出了"创建无痛医院"的理念；1999 年组织创立了全国第一个以麻醉医师为主体的疼痛治疗学专业委员会——"青岛市疼痛治疗学专业委员会"，将"营造无痛生活，创建无痛医院"理念向全市进行宣传推广；2003 年，成立青岛市第一个疼痛病房；2005 年麻醉手术科疼痛治疗被评为"青岛市卫生行业特色专科"；2007 年青岛市卫生局批准成立"青岛市疼痛临床研究治疗中心"；2012 年建成首批国家级"舒适化医疗研究基地"；2013 年成立疼痛科；2014 年获选"青岛市麻醉与疼痛质量控制中心"；2017 年获评疼痛专业第一个"青岛市重点学科"。多年踏实的工作积累，给专业发展带来了丰富的经验和良好的口碑，借助青岛市疼痛临床研究治疗中心的优势交流平台，逐步建立完善了现在的急慢性疼痛诊疗综合体系。

长期从事与心脏手术麻醉、危重病患者手术麻醉及急慢性疼痛的诊疗相关的医疗、教学和研究工作，对围术期肺保护和脑保护方面、炎症反应的调控机制及脊柱关节疼痛、神经痛、癌痛的多模式疼痛治疗有深入的研究。2004 年主编《简明麻醉学》、主译美国耶鲁大学《临床麻醉手册》，2016 年主编《简明麻醉学》第 2 版、《简明疼痛学》第 1 版，均由人民卫生出版社出版。主持的课题获省、市科技进步奖 8 项，并申请成功包括国家自然科学基金、山东省卫生厅课题、青岛市科技局课题在内的国家、省、市级课题 20 余项，以第一作者或通讯作者在中华及核心期刊发表论文 40 余篇。

在麻醉与疼痛专业中享有广泛的信任和良好的口碑，担任世界疼痛医师协会中国分会常委、中华医学会麻醉学分会学科管理组委员、中国中西医结合学会麻醉专业委员会委员、山东省麻醉学会副主任委员、山东省疼痛研究会常务理事、山东省卫生厅麻醉质量控制中心副主任委员、山东省麻醉学学科建设管理学组组长、青岛市疼痛临床研究治疗中心主任、青岛市临床麻醉研究中心主任、青岛市麻醉与疼痛质量控制中心主任、青岛市医学会理事、青岛市输血协会理事、《临床麻醉学杂志》编委、《中国麻醉与镇痛杂志》编委等。

主编简介

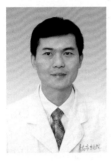

帅训军，男，1970年7月出生于山东省菏泽市，主任医师、硕士生导师，青岛市市立医院本部麻醉科副主任。工作20多年来，协助科主任在学科建设上卓有成效，1998年争取到第一批国家新药临床研究麻醉学专业基地，2005年被评为青岛市特色专科，2007年成立青岛市疼痛临床研究治疗中心，2011年被评为青岛市重点学科，2012年成立青岛市临床麻醉研究中心，2014年被评为山东省重点专科，2014年成立青岛市麻醉与疼痛质控中心。

主要从事科研、教学及麻醉与疼痛的质控工作，倡导围术期患者无痛概念、舒适化医疗的应用及推广。2007年在德国杜伊斯堡心脏中心进修学习，擅长超高龄、疑难、危重、困难气道患者的麻醉、抢救工作。对围术期炎性细胞因子的调控机制有深入的研究，并以此开展了肺保护和脑保护的相关研究。

现任青岛市麻醉与疼痛质量控制中心副主任，青岛市医学会麻醉学分会副主任委员，山东省老年医学研究会麻醉学分会常务委员。以主要研究者获国家自然科学基金等国家、省、市课题9项，获山东省医学科技奖、青岛市科技进步奖等奖项11项。2015年8月，被评为青岛市优秀青年医学专家。

主编简介

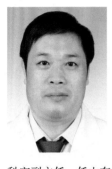

侯念果，男，1972年出生于山东省淄博市。1996年毕业于潍坊医学院麻醉学系，毕业后分配到青岛市第八人民医院麻醉科工作3年，后到青岛市市立医院麻醉科工作至今。2013年晋升副主任医师，2014年获青岛大学医学院麻醉学硕士学位，2017年聘为科室副主任。任山东省生物医学工程学会体外循环分会委员。

长期工作在临床一线，主要从事与心脏大血管手术麻醉及体外循环、危重病手术麻醉、术后疼痛治疗相关的医疗、教学和科研工作。对围术期心肌保护、炎性因子的调控有较深的研究。发表论文数篇，参与科学研究"冷温停搏液联合灌注对围体外循环期全身炎症反应抑制和心肌保护作用的研究"、"非甾体类抗炎药与阿片类药对术后镇痛的影响"等4项，并分获青岛市科技进步二、三等奖。参编《简明麻醉学》《麻醉意外》《现代临床针灸治疗学》等著作。

主编简介

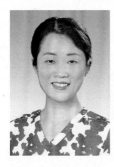

刘慧松，女，1978年12月出生于山东省菏泽市，现任青岛市市立医院重症医学科护士长，主管护师。2002年毕业于滨州医学院护理系，青岛大学硕士研究生在读。现任山东省护理学会护理伦理专业委员会委员，青岛市护理学会重症护理专业委员会委员。

2010年在上海交通大学医学院附属瑞金医院进修，2015年在韩国延世大学SEVERANCE医院研修。2009年担任疼痛病房护士长，协助科主任积极开展疼痛治疗新业务，并做好疼痛病房的管理和标准化建设。2013年至今担任重症医学科护士长，熟练掌握急危重症患者的诊治及护理要点。积极参与医院的护理专业学组建设，并承担培训工作。2010年参编《外科护士安全用药操作指南》，2018年主编《急危重症诊治新进展》，国家级实用新型专利1项，第一作者和通讯作者发表论文10余篇。

序

　　麻醉学伴随着社会的进步、科技发展和人们对舒适化医疗需求的提高，已成为临床医学的重要组成部分。同时，随着医学技术和其他科学技术，特别是影像学、电子学、生物信息、人工智能、大数据和计算机学科的相应渗透和迅速发展，临床监测技术、临床麻醉技术等麻醉核心技术正发生日新月异的变化，如麻醉深度监测、血流动力学监测、经食管超声心动图监测在心脏手术中的应用已成为常规，神经阻滞技术的再重视、可视化麻醉技术的研发、精准麻醉技术的理念又进一步推动麻醉学快速向前发展，发挥着围术期麻醉管理、患者安全及其良好的康复转归的重要作用。

　　麻醉科作为推动"舒适化医疗"发展的主导学科、保障医疗安全的关键学科、提高医疗工作效率的枢纽学科，正日益深入人心。艾登斌教授组织编写的《实用麻醉技术手册》结合新的麻醉理论和近年发展的新技术，秉承"简明、新颖、实用"的风格，将临床监测技术、可视化麻醉技术、临床麻醉技术等麻醉核心技术介绍给临床麻醉医师，更便于临床麻醉医师提高理论水平和临床技能，从而提高麻醉质量，保证患者麻醉安全。

中华医学会麻醉学分会常务委员
山东省医学会麻醉学分会主任委员

2019 年 1 月

前　言

　　为了适应麻醉学理论和实践的迅速发展，2004年1月，艾登斌教授组织编写了《简明麻醉学》，由人民卫生出版社出版，由于编写内容简明、新颖，受到广大麻醉界同道和读者的好评，2016年又出版了《简明麻醉学》第2版，同时启动了《实用麻醉技术手册》的编写工作。《实用麻醉技术手册》结合新的麻醉理论和近年发展的新技术，秉承"简明、新颖、实用"的风格，将临床监测技术、可视化麻醉技术、临床麻醉技术等麻醉核心技术介绍给临床麻醉医师，更便于临床麻醉医师提高理论水平和临床技能，从而提高麻醉质量，保证患者麻醉安全。

　　《实用麻醉技术手册》全书共分为绪论、麻醉监测技术、麻醉操作技术、疑难危重患者麻醉技术4篇，共40章。内容以简明、实用为主，重点突出、条理清楚，麻醉操作技术部分突出了文字与视频、图片的结合，便于在工作中随时查阅。读者以临床麻醉医师为主，也适用于医学院校师生、临床各科手术医师阅读和参考。

艾登斌　帅训军　侯念果　刘慧松

2019年1月

目　录

第一篇　绪　论

第一章　绪论 ··· 2
　　一、麻醉技术的基本概念 ··························· 2
　　二、现代麻醉技术 ··································· 2
　　三、现代麻醉技术的发展方向 ····················· 3
　　四、我国麻醉技术的明天 ························· 4

第二篇　麻醉监测技术

第二章　呼吸功能监测 ······························· 8
　第一节　肺通气功能的监测 ····················· 8
　　一、静态肺容量 ······························· 8
　　二、动态肺容量 ······························· 9
　第二节　肺换气功能的监测 ··················· 11
　　一、肺的弥散功能 ··························· 11
　　二、肺的通气/血流比值 ····················· 12
　第三节　小气道功能监测 ····················· 12
　　一、闭合容积和闭合容量 ····················· 13
　　二、动态顺应性的频率依赖 ··················· 13
　　三、最大呼气流量-容积曲线 ················· 13
　第四节　气道反应性监测 ····················· 14
　　一、支气管激发试验 ························· 14
　　二、气管舒张试验 ··························· 14
　第五节　呼吸运动的监测 ····················· 15
　　一、一般性观察 ····························· 15

　　二、呼吸肌功能监测 …………………………………… 15
　第六节　术前呼吸功能评估 ………………………………… 16
　　一、非肺切除术患者的呼吸功能评估 …………………… 16
　　二、肺切除患者呼吸功能评估 …………………………… 17

第三章　血流动力学监测 …………………………………………… 20
　第一节　动脉血压 …………………………………………… 20
　　一、无创动脉血压监测 …………………………………… 20
　　二、有创动脉血压监测 …………………………………… 21
　第二节　中心静脉压 ………………………………………… 23
　　一、测压装置 ……………………………………………… 23
　　二、临床意义 ……………………………………………… 23
　　三、适应证与禁忌证 ……………………………………… 24
　　四、并发症及防治 ………………………………………… 24
　　五、测量中心静脉压的注意事项 ………………………… 24
　　六、中心静脉导管位置的监测 …………………………… 25
　第三节　肺动脉压 …………………………………………… 25
　　一、穿刺插管方法 ………………………………………… 25
　　二、临床意义 ……………………………………………… 28
　第四节　心排出量 …………………………………………… 28
　　一、概述 …………………………………………………… 28
　　二、无创心排出量监测 …………………………………… 28
　　三、有创心排出量监测 …………………………………… 29
　第五节　射血分数监测 ……………………………………… 30
　第六节　血容量监测 ………………………………………… 30
　　一、血容量无创监测法 …………………………………… 30
　　二、血容量有创监测法 …………………………………… 31
　　三、被动抬腿实验 ………………………………………… 32
　第七节　氧供需平衡监测 …………………………………… 32
　　一、混合静脉血氧饱和度 ………………………………… 32
　　二、血乳酸浓度 …………………………………………… 33
　　三、胃肠黏膜内 pH ……………………………………… 33
　　四、氧输送（DO_2）和氧消耗（VO_2） ……………… 33

第四章　体温监测 ……………………………… 35

　第一节　低体温 …………………………………… 35

　　一、诱发因素 …………………………………… 35

　　二、生理影响 …………………………………… 35

　　三、围手术期低体温的预防和治疗 …………… 36

　第二节　体温过高 ………………………………… 37

　　一、引起围手术期体温升高的因素 …………… 37

　　二、围手术期体温升高对机体的影响 ………… 37

　　三、围手术期降温措施 ………………………… 38

　　四、恶性高热 …………………………………… 38

　第三节　围手术期体温监测技术 ………………… 40

　　一、体温监测技术 ……………………………… 40

　　二、测温部位 …………………………………… 40

第五章　麻醉深度监测 ………………………… 42

　第一节　麻醉深度的临床判断 …………………… 42

　　一、常用的临床体征和症状 …………………… 42

　　二、临床体征的限制 …………………………… 43

　第二节　意识层面监测 …………………………… 43

　　一、麻醉下意识的常规监测 …………………… 43

　　二、麻醉下意识的神经电生理监测 …………… 44

　第三节　伤害性刺激反应监测 …………………… 46

　　一、生理反应 PRST 评分 ……………………… 46

　　二、体动反应 …………………………………… 46

第六章　出凝血监测 …………………………… 48

　第一节　出血性疾病的检查要点 ………………… 48

　　一、出血性疾病的实验室检查要点 …………… 48

　　二、弥散性血管内凝血 ………………………… 48

　第二节　体外循环期间监测 ……………………… 49

　　一、肝素浓度监测技术 ………………………… 49

　　二、肝素化效果监测 …………………………… 50

　第三节　血栓弹力图 ……………………………… 51

第七章　神经功能监测 ······················· 55
　第一节　脑电图 ····························· 55
　　一、正常脑电图的基本要素 ··············· 55
　　二、脑电活动与脑代谢、脑血流之间的关系 ··· 56
　　三、麻醉药的脑电活动特点 ··············· 56
　　四、围手术期脑电图监测的应用和意义 ····· 58
　第二节　脑血流 ····························· 59
　　一、脑血流与脑血流量监测 ··············· 59
　　二、经颅多普勒超声技术 ················· 60
　　三、激光多普勒脑血流监测 ··············· 61
　第三节　脑氧饱和度监测 ··················· 62
　　一、脑氧饱和度监测的原理 ··············· 62
　　二、脑氧饱和度监测的优势 ··············· 62
　　三、适应证 ····························· 63
　　四、rSO_2 的正常范围（参考值范围） ····· 63
　　五、临床干预及治疗原则 ················· 63
　　六、注意事项 ··························· 65

第三篇　麻醉操作技术

第八章　喉罩在麻醉中的应用 ··············· 68
　　一、喉罩的历史 ························· 68
　　二、喉罩分类 ··························· 68
　　三、喉罩的优点 ························· 69
　　四、缺点 ······························· 69
　　五、临床应用 ··························· 69
　　六、适应证 ····························· 70
　　七、禁忌证 ····························· 70
　　八、插入方法 ··························· 70
　　九、喉罩麻醉注意事项 ··················· 72
　　十、小结 ······························· 73

第九章　超声基础知识 ····················· 74
　第一节　超声基本概念 ····················· 74

一、超声发展史 ················ 74

二、超声定义 ················· 74

三、声能与电能的相互转化 ········· 74

四、超声波的物理特性 ············ 75

第二节　图像特征 ················ 79

第三节　人体各组织结构的超声影像特点 ···· 81

第四节　超声设备 ················ 85

一、探头 ··················· 85

二、主机 ··················· 87

三、显示器 ················· 88

第五节　如何获得最佳的超声图像 ········ 88

第六节　超声引导下区域阻滞的工作流程 ···· 89

一、麻醉前访视 ··············· 89

二、物品准备 ················· 89

三、药品准备 ················· 89

四、镇静与镇痛 ··············· 90

五、注意事项 ················· 91

第十章　超声引导神经阻滞技术 ·········· 92

第一节　超声引导颈浅丛神经阻滞 ········ 92

一、概述 ··················· 92

二、局部解剖 ················· 92

三、超声解剖 ················· 93

四、操作方法 ················· 94

五、注意事项 ················· 97

第二节　超声引导选择性颈神经根阻滞 ····· 97

一、概述 ··················· 97

二、局部解剖 ················· 97

三、超声解剖 ················· 98

四、操作方法 ················ 103

五、注意事项 ················ 106

第三节　超声引导肌间沟臂丛神经阻滞 ····· 106

一、概述 ·················· 106

二、局部解剖 …………………………………… 107

三、超声解剖 …………………………………… 107

四、操作方法 …………………………………… 111

五、注意事项 …………………………………… 113

第四节　超声引导锁骨上臂丛神经阻滞 ……… 113

一、概述 …………………………………………… 113

二、局部解剖 …………………………………… 113

三、超声解剖 …………………………………… 114

四、操作方法 …………………………………… 116

五、注意事项 …………………………………… 119

第五节　超声引导锁骨下臂丛神经阻滞 ……… 119

一、概述 …………………………………………… 119

二、局部解剖 …………………………………… 119

三、超声解剖 …………………………………… 120

四、操作方法 …………………………………… 121

五、注意事项 …………………………………… 126

第六节　超声引导腋路臂丛神经阻滞 ………… 126

一、概述 …………………………………………… 126

二、局部解剖 …………………………………… 126

三、超声解剖 …………………………………… 127

四、操作方法 …………………………………… 127

五、注意事项 …………………………………… 132

第七节　超声引导上肢外周神经阻滞 ………… 133

一、概述 …………………………………………… 133

二、局部解剖 …………………………………… 133

三、超声解剖 …………………………………… 134

四、操作方法 …………………………………… 138

五、注意事项 …………………………………… 145

第八节　超声引导腰丛神经阻滞 ……………… 145

一、概述 …………………………………………… 145

二、局部解剖 …………………………………… 145

三、超声解剖 …………………………………… 147

四、操作方法 …………………………………… 154

　　五、注意事项 ················ 159
第九节　超声引导骶丛神经阻滞 ·········· 159
　　一、概述 ·················· 159
　　二、局部解剖 ··············· 160
　　三、超声解剖 ··············· 160
　　四、操作方法 ··············· 163
　　五、注意事项 ··············· 165
第十节　超声引导股神经阻滞 ·········· 166
　　一、概述 ·················· 166
　　二、局部解剖 ··············· 166
　　三、超声解剖 ··············· 167
　　四、操作方法 ··············· 169
　　五、注意事项 ··············· 173
第十一节　超声引导股外侧皮神经阻滞 ···· 173
　　一、概述 ·················· 173
　　二、局部解剖 ··············· 174
　　三、超声解剖 ··············· 174
　　四、操作方法 ··············· 176
　　五、注意事项 ··············· 179
第十二节　超声引导闭孔神经阻滞 ······· 179
　　一、概述 ·················· 179
　　二、局部解剖 ··············· 180
　　三、超声解剖 ··············· 181
　　四、操作方法 ··············· 182
　　五、注意事项 ··············· 187
第十三节　超声引导隐神经阻滞 ········· 188
　　一、概述 ·················· 188
　　二、局部解剖 ··············· 188
　　三、超声解剖 ··············· 189
　　四、操作方法 ··············· 190
　　五、注意事项 ··············· 193
第十四节　超声引导坐骨神经阻滞 ······· 194
　　一、前路法 ················ 194

　　二、经臀肌入路 ················· 199

　　三、经腘窝入路 ················· 204

　第十五节　超声引导胫神经、腓总神经阻滞 ······ 210

　　一、概述 ···················· 210

　　二、局部解剖 ················· 211

　　三、超声解剖 ················· 212

　　四、操作方法 ················· 214

　　五、注意事项 ················· 216

第十一章　超声引导血管穿刺技术 ············ 217

　第一节　超声引导血管穿刺技术基础 ········ 217

　　一、概论 ···················· 217

　　二、适应证 ················· 217

　　三、禁忌证 ················· 218

　　四、超声血管成像临床优势 ········ 218

　　五、超声图像上动静脉鉴别 ········ 218

　　六、超声引导血管穿刺方法 ········ 221

　第二节　超声引导颈内静脉穿刺置管 ········ 223

　　一、局部解剖 ················· 223

　　二、超声解剖 ················· 223

　　三、操作方法 ················· 229

　　四、注意事项 ················· 233

　第三节　超声引导锁骨下静脉穿刺置管 ······ 233

　　一、局部解剖 ················· 233

　　二、超声解剖 ················· 234

　　三、操作方法 ················· 236

　　四、注意事项 ················· 237

　第四节　超声引导股静脉穿刺置管 ········· 238

　　一、局部解剖 ················· 238

　　二、超声解剖 ················· 239

　　三、操作方法 ················· 241

　　四、注意事项 ················· 243

　第五节　超声引导动脉穿刺置管 ·········· 244

一、概述 ……………………………………… 244

二、局部解剖 ……………………………… 244

三、超声解剖 ……………………………… 245

四、操作方法 ……………………………… 248

五、注意事项 ……………………………… 252

第十二章　超声引导腰-硬联合麻醉 ……… 253

一、概述 ……………………………………… 253

二、局部解剖 ……………………………… 253

三、超声解剖 ……………………………… 254

四、操作方法 ……………………………… 259

五、注意事项 ……………………………… 262

第十三章　超声技术在麻醉监测中的应用 ……… 263

一、心脏超声 ……………………………… 263

二、肺部超声 ……………………………… 270

三、大血管超声 …………………………… 276

四、腹部超声 ……………………………… 279

五、超声技术应用于麻醉监测的意义 ……… 281

第十四章　麻醉可视技术在气管插管中的应用 ……… 282

第一节　纤维支气管镜引导气管插管 ……… 282

一、适应证 ………………………………… 283

二、禁忌证 ………………………………… 283

三、插管前准备 …………………………… 283

四、操作方法 ……………………………… 283

五、优点 …………………………………… 284

六、注意事项 ……………………………… 285

七、并发症 ………………………………… 285

第二节　可视喉镜下气管插管 ……………… 286

一、视频插管喉镜特点 …………………… 286

二、适应证 ………………………………… 286

三、临床常见可视喉镜的类型特点 ……… 286

四、可视喉镜插管的优点 ･･･････････････ 287

五、可视喉镜气管插管方法 ･･････････････ 288

六、视可尼喉镜气管插管 ･･･････････････ 288

第三节　光棒引导下气管插管 ････････････ 291

一、适应证 ･･･････････････････････ 291

二、禁忌证 ･･･････････････････････ 291

三、光棒插管前准备 ･･･････････････ 291

四、麻醉方法 ･････････････････････ 293

五、插管方法 ･････････････････････ 293

六、注意事项 ･････････････････････ 294

七、光棒插管优缺点 ･･･････････････ 294

八、插管过程中遇到的问题原因及处理方法 ･･･ 295

第四篇　疑难危重患者麻醉技术

第十五章　心血管系统风险评估 ･･････････ 298

一、概述 ･････････････････････････ 298

二、麻醉前检查 ･･･････････････････ 300

三、手术室内术前准备 ･･･････････････ 303

四、麻醉方法 ･････････････････････ 304

五、麻醉中注意事项 ･･･････････････ 305

第十六章　心脏病患者非心脏手术麻醉 ･･････ 307

一、非心脏手术术前心血管评估 ･･･････ 307

二、围手术期药物治疗 ･･･････････････ 311

三、麻醉管理 ･････････････････････ 312

四、各类心脏病患者非心脏手术麻醉管理
要点 ･････････････････････････ 314

第十七章　心肌病患者的麻醉 ･････････････ 322

第一节　心肌病概述 ･････････････････ 322

一、心肌病的病因及病理学 ･･･････････ 322

二、诊断方法 ･････････････････････ 322

三、治疗 ･････････････････････････ 323

第二节　肥厚型心肌病患者的麻醉 …………… 323
　　一、发病率 …………………………………… 323
　　二、病理生理特征 …………………………… 324
　　三、心肌肥厚的诊断标准 …………………… 324
　　四、麻醉方式选择 …………………………… 324
　　五、术中监测 ………………………………… 326
　　六、麻醉处理 ………………………………… 326
第三节　扩张型心肌病患者的麻醉 …………… 327
　　一、扩张型心肌病发病率 …………………… 327
　　二、扩张型心肌病病理生理变化 …………… 328
　　三、扩张型心肌病临床表现及诊断标准 …… 328
　　四、麻醉方式选择及麻醉管理 ……………… 329
　　五、术中监测 ………………………………… 330
第四节　心肌病患者麻醉的注意事项 ………… 330

第十八章　后天瓣膜心脏病患者的麻醉 ……… 332
　　一、瓣膜病的病理生理与病情评估 ………… 332
　　二、术前准备 ………………………………… 334
　　三、常用麻醉药物 …………………………… 335
　　四、麻醉管理 ………………………………… 337
　　五、经食管超声心动图（TEE）在心脏瓣膜
　　　　病术中监测中的应用 …………………… 341

第十九章　冠状动脉旁路移植术的麻醉 ……… 342
　　一、麻醉处理原则 …………………………… 342
　　二、术前病情评估 …………………………… 343
　　三、麻醉前准备 ……………………………… 345
　　四、麻醉方法 ………………………………… 346
　　五、麻醉中的监测 …………………………… 346
　　六、麻醉中管理 ……………………………… 347
　　七、特殊情况的处理 ………………………… 351

第二十章　妊娠合并心血管疾病患者的麻醉 ……… 354

目　录

第一节　妊娠期高血压疾病患者的麻醉 ………… 354

一、诊断及分期 ………………………… 354

二、产科术前治疗 ……………………… 355

三、麻醉前评估 ………………………… 357

四、麻醉管理 …………………………… 357

五、麻醉方式选择及实施 ……………… 358

六、子痫及其他并发症处理 …………… 360

第二节　妊娠合并心脏病患者的麻醉 ……… 363

一、先天性心脏病患者的麻醉 ………… 363

二、心脏瓣膜疾病产妇的麻醉 ………… 364

第二十一章　颅脑血管疾病风险评估 ……… 368

一、颅内动脉瘤术前评估 ……………… 368

二、脑动静脉畸形术前评估 …………… 369

三、高血压脑出血术前评估 …………… 369

四、急性缺血性脑卒中介入治疗术前评估 … 370

五、颈动脉支架手术术前评估 ………… 370

六、卒中高危患者非心脏、非神经科手术 … 371

第二十二章　颈动脉内膜剥脱术的麻醉 …… 372

一、病理生理基础 ……………………… 372

二、术前评估与准备 …………………… 372

三、术中监测 …………………………… 373

四、麻醉选择 …………………………… 375

五、术中处理 …………………………… 375

六、术后并发症 ………………………… 377

第二十三章　呼吸系统风险评估 …………… 378

一、病史 ………………………………… 378

二、术前检查与评估 …………………… 379

第二十四章　围手术期急性肺水肿 ………… 382

第一节　肺水肿的生理和病理生理基础 …… 382

　　一、影响肺内生理性液体运转的因素 ………… 382

　　二、关于 Starling 理论 ………………………… 383

第二节　急性肺水肿的病因 …………………… 384

　　一、肺毛细血管静水压增高 ………………… 385

　　二、血管壁通透性增加 ……………………… 385

　　三、淋巴管系统引流障碍 …………………… 385

　　四、胶体渗透压降低 ………………………… 386

　　五、肺间质负压的增高 ……………………… 386

　　六、原因不明性肺水肿 ……………………… 386

　　七、麻醉期间发生肺水肿 …………………… 387

　　八、神经源性肺水肿 ………………………… 387

第三节　急性肺水肿诊断 ……………………… 387

　　一、临床表现 ………………………………… 388

　　二、X 线表现 ………………………………… 388

第四节　治疗 …………………………………… 388

　　一、降低肺毛细血管静水压 ………………… 388

　　二、提高血浆胶体渗透压 …………………… 389

　　三、减低肺毛细血管通透性 ………………… 389

　　四、充分供氧和呼吸支持 …………………… 389

第二十五章　围手术期急性肺栓塞 …………… 391

　　一、围手术期急性肺栓塞的病因 …………… 391

　　二、围手术期急性肺栓塞的病理生理 ……… 392

　　三、肺栓塞的危险因素 ……………………… 392

　　四、肺栓塞临床表现与诊断 ………………… 392

　　五、肺栓塞的防治进展 ……………………… 394

　　六、预防围手术期肺栓塞 …………………… 395

第二十六章　支气管哮喘患者的麻醉 ………… 396

　　一、病情特点 ………………………………… 396

　　二、麻醉前准备 ……………………………… 398

　　三、麻醉前用药 ……………………………… 399

　　四、麻醉选择 ………………………………… 399

　　五、麻醉管理 ……………………………… 400

第二十七章　气道异物取出术患者的麻醉 ………… 403
　第一节　病情特点 ………………………………… 403
　第二节　麻醉前评估 ……………………………… 404
　　一、患者一般情况 ………………………………… 404
　　二、判断有无气道异物以及异物的位置、
　　　　大小、种类、存留时间 ……………………… 404
　　三、评估是否存在呼吸系统的合并症和异物
　　　　导致的并发症 ……………………………… 405
　　四、对医疗团队的评估 ………………………… 405
　第三节　麻醉前准备 ……………………………… 405
　第四节　麻醉方法 ………………………………… 407
　　一、麻醉原则 …………………………………… 407
　　二、鼻腔异物 …………………………………… 407
　　三、声门上（声门周围）异物 ………………… 408
　　四、声门下及气管异物 ………………………… 409
　　五、支气管异物 ………………………………… 412
　第五节　麻醉监测 ………………………………… 414
　第六节　常见并发症处理 ………………………… 415

第二十八章　老年患者的麻醉 ……………………… 417
　　一、老年人生理学改变 ………………………… 417
　　二、老年人药理学改变 ………………………… 419
　　三、老年患者麻醉前评估 ……………………… 419
　　四、麻醉管理 …………………………………… 422

第二十九章　经尿道前列腺电切患者的麻醉 ……… 430
　　一、经尿道前列腺电切手术的特点 …………… 430
　　二、术前访视与术前准备 ……………………… 430
　　三、麻醉方法选择 ……………………………… 431
　　四、术中监测 …………………………………… 431
　　五、麻醉期间手术并发症及处理 ……………… 432

第三十章　特发性脊柱侧弯患者的麻醉 ……… 434

　　一、术前评估 ……………………………… 434

　　二、麻醉与手术前的准备 ………………… 436

　　三、麻醉的选择与实施 …………………… 437

　　四、术中监测 ……………………………… 438

　　五、术中注意事项 ………………………… 439

　　六、并发症及特殊情况处理 ……………… 439

第三十一章　嗜铬细胞瘤患者的麻醉 ……… 441

　　一、病情特点 ……………………………… 441

　　二、麻醉前准备 …………………………… 442

　　三、麻醉选择 ……………………………… 442

　　四、麻醉管理 ……………………………… 444

　　五、并发症及其处理 ……………………… 444

　　六、注意事项 ……………………………… 446

第三十二章　甲状腺功能亢进患者的麻醉 ……… 448

　　一、手术时机选择 ………………………… 448

　　二、麻醉前准备 …………………………… 448

　　三、麻醉选择 ……………………………… 449

　　四、麻醉管理 ……………………………… 450

第三十三章　重症肌无力及运动神经元疾病患者的
　　　　　　麻醉 ……………………………… 452

　第一节　重症肌无力患者的麻醉 ………… 452

　　一、主要病理生理 ………………………… 452

　　二、临床表现 ……………………………… 453

　　三、治疗 …………………………………… 453

　　四、麻醉处理要点 ………………………… 454

　第二节　运动神经元疾病患者的麻醉 …… 458

　　一、临床表现 ……………………………… 458

　　二、治疗 …………………………………… 458

　　三、麻醉处理 ……………………………… 458

第三十四章　烧伤患者的麻醉 …………………… 460
　第一节　烧伤的基础理论知识 ………………… 460
　　一、烧伤的临床过程 ………………………… 460
　　二、烧伤面积的估计 ………………………… 461
　　三、烧伤深度的估计 ………………………… 461
　　四、烧伤严重程度分级 ……………………… 461
　　五、烧伤休克的病理生理 …………………… 462
　　六、烧伤的液体治疗 ………………………… 462
　　七、烧伤引起的药代及药效动力学变化 …… 462
　第二节　烧伤患者的麻醉 ……………………… 462
　　一、烧伤患者围手术期临床特点 …………… 463
　　二、烧伤患者的术前访视和评估 …………… 463
　　三、麻醉方法的选择及实施 ………………… 464
　　四、麻醉管理 ………………………………… 465

第三十五章　脓毒性休克的麻醉 ………………… 467
　第一节　脓毒性休克的定义及病理生理 ……… 467
　　一、脓毒性休克定义 ………………………… 467
　　二、脓毒性休克病理生理 …………………… 467
　第二节　脓毒性休克患者的麻醉处理 ………… 468
　　一、麻醉选择 ………………………………… 468
　　二、麻醉前访视 ……………………………… 469
　　三、临床麻醉的实施 ………………………… 469
　　四、麻醉监测 ………………………………… 470
　　五、麻醉管理要点 …………………………… 470

第三十六章　严重创伤患者的麻醉 ……………… 473
　　一、创伤评估 ………………………………… 473
　　二、创伤性休克的诊断 ……………………… 474
　　三、创伤性休克患者的复苏 ………………… 474
　　四、麻醉选择 ………………………………… 476

第三十七章　上消化道出血患者的麻醉 ………… 477

第一节　麻醉前准备及麻醉方式选择 …………… 477
　一、麻醉前准备 ……………………… 477
　二、麻醉方式选择 ………………………… 478
第二节　上消化道出血的反流与误吸 ………… 479
　一、误吸原因 ……………………………… 479
　二、防误吸处理 …………………………… 480
　三、误吸处理 ……………………………… 481
第三节　麻醉管理 …………………………… 482
　一、麻醉监测 ……………………………… 482
　二、对于肝功能障碍患者的麻醉用药 ……… 482
　三、术中注意事项 ………………………… 484

第三十八章　小儿患者的麻醉 ……………… 485
第一节　小儿生理和药理 …………………… 485
　一、解剖生理 ……………………………… 485
　二、小儿药理 ……………………………… 486
第二节　术前评估与准备 …………………… 487
　一、术前访视与评估 ……………………… 487
　二、术前禁食 ……………………………… 488
第三节　术前用药 …………………………… 488
　一、抗胆碱能药物 ………………………… 488
　二、镇静安定药 …………………………… 489
第四节　麻醉前准备 ………………………… 489
　一、麻醉器械准备 ………………………… 489
　二、麻醉药物准备 ………………………… 490
第五节　全身麻醉特点及选择 ……………… 490
　一、麻醉诱导 ……………………………… 491
　二、麻醉维持 ……………………………… 491
　三、苏醒及拔除气管导管 ………………… 493
　四、喉罩通气道的应用 …………………… 495
第六节　区域麻醉 …………………………… 495
第七节　小儿术后镇痛 ……………………… 496
　一、小儿疼痛的评估 ……………………… 496

　　二、小儿术后镇痛方法 ……………………… 497

第三十九章　日间手术患者的麻醉 …………… 498
　　一、日间手术的优点 ……………………… 498
　　二、日间手术的种类与患者选择 ………… 498
　　三、日间手术的适应证 …………………… 500
　　四、日间手术的禁忌证 …………………… 500
　　五、麻醉前评估 …………………………… 500
　　六、麻醉前准备 …………………………… 501
　　七、麻醉管理 ……………………………… 501
　　八、离院标准 ……………………………… 503

第四十章　围手术期加速康复 ………………… 505
　　一、加速康复外科概述 …………………… 505
　　二、临床麻醉在 ERAS 中的内容 ………… 505
　　三、ERAS 对麻醉学科的要求 …………… 509

参考文献 ………………………………………… 510

索引 ……………………………………………… 513

第一篇

绪 论

第一章

绪 论

现代麻醉学的历史不过 170 余年，是医学领域中的一个新兴学科。这门学科伴随着医学科学技术的发展、临床工作的需要，在基础医学、临床医学以及其他学科有关理论的基础上，应用近代科学技术成果建立起来，目前已成为临床医学的重要组成部分。

一、麻醉技术的基本概念

麻醉技术广义上讲，即人们通常所说的麻醉或麻醉学，狭义的概念是实施麻醉的方法。麻醉的含义是指用药物或其他方法使患者整体或局部暂时失去感觉，以达到无痛目的，从而能为进一步的手术或其他治疗创造条件。

在人类遭遇各种伤害和手术引起的疼痛时，人们一直在寻找解决疼痛的方法。东汉时期的华佗是第一位采用麻醉技术的医师，他利用麻沸散来减轻患者的疼痛，然后为患者进行外科手术；1842 年 3 月 30 日在美国佐治亚州杰佛逊市，Crawford Williamson Long 医师首次采用了麻醉药，经历了漫长的历史终于出现了"麻醉"的概念。

二、现代麻醉技术

随着外科手术及麻醉学的发展，麻醉已远远超过单

1

纯解决手术止痛的早期目的，工作范围也不再局限于手术室，因而现代麻醉和麻醉学的概念有了更广的含义，它不仅包括麻醉与镇痛，而且涉及麻醉前后整个围手术期的准备与治疗、监测手术时重要生理功能的变化、调控和维持机体内环境的稳态以及为手术提供良好的条件，为患者安全度过手术和术后顺利康复提供保障，一旦手术或麻醉发生意外能及时有效地抢救患者。

麻醉工作者正在不断地提高临床麻醉工作的质量、充实麻醉学的内涵。临床监测技术、临床麻醉技术等麻醉核心技术正发生日新月异的变化，如麻醉深度监测、血流动力学监测、经食管超声心动图监测在心脏手术中的应用已成为常规，神经阻滞技术的再重视、可视化麻醉技术的研发、精准麻醉技术的理念又进一步推动麻醉学快速向前发展。

三、现代麻醉技术的发展方向

现代麻醉技术的发展是跟随麻醉学科的发展方向而发展。2016 年 9 月，中华医学会在第 24 次全国麻醉学术年会中明确提出，麻醉学科的发展方向一定是从单一麻醉学范畴延伸至麻醉学及围手术期医学的范畴。围手术期医学是麻醉学的发展方向，现代麻醉技术也会紧紧围绕着围手术期医学而向前发展。

在科技高速发展、麻醉安全性和可控性不断提高的今天，麻醉医师仅仅关注手术期间麻醉实施的传统工作已经无法适应新时代的需要，麻醉医师必须思考如何发挥自身优势来改善患者的远期预后，因此麻醉医师应保障围手术期安全、减少麻醉对于手术患者造成的长期影响，并积极参与到促进患者术后恢复的临床实践中。

麻醉学专业加速康复外科（ERAS）理念和指南的发布标志着麻醉学的发展正在融入围手术期医学领域，麻醉管理质量的优劣正从术中麻醉管理延伸至以术后患者康复质量、并发症和死亡率的高低检验麻醉管理水平。随着围手术期医学的发展，现代麻醉技术将会产生更多

1

适应围手术期医学发展的新技术、新方法和新项目，麻醉学顺应社会要求正向着医疗安全、舒适化医疗、加速康复外科等目标发展。

四、我国麻醉技术的明天

21世纪是"信息化的时代"，电脑正主宰着人们的日常生活，许许多多的行业已经离不开电脑和网络，同样电脑也在逐步进驻临床麻醉工作中。如果说"喉镜"是麻醉医师手中的"枪"，那么，进入21世纪，电脑和互联网则是麻醉医师的新式"武器"。

传统模式下，麻醉医师需要对麻醉过程中患者的生命体征参数、采取措施在麻醉记录单上一一记录，并术后总结，这不仅增加了麻醉医师日常工作量，而且也很难保证数据的完整性和准确性。如今，这一切已经大为改观，下面景象已是随时可见：一名多器官衰竭伴有肝脓肿、昏迷的重症患者被急送到医院手术室，麻醉医师熟练地为患者接入多台监护仪，监测心脑电图和生命体征，同时启动具有国际领先水平的静脉麻醉工作站和多功能麻醉机。静脉麻醉靶控输注系统启动，各种镇静、镇痛药按照预定的剂量分别输注到患者体内，并准确计算出患者体内的药物浓度以便达到合适的麻醉深度；同时机器能预测患者的清醒时间，并根据患者生命体征调整麻醉药物用量，避免麻醉过深或过浅，使麻醉更加精准化。

现在麻醉学强调的是全面控制，这种控制涉及患者的呼吸、心率、血压、电解质、酸碱平衡等影响机体内环境稳定的所有生理指标。手术中麻醉医师利用现代信息技术，使得患者的一切指标"尽在掌握中"，这也意味着麻醉技术已经迈入安全、有效、舒适的信息化时代。

根据现有发展，未来麻醉学领域所有麻醉技术都可能通过计算机的监控反馈系统进行遥控，麻醉医师将占主导地位并更专注于围手术期医学。现在有些环节已经

1

离我们很近，甚至有些已经实现了，但是麻醉学仍然在快速发展中，未来的手术室麻醉技术主要依靠科技手段，如影像学、模拟技术以及机器人辅助技术来实现，而临床工作将以全新的面貌展现在世人面前。

(艾登斌 刘秀娟)

第二篇

麻醉监测技术

第二章 • • • •

呼吸功能监测

呼吸功能是人体生命功能之一。呼吸过程可分为外呼吸、气体在血液中的运输和内呼吸,呼吸功能监测是评价肺部氧气和二氧化碳的交换功能以及观察呼吸过程与通气储备是否充分、有效。

第一节 肺通气功能的监测

一、静态肺容量

1. 潮气量(tidal volume,VT) 在平静呼吸时,每次吸入或呼出的气量,正常成人 8~10ml/kg,小儿 6~10ml/kg。

2. 补吸气量(inspiratory reserve volume,IRV) 在平静吸气后,再用力吸气所能吸入的最大气量。成年男性约 2100ml、女性约 1500ml。

3. 补呼气量(exspiratory reserve volume,ERV) 在平静呼气后,再用力呼气所呼出的最大气量。立位>卧位、成年男性约 900ml、女性约 600ml。

4. 残气量(residual volume,RV) 补呼气后肺内不能呼出的残留气量。正常范围:1.5~2L。

5. 深吸气量(inspiratory capacity,IC) 平静呼气后能吸入的最大气量。IC = VT+IRV,成年男性约 2600ml、

女性约 2000ml。

6. 功能残气量（functional residual volume，FRC）平静呼气后肺内存留的气量，FRC＝ERV＋RV。正常男性约 2300ml，女性约 1600ml。

7. 肺活量（vital capacity，VC）　最大吸气后能呼出的最大气量，VC＝VT＋IRV＋ERV。正常男性约 3.5L，女性约 2.4L。

8. 肺总量（total lung capacity，TLC）　深吸气后肺内含有的总气量，TLC＝IRV＋VT＋ERV＋RV。正常值：男：5.0L；女：3.5L。

二、动态肺容量

动态肺容量为单位时间内进出肺的气体量，主要反映气道的状态。

1. 分钟通气量（MV 或 VE）　潮气量与呼吸频率的乘积，正常值 6~8L/min，MV>10~12L/min 为通气过度，$PaCO_2$ 降低；MV<3~4L/min 为通气不足，$PaCO_2$ 上升。机械通气指征 VE<3L/min 或 VE>20L/min 或 VT<200ml；撤机指征 VE<10L/min 且 VT>5ml/kg。

2. 肺泡通气量（VA）　指在吸气时进入肺泡的有效通气量，反映肺真正的气体交换，VA＝（VT−VD）×R（呼吸频率）。VD（生理无效腔量）＝解剖无效腔量＋肺泡无效腔量，VA 正常值 4.2L/min。

3. 最大通气量（MMV）　尽力做深快呼吸时每分钟吸入或呼出的最大气量。一般测量 15 秒最深最快的呼出或吸入气量，然后乘以 4 换算成每分钟最大通气量。MMV 反映胸廓、肺组织弹性，气道阻力和呼吸肌力量，主要用于评价通气储备功能。正常值：男性为 70~120L，女性为 50~80L；小于预计值 80% 为减少，阻塞性通气障碍 MVV 明显下降，限制性通气障碍 MVV 可稍下降。MVV 常用于胸外科患者手术前的肺功能评价，MVV<50% 预计值提示患者不能耐受肺切除术，低于 30% 视为手术禁忌证。

2

4. 通气储量百分比（MVV%）　MVV% =（MVV−V)/MVV×100，MVV%反映通气功能的储备能力：正常值≥93%；低于86%为通气功能不佳，低于70%为通气功能严重受损。医学上多用MVV%作为能否进行手术的重要指标，尤其是胸科手术，低于70%预计值胸科手术应慎重；MVV<50%预计值，一般视为胸科手术禁忌，不能耐受肺切除术。

5. 用力肺活量（FVC）　即以最快的速度所作的呼气肺活量。正常人FVC≈VC，成年男性约3900ml，女性约2700ml。用于判断较大气道的阻塞性病变，正常者FVC在3秒内呼完，如在第1、2秒呼完存在限制性通气障碍；FVC在3秒内未呼完存在阻塞性通气障碍。

6. 用力呼气量（FEV）

（1）在一定的时间内一次最大吸气后再尽快尽力呼气所能呼出的气体量，正常值FEV_1为2.83L，FEV_2为3.30L，FEV_3为3.41L。

（2）通常以它所占用肺活量的百分比表示。正常时，第一秒用力呼气量（FEV_1）约为用力肺活量的83%，第二秒钟的FEV_2/FVC约为96%，第三秒钟的FEV_3/FVC约为99%。阻塞性肺部疾病患者FEV_1/FVC<70%，FEV_1/FVC降低比FVC更明显；限制性肺疾病患者FEV_1/FVC正常或增高，FVC降低。

（3）肺部切除手术最低可接受的肺功能标准：FEV_1/FVC>50%且FVC>2L或FEV_1>预计的50%，FEV_1 1~2L有一定风险，FEV_1<0.8L风险极大。电视胸腔镜辅助下肺段楔形切除术，视情况FEV_1>0.6L也可考虑手术。

7. 最大呼气中期流速（MMEF）　用力呼气中段曲线起止点之间分成四等份，计算中间两等份（25%~75%）的平均流量。平均值男性为3.37L/s，女性为2.89L/s。MMEF反映小气道通畅程度，评价阻塞性通气功能障碍比FEV_1和MVV更敏感，MMEF实测值占预计值百分比大于75%为正常。

2

8. 流量—容积环（flow-volume loop，F-V 环）（阻力环） 反映肺容积和整个呼吸周期气道的状态，有助于发现喉和气管病变，可区别固定阻塞和上气道可变阻塞。

9. 气速指数 气速指数=最大通气量占预计值百分比/肺活量占预计值百分比。常根据气速指数来鉴别阻塞性和限制性肺疾患，正常人气速指数为 1，若气速指数<1，提示为阻塞性通气功能障碍；气速指数>1，提示为限制性通气功能障碍。

第二节 肺换气功能的监测

肺换气系人体通过呼吸作功，肺泡将外界的氧弥散于肺毛细血管中，并把二氧化碳从血中弥散于肺泡，然后排出体外的过程。

一、肺的弥散功能

1. 常用评价指标

（1）DL_{CO}：指单位时间内、单位压力差下通过肺泡毛细血管膜进入毛细血管血液中的 CO 量，反映肺组织结构与功能的改变情况，正常值为 26.5~32.9ml/(min·mmHg)，在以血红蛋白水平校正后，DL_{CO}小于预计值的 80%，提示弥散缺陷。若 DL_{CO}<40%手术需谨慎。DL_{CO}增高见于肺循环血流量增加的先天性心脏病、红细胞增多症，DL_{CO}降低见于运动时、V/Q 失调、肺泡毛细血管膜破坏。

（2）弥散系数（DL_{CO}/VA）：一氧化碳弥散量与肺泡气量之比，考虑了容积因素，较 DL_{CO} 更为精确。实测值与预计值的百分比>80%为正常。

2. 二氧化碳弥散能力为氧气的 20 倍，故肺弥散功能发生障碍时，一般不存在二氧化碳弥散障碍，主要表现为缺氧。

2

二、肺的通气/血流比值

（一）通气/血流比值（ventilation/perfusion ratio, V/Q）

通气/血流比值指每分肺泡通气量（V）和每分肺血流量（Q）的比值，静息状态下正常人通气血流比值正常为 0.8。

（二）无效腔（V_D）的测定

无效腔为未参与气体交换部分，又称为生理无效腔。正常人生理无效腔量相当于潮气量的 30%，即无效腔量/潮气量（VD/VT）的比值为 0.3，它反映通气的效率，比值越大，通气效率越低；大于 0.6 需要机械通气，小于 0.4 可以考虑撤离机械通气。

（三）生理分流

指静脉血中未经动脉化直接进入体循环动脉段的血流。一般以分流量与心输出量之比（Qs/Qt）表示，Qs/Qt =（Cc'O_2 – CaO_2）/（Cc'O_2 – CvO_2），其中 Cc'O_2 代表肺泡毛细血管末端血内的氧含量，CaO_2 为动脉血氧含量，CvO_2 为混合静脉血氧含量。正常人吸空气时，其 Qs/Qt 一般为 3% 左右。

（四）肺泡气动脉血氧分压差 [P（A–a）O_2]

吸空气时 P（A–a）O_2 正常值平均为 1.3~2.0kPa（10~15mmHg），吸纯氧时为 3.3~10.0kPa（25~75mmHg），P（A–a）O_2 随年龄增加而增大，但老年人也不应超过 4.0kPa。P（A–a）O_2 是判断肺毛细血管摄氧的标志，有助于了解低氧血症的病理生理改变。

（五）氧合指数（PaO_2/FiO_2）

氧合指数正常值 >300mmHg，PaO_2/FiO_2 降低提示有换气功能障碍，PaO_2/FiO_2 ≤ 200mmHg 是诊断 ARDS 标准之一。

第三节　小气道功能监测

小气道是指气道内径在 2mm 以内的细支气管。小气道病变早期在临床上多无症状，胸部 X 射线检查及常规肺功能测验也基本正常。小气道功能测定有助于病变的早期发现和诊断。

一、闭合容积和闭合容量

1. 闭合容积（closing volume，CV）　指从肺总量位一次呼气过程中肺低垂部位小气道闭合时能继续呼出的气量。CV 为早期发现小气道阻塞病变一个敏感的检测项目。

2. 闭合容量（closing capacity，CC）　指从肺总量位一次呼气过程中肺低垂部位小气道闭合时的总肺容量。CC＝CV＋RV。

3. 测量结果以 CV/VC% 和 CC/TLC% 表示。正常 CV/VC% 为 12.7±0.5，正常 CC/TLC% 为 37.8±1.0。

二、动态顺应性的频率依赖

小气道疾患时肺顺应性受呼吸频率的影响，呼吸频率增快，顺应性降低。动态顺应性随呼吸频率增加而明显降低的现象称为动态顺应性的频率依赖（frequency dependence of dynamic compliance，FDC），FDC 是检测早期小气道功能异常的最敏感指标。正常人动态肺顺应性与相同潮气量时的静态顺应性比值在 0.8 以上，小气道病变时，呼吸频率增加到 60 次/分时，引起小气道闭合，肺泡容量减少，导致动态肺顺应性下降，动态顺应性与静态顺应性之比小于 0.8。

三、最大呼气流量-容积曲线

1. 受试者在最大用力呼气过程中，将其呼出的气体容积及相应的呼气流量描记成一条曲线。曲线升支的最大呼气流量与受试者的呼气用力有关，降支的最大呼气流量则取决于肺泡弹性回缩力和周围气道阻力，而与用力无关。主要用于小气道功能阻塞性病变的监测。

2. 正常流速-容量曲线升支陡直，降支斜行下降，最大流量逐渐降低。小气道病变时，曲线降支凹向容积轴，坡度变小。COPD 患者伴随病情发展，最大呼吸流量进行性降低，曲线降支的坡度进行性减小。

第四节　气道反应性监测

气道反应性是指气道对于各种物理、化学、药物或生物刺激的收缩反应。气道反应性测定包括支气管舒张试验和支气管激发试验。

一、支气管激发试验

1. 临床常用醋甲胆碱或组胺使支气管平滑肌收缩，用肺功能做指标判定支气管狭窄的程度，测定气道反应性。

2. 潮气吸入法用 PC20-FEV$_1$（使 FEV$_1$ 降低 20% 所需激发药物浓度）作为评价指标，PC20-FEV$_1$ < 8mg/ml 为气道反应性增高。计量法用 PD20-FEV$_1$（使 FEV$_1$ 降低 20% 所需药物累计量）作为评价指标，组胺 PD20-FEV$_1$ < 7.8μmol/L，醋甲胆碱 PD20-FEV$_1$ < 12.8μmol/L 为气道反应性增高。

3. 测定前应停用茶碱类、β$_2$ 激动剂、抗胆碱药物和吸入糖皮质激素 12 小时，停止口服糖皮质激素和抗组胺药物 48 小时。心肺功能不全、高血压病、甲亢、妊娠、FEV$_1$ ≤ 70% 预计值、哮喘症状未缓解或仍有哮鸣音者不易进行本项试验。

二、气管舒张试验

1. 受试者先测定基础 FEV$_1$，然后吸入 β$_2$ 激动剂，15 分钟后重复测定 FEV$_1$，计算 FEV$_1$ 改善率 =（吸药后 FEV$_1$－吸药前 FEV$_1$）/吸药前 FEV$_1$×100%，如改善率 ≥ 15% 则认为试验阳性。

2. 支气管扩张试验阳性说明气道阻塞可逆。扩张后 FEV$_1$/FVC > 70% 说明气道阻塞完全可逆，哮喘多见。反之说明气道阻塞不完全可逆，慢性阻塞性肺病（COPD）多见。

第五节　呼吸运动的监测

一、一般性观察

1. 呼吸频率（RR）。
2. 呼吸幅度。
3. 呼吸节律。
4. 呼吸周期比率。
5. 胸腹式呼吸活动观察。

二、呼吸肌功能监测

（一）最大吸气压（MIP）和最大呼气压（MEP）

MIP 和 MEP 是从 RV 和 TLC 位作最大吸气和呼气所测得的压力，用来评价吸气肌或呼气肌功能，压力降低见于呼吸肌功能减退或呼吸肌疲劳，常见于 COPD。

（二）最大跨隔压（pdimax）

Pdimax 是在功能残气位，气流阻断状态下，以最大努力吸气所产生的 Pdi 最大值，反映膈肌最大吸气力量的指标。用于评价膈肌收缩功能，指导机械通气的撤机。

（三）气道压力

1. 吸气峰压（peak pressure，Ppk）　呼吸周期中吸气相气道的最高压力。气道峰压与气道阻力和胸肺顺应性相关，反映气体进入肺内所要克服的阻力。在胸肺顺应性正常的患者应低于 $20cmH_2O$，峰压过高可损伤肺泡和气道，导致气胸、纵隔气肿等气压伤，一般限制峰压在 $40cmH_2O$ 以下。

2. 平台压（plateau pressure，Pplat）

（1）吸气末到呼气开始前肺内的平均压力。反映肺泡内的最大压力，有利于氧向肺毛细血管内弥散，平台压过高可增加肺内循环负荷和气胸的危险。正常 Pplat 为 $9\sim13cmH_2O$。

（2）潮气量不变，平台压只与胸肺顺应性相关，平

2

台压维持时间约占整个呼吸周期的 10%，过高的平台压、过长的吸气时间会增加肺循环的负荷。

3. 呼气末压（end-expiratory pressure）　呼气末至吸气开始前肺内平均压力值，自主呼吸下为 0，正压通气时等于相应设定压力。

4. 平均压力　整个呼吸周期的平均气道压力，间接反映平均肺泡压力。

（四）气道阻力（Airway resistance，RAW）

Raw 由气体流经呼吸道时气体分子间和气体分子与气道壁之间的摩擦产生，可用单位时间内维持一定量气体进入肺泡所需的压力差表示。RAW 由气体本身的性质、气体流动方式及气道口径和长度来决定。Raw =（Ppk-Pplat)/气流流量，Raw 正常值为 1~3cmH_2O/（L·s）。

（五）肺顺应性监测（Lung compliance，CL）

1. Cstat（静态顺应性）指在呼吸周期中，气流暂时阻断时所测得的肺顺应性，相当于肺组织的弹性。Cstat = VT/（Ppk-PEEP），正常 Cstat 为 50~100ml/cmH_2O，Cstat 降低见于肺不张、肺水肿、气胸及胸腔积液和胸壁受压等。

2. Cdyn（动态顺应性）指在呼吸周期中，气流未阻断时所测得的肺顺应性。反映肺组织弹性，并受气道阻力的影响。Cdyn = VT/（Pplat-PEEP），正常 Cdyn 为 40~80ml/cmH_2O，Cdyn 降低见各种原因所致的气道阻力增加，如支气管痉挛、气道分泌物阻塞、导管打折等。

第六节　术前呼吸功能评估

一、非肺切除术患者的呼吸功能评估

（一）肺功能简易估计方法

1. 测胸腔周径法　测定深吸气与深呼气时胸腔周径的差别，大于 4cm 提示无严重肺部疾病。

2. 屏气实验　先令患者深呼吸数次，深吸一口气屏

2

住呼吸，正常人可持续 30 秒以上，呼吸循环功能差者，屏气时间少于 30 秒钟。屏气试验在 10 秒钟以下，往往不能耐受手术和麻醉。

3. 吹火柴实验 深吸气后张口快速呼气，若能将 15cm 远火柴吹灭，则肺储备功能好。

（二）肺功能检查的适应证

年龄大于 65 岁、病态肥胖、胸部手术、上腹部手术、长期吸烟史、心肺疾病史。

（三）非肺切除者术前呼吸功能评估

1. 强烈建议肺功能障碍患者术前常规行血气分析和肺功能检查，指导麻醉及术前、术中、术后处理。PaO_2 <70mmHg、FEV_1% <60%、$PaCO_2$>50mmHg 时，术后并发症增加，可能需要机械通气支持。平静呼吸，吸入空气，患者的血氧饱和度大于 90% 以上，说明患者肺功能可。

2. 视听诊 了解皮肤黏膜颜色和痰液的量、色、形状，听诊器听诊呼吸音的强度、音调、时相、性质的改变。

3. 影像学检查 了解胸廓内病变的位置、性质、严重程度。

二、肺切除患者呼吸功能评估

呼吸功能评估能判定患者能否耐受肺切除和发生严重并发症，与术前肺功能、切除肺组织的体积和功能、剩余肺组织的功能有关。除一般的评估方法外，应根据情况作进一步检查。

（一）特殊检查

1. 肺通气功能的检查 FEV_1>80% 可以行全肺切除；<80% 应做进一步检查 FEV_1>1.5L，可行肺叶切除。CO 弥散率（DL_{CO}）<80% 预计值，术后并发症增加，DL_{CO}< 60%，死亡率增加。

2. 放射核素通气扫描/肺血流灌注显像 通过核素技术了解人体肺脏通气和血流的情况，以及通气和血流

2

的比例，评价患者的心肺功能，无创伤性，简便安全，灵敏度高。

3. 心肺运动试验（CPET）　最大耗氧量（VO_2max）、运动过程中心电图（EKG）、无氧阈值（AT）是主要的应用指标，若 VO_2max<10mL/（kg·min）或 VO_2max<35%预计值，则禁忌手术；若 VO_2max<15mL/（kg·min）或 VO_2max<40%预计值，手术风险极大；若 VO_2max>20mL/（kg·min）或 VO_2max>75%预计值，手术风险很小。若 EKG 出现心肌缺血征或 AT<11mL/（kg·min），则说明患者术后肺部并发症的发生率及病死率较高。

4. 登楼试验及定时行走距离试验　最早应用于临床的运动试验，国外有研究表明 6 分钟步行距离大于 1000 步者可耐受胸部手术；Pate 等认为一口气能登上 3 楼（约 11m）者可行肺叶切除术，上 5 楼（约 18.4m）者可行全肺切除术；能登 3 层者可耐受肺叶切除。

（二）预计术后肺功能的检查

1. 放射性核素通气扫描　目前主要用 FEV_1-ppo（predicted postoperative）、TL_{CO}-ppo、VO_2max-ppo 等。若 FEV_1-ppo≥40%预计值，TLCO-ppo≥40%预计值，VO_2max-ppo≥35%预计值且绝对值≥10mL/（kg.min），则可安全手术。

2. 放射性核灌注扫描　主要用 ppoFEV₁%（全肺切除术后预计术后 FEV_1 值占术前值的百分数）和 ppoDL_{CO}%（预计术后 DLco 值占术前值的百分数）。ppoFEV₁%<40%或 ppoDL_{CO}%<40%，围手术期病死率为16%~40%，应谨慎行下一步检查；ppoFEV₁%<40%，围手术期病死率非常高，建议非手术治疗。

3. 单侧肺动脉阻塞试验　阻断一侧肺动脉后若平均肺动脉压<35mmHg，可行全肺切除；若平均肺动脉压>50mmHg，长期存活率降低。

4. 肺功能测定　当 FVC 小于预计值的 50%、FEV_1 小于 2L、FEV₁%小于预计值 70%或 MVV 小于预计值50%时，有发生术后肺部并发症的中度危险；当 FVC 小于 15mL/kg、FEV_1 小于 1L、$FEV_1\%$ 小于预计值 35% 或 FEF 25%~75% 小于 14L/s 时，有发生术后肺部并发症的高度危险。

（苗韶华　王亚丽）

第三章

血流动力学监测

血流动力学监测（hemodynamics monitoring）是对循环系统中血液运动的规律性进行定量地、动态地、连续地测量和分析，并将这些数据反馈用于对病情发展的了解和对临床治疗的指导。

第一节　动脉血压

血压是指血流对血管的侧压力。动脉血压的数值主要取决于心排出量和外周阻力，并与血容量、血管壁弹性、血液黏稠度等因素相关，正常人的血压可因性别、年龄、体重、体位、精神状态和运动而不同。血压的监测可分为无创测量法和有创测量法。

一、无创动脉血压监测

无创血压监测可根据袖套充气方式的不同，分为人工袖套测压法和电子自动测压法两大类。

（一）人工袖套测压法

1. 选择合适的袖带：袖套宽度一般应为上臂周径的1/2，小儿需覆盖上臂长度的2/3。肥胖患者即使用标准宽度的袖套，血压读数仍偏高，与部分压力作用于脂肪组织有关。

2. 放气速度：以2~3mmHg/s放气速度或每次心跳

2mmHg/s 放气为准。

3. 注意每次测量时将袖带内残余气体排尽，患者躁动、肢体痉挛及频繁测量时所测血压值会与真实血压有很大误差。

4. 血压计的零点须对准腋中线水平，应定期用汞柱血压计作校正，误差不可>3mmHg。

（二）电子自动测压法

自动测压法又称自动化无创测压法（aulomated non-invassive blood pressure，NIBP），是当今临床麻醉和 ICU 中使用最广的血压监测方法之一。

采用振荡技术（nscillometry），上臂缚上普通橡胶袖套，测压仪内装有压力换能器、充气泵和微机等，能够定时地使袖套自动充气和排气，通过压力换能器形成振荡电信号，经放大器将信号放大，振幅最大时为平均动脉压。而收缩压和舒张压的数值是通过检测压力振荡变化率各方程式而得。

（三）临床意义

动脉血压与心排出量和外周血管阻力直接相关，反映心脏后负荷，心肌耗氧和作功及周围组织和器官血流灌注，是判断循环功能的重要指标之一。

1. 收缩压（SBP）　代表心肌收缩力和心排出量。SBP<12kPa（90mmHg）为低血压；<9.3kPa（70mmHg）脏器血流减少；<6.6kPa（50mmHg）易发生心搏骤停。

2. 舒张压（DBP）　主要与冠状动脉血流有关，冠脉灌注压（CPP）= DBP−PCWP。

3. 脉压　脉压 = SBP−DBP，正常值为 4～5.3kPa（30～40mmHg），代表每搏量和血容量。

4. 平均动脉压（MAP）　MAP = DBP + 1/3（SBP−DBP）

二、有创动脉血压监测

（一）适应证

1. 各类危重患者、循环功能不全、体外循环下心内

3

直视手术、大血管外科、颅内手术及可能有大出血的手术等患者。

2. 严重低血压、休克和其他血流动力学不稳定患者，以及用间接法测压有困难或脉压狭窄难以测出时。

3. 严重高血压、严重创伤、心肌梗死、心力衰竭、多脏器功能衰竭。

4. 术中血流动力学波动大，患者需用血管活性药物调控。

5. 术中需进行血液稀释、控制性降压。

6. 需反复采取动脉血样的患者。

7. 呼吸、心跳停止后复苏的患者。

8. 通过动脉压力波形提供诊断信息。

9. 根据收缩压变异度评价容量治疗的反应。

（二）禁忌证

1. Allen 试验阳性者禁行同侧桡动脉穿刺。

2. 局部皮肤感染者应更换测压部位。

3. 血管疾患的患者。

4. 凝血功能障碍的患者慎用。

5. 手术操作所涉及的部位。

（三）测压时需注意的问题

1. 有创测压较无创测压高 0.67～2.67kPa（5～20mmHg），股动脉较桡动脉 SBP 高 1.33～2.67kPa（10～20mmHg），DBP 低 2.0～2.67kPa（15～20mmHg）。

2. 必须预先标定零点。

3. 压力换能器应与心脏平齐。

（四）异常动脉压波形

1. 圆钝波波幅中等度降低，上升和下降支缓慢，顶峰圆钝，重搏切迹不明显，见于心肌收缩功能低下或容量不足。

2. 不规则波波幅大小不等，期前收缩波的压力低平，见于心律失常患者。

3. 高尖波波幅高耸，上升支陡，重搏切迹不明显，舒张压纸，脉压宽，见于高血压及主动脉瓣关闭不全。

主动脉瓣狭窄者，下降支缓慢及坡度较大，舒张压偏高。

4. 低平波的上升和下降支缓慢，波幅低平，严重低血压，见于休克和低心排综合征。

（五）并发症

1. 血栓形成与动脉栓塞。

2. 动脉空气栓塞。

3. 渗血、出血、血肿和假性动脉瘤。

4. 局部或全身感染。

5. 神经损伤。

6. 动脉导管接头突然断开。

第二节　中心静脉压

中心静脉压（CVP）是测定位于胸腔内的上、下腔静脉或右心房内的压力，是衡量右心功能的指标。经皮穿刺中心静脉，主要经颈内静脉或锁骨下静脉，将导管插入到上腔静脉，也可经股静脉用较长导管插入到下腔静脉。

一、测压装置

1. 水压力计　用一直径 0.8～1.0cm 玻璃管和刻有 cmH_2O 的标尺一起固定于输液架上，接上三通开关，连接管内充满液体，排空气泡，一端连接输液器，一端接穿刺导管，标尺零点与腋中线水平，即右心房水平。阻断输液器一端，即可测 CVP。此装置可自行制作，简单方便，结果准确。

2. 换能器测压　可通过换能器与监护仪相连，显示和记录数据及波形。

二、临床意义

CVP 正常值为 0.5～1.2kPa（5～12cmH_2O）；<0.5kPa（5cmH_2O）提示血容量不足；>1.5～2.0kPa（15～20cmH_2O）

提示右心功能不全。CVP 不能反映左心功能。

三、适应证与禁忌证

（一）适应证

1. 严重创伤、休克及急性循环功能衰竭等危重患者。

2. 各类心血管手术及其他大而复杂手术。

3. 需长时间输液或静脉抗生素治疗。

4. 全胃肠外营养治疗。

5. 插入肺动脉导管或经导管安置心脏临时起搏器。

6. 需接受大量快速输血、输液患者。

（二）禁忌证

1. 血小板减少或其他凝血机制障碍者、以免误伤动脉引起巨大血肿。

2. 局部皮肤感染者应另选穿刺部位。

3. 血气胸患者避免行颈内及锁骨下静脉穿刺。

四、并发症及防治

1. 出血和血肿。

2. 气胸和血胸。

3. 神经和淋巴管损伤。

4. 气栓。

5. 心律失常。

6. 血管和心脏穿孔。

7. 血栓形成和栓塞。

8. 感染。

五、测量中心静脉压的注意事项

1. 患者改变体位要重新调节零点。

2. 咳嗽、吸痰、呕吐、躁动、抽搐均影响 CVP 值，应在安静后 10~15 分钟测量。

3. 干扰因素较多，应连续、动态监测。

4. 结合血压、尿量综合判断。

5. 不能完全依赖 CVP 值判断患者状态，需与临床相结合。

六、中心静脉导管位置的监测

1. 一般认为上腔静脉置管，导管尖端应位于上腔静脉和右房汇合处上方 2cm 的地方，导管尖端移动可留有余地不至于对心脏造成直接损伤。经下肢静脉置管，应将导管尖端和横膈持平或高于横膈水平。

2. 监测中心静脉导管的位置方法目前常用的有：X线检查、心电图检查、超声心动图检查。

（1）X 线检查（胸部透视或摄胸片）能及时了解导管位置。

（2）经食管超声心动图（超声 TEE）能够直接显示大血管、心脏和导管的影像，图像清晰、诊断准确，可避免导管在上腔静脉内打折、转向，甚至进入外周静脉的情况。

第三节　肺动脉压

一、穿刺插管方法

（一）穿刺置管工具

1. Swan-Ganz 漂浮导管

（1）常用的是四腔管，成人用 F7 或 F7.5，小儿用 F4 或 F5，不透 X 线。

（2）导管有三个腔和一根金属导线，导管顶端开口供测量肺动脉压和取血标本，导管近端开口（距顶端 30cm），用于测量 RAP 或 CVP，以及供测量心排出量时注射生理盐水；第三个腔开口于靠近导管顶端的气囊内，气囊的充气容量为 1.25~1.5ml，充气后有助于导管随血流向前推进；金属导线终止于导管顶端近侧 3.5~4.0cm 处，与热敏电阻相连，另一端接心排出量计算机。

2. PAC 经皮穿刺器材　①导管鞘：专供插入漂浮导管的外套管，内有单向活瓣；②静脉扩张器：随导引钢丝插入静脉以利导管鞘进入静脉；③旁路输液器：供冲洗及输液；④保护外套：避免导管污染。

（二）操作方法

1. 插管途径

（1）颈内静脉：右颈内静脉是最佳途径。

（2）贵要静脉：一般需切开后插管。

（3）股静脉：达右心房距离较长，感染机会增加。

2. 操作步骤

（1）由两人操作，术者常规消毒铺巾，助手准备工具，检查器材是否齐全，测试气囊有否漏气，用肝素生理盐水冲洗所有导管，操作过程中监测压力及 ECG。

（2）作颈内静脉穿刺，导引钢丝插入后，将 F8.5 导管鞘套在静脉扩张器外面，皮肤进针处用尖刀挑开，皮下用蚊氏钳轻轻扩张，然后通过钢丝插入静脉扩张器，待其进入静脉后，拔出导引钢丝，扩张器尾端可回抽到血，再将导管鞘沿静脉扩张器插入到静脉内，拔除静脉扩张器，装上旁路输液器，同时可在此抽到静脉血。

（3）F7 漂浮导管装上保护外套，助手扶住其远端，通过导管鞘，将漂浮导管插入到颈内静脉。

（4）颈内静脉途径，漂浮导管插入 15～20cm 左右，即可进入右心房，示波器上显示 RAP 波形，将气囊部分充气，以利导管向前推进。

（5）导管通过三尖瓣进入右心室后压力突然升高，下降支又迅速回到零点，出现典型的 RVP 波形（平方根形），舒张压较低。此时，使气囊完全充气，即可减少导管顶端对右心室壁的刺激，减少心律失常的发生，又使导管容易向肺动脉推进。

（6）当导管插入肺动脉（PAP）时，收缩压改变不大，而舒张压显著升高，大于右心室舒张压，呈动脉波形，有重搏切迹，舒张期下降支逐渐下降。再继续向前置管，导管可嵌入肺小动脉分支，最佳嵌入部位应在左心房水平肺动脉第一分支，并出现 PAWP 波形。

3. 注意事项

（1）漂浮导管顶端应位于右心房同一水平。

（2）漂浮导管最佳嵌入部位应在肺动脉较大分支，充气时进入到嵌入部位，放气后又退回原处。若位于较小的动脉内，特别是血管分叉处，气囊可发生偏心充气，或部分充气或导管尖端提前固定。

（3）自发呼吸和机械通气患者，均应在呼气终末测量 PAWP 和 CO，同时终止使用 PEEP。

（4）PAWP 只能间断测定，测完立即放气。

（5）保持导管通畅，测压时应该仔细排出装置内所有气体，以使压力传递更为准确。

4. 适应证

（1）严重左心功能不良、重要脏器并发症，估计术中血流动力学不稳定的心脏瓣膜病。

（2）合并严重肺动脉高压、右心功能不全、慢性阻塞性肺病、肺动脉栓塞患者。

（3）终末期心脏进行心脏移植。

（4）缺血性心脏病。

（5）多脏器功能衰竭。

（6）估计术中血流动力学极不稳定的主动脉瘤手术。

5. 禁忌证

（1）绝对禁忌证：导管经过的通道上有严重的解剖畸形，如右室流出道梗阻、肺动脉瓣或三尖瓣狭窄、肺动脉严重畸形等。

（2）相对禁忌证：严重心律失常、凝血障碍、近期置起搏导管者。

6. 并发症

（1）心律失常。

（2）血栓形成及肺栓塞。

（3）感染。

（4）肺出血和肺动脉破裂。

（5）气囊破裂。

3

（6）导管打结。

二、临床意义

1. 估计左心、右心功能。
2. 诊断肺动脉高压和肺动脉栓塞。
3. 估计心包、瓣膜病变。
4. 早期诊断心肌缺血。
5. 测量心排出量。
6. 记录心腔内心电图和心室内临时起搏。
7. 混合静脉血氧饱和度连续测定和采取混合静脉血标本。

第四节　心排出量

一、概述

心排出量（CO）是指心脏每分钟将血液泵至周围循环的量。心排出量监测能反映整个循环系统的功能状况，估计患者的预后，指导各种治疗。

心排出量的测定方法可分为有创性和无创性两大类。两类方法在测定原理上各有不同，临床应用适应证及所要求的条件也不同，同时其准确性和重复性亦异。

二、无创心排出量监测

无创性心排出量测定的方法很多，各种方法的原理不同，也存在一些问题，目前临床上采用的有心阻抗血流图、经食管超声多普勒、经气管超声多普勒以及其他多普勒技术等，有些技术随着计算机技术的普及已有很大的发展。

（一）心阻抗血流图

心阻抗血流图（impendance cardiogram，ICG）是利用心动周期于胸部电阻抗的变化来测定左心室收缩时间间期（systolic time interval，STI）和计算出每搏量，然后再演算出一系列心功能参数。

（二）超声心动图与多普勒技术心排出量测定

1. 超声心动图

（1）超声心动图是利用声波反射的性能来观察心脏与大血管的结构和动态，了解心房、心室收缩及舒张情况与瓣膜关闭、开放的规律，为临床诊断提供信息和有关资料。

（2）超声心动图还可以测定心脏收缩时间间期（STI）、左室射血分数（EF）、瓣膜活动情况以及心室壁的异常活动等，以详细了解心功能。

2. 多普勒技术

（1）目前临床应用的有经肺动脉导管、胸骨上、经食管及气管多普勒监测，除肺动脉导管多普勒技术属有创技术外，其他均为无创性监测技术。

（2）多普勒超声测量血流的变数：通过多普勒超声测量血流所得到的波形、峰流速及流速时间等变数可观察前负荷、后负荷与心肌肌力的动态变化，并提示低血容量休克、心源性休克和高动力休克等。

3. 目前大多主张用超声心动图来测量主动脉瓣口大小，多普勒技术测定血液流速，由此计算心排出量比较准确。

（三）二氧化碳无创性心排出量测定

1. 二氧化碳（CO_2）无创性心排出量测定是利用二氧化碳弥散能力强的特点作为指示剂，根据 Fick 原理来测定心排出量。

2. 目前常用的方法有平衡法、指数法、单次或多次法、3 次呼吸法、不测定 $PvCO_2$ 的测定法等。

三、有创心排出量监测

（一）锂稀释法

1. 置入中心静脉导管进入右心房，桡动脉处置入动脉导管接三通，从三通接口处接一个微量输液泵及锂敏感电极。

3

2. 采用稀释原理 CO，结果准确可靠，测量过程中易受钠离子的干扰。

（二）温度稀释法

1. 温度稀释法（thermodilution method，TD）较多用于临床监测，特别是危重患者和心内直视手术者。

2. 温度稀释法所测的值常偏高，且影响的因素也很多，如由于血流到达热敏电阻时不够"冷"，其中包括注射温度过高，热敏电阻上有血栓或导管部分"嵌入"。相反地，注射液剂量太多，温度太低可使心排出量偏低；静脉输液过速可使心排出量差异达 80%。

第五节　射血分数监测

1. 射血分数（ejection fraction，EF）为每搏心输出量占心室舒张末期容量的百分数。

左室射血分数（left ventricular ejection fraction，LVEF）是目前临床上最常用的心脏功能指标，主要是反映心肌的收缩力，正常情况下左室射血分数为≥50%。

2. LVEF 的测定可有以下方法：X 线心血管造影、心脏超声、核素心血管显像（cardiac radionuclideimaging，RNI）、心脏磁共振（cardiovascular magneticresonance，CMR）、心脏断层 CT。

第六节　血容量监测

一、血容量无创监测法

（一）脉搏灌注指数变异度（plethysmographic variability index，PVI）

1. PVI 检测仪探头持续发出红光及红外光，被机体吸收，其中皮肤、软组织、骨骼及非搏动性血液的吸收光量稳定，称定量吸收（DC）；动脉血的吸收光量随其搏动变化，称变量吸收（AC）。

2. 在应用 PVI 监测术中容量状态时要结合患者所处的状态、术中处理等因素，综合判断 PVI 数值变化的临床意义。

（二）超声心动图

1. 超声心动图可以探查心脏及大血管结构，可以用来评估患者的容量状态，并评估其容量反应性，以便更好地指导液体治疗。

2. 各中心所采用的评价容量反应性的超声心动图参数不一，所用的诊断数值也有一定差异。

二、血容量有创监测法

（一）脉搏指示连续心排出量监测技术（PiCCO）

1. PiCCO 是经肺温度稀释法与动脉搏动曲线分析技术相结合的监测方法。

2. PiCCO 通过在大动脉内测量温度—时间变化曲线来监测全心血流动力学参数包括每搏变异量（SVV）、心脏功能指数（CFI）、体循环血管阻力（SVR）、全心舒张末期容积（GEDV）和胸腔内血容量（ITBV）、肺内血容积（PBV）等。

（二）每搏量变异度（stroke volume variation，SVV）

1. SVV 指的是单位时间内每搏量与最小每搏量的差值和每搏量平均值之比值的百分数。

2. SVV 的测量主要方法有肺热稀释测定法、锂稀释法结合动脉脉搏能量稀释法、动脉脉搏波形法。SVV 综合考虑了循环系统和呼吸运动对血流动力学的影响，评估患者的容量状态更为全面和准确。采用 SVV 进行目标治疗，可较早的、充分合理的指导个体补液及血管活性药物的应用，避免补液过多所带来的并发症；显著减少围手术期的低血压事件及相关的并发症；提高患者的生存率。

（三）动脉脉压变异度（pulse pressure variation，PPV）

1. 机械通气时脉压和动脉收缩压发生变化，呼吸作

3

用对左室搏出量的影响可以通过外周脉搏压力（PP）来反映。

2. 在高危手术中通过监测 PPV 调控容量，可降低术后并发症、缩短机械通气时间、ICU 留滞时间和住院时间，改善患者预后。

三、被动抬腿实验（passive leg raising test，PLRT）

1. 指患者仰卧位或半卧位被动抬高其双下肢约 45°持续 3~5 分钟，下肢血流受重力作用反流回心，使心脏前负荷增加，若心室均处于 Frank-Starling 曲线的上升支，则心输出量增加，即容量有反应性，如果曲线处于平坦支，前负荷增加不会导致心输出量明显增加，即容量无反应性。

2. PLRT 诱导的心输出量变异预测容量反应性灵敏度、特异度分别达到 89.4% 和 91.4%，与容量扩张试验后心输出量增加具有良好相关性（r = 0.81），且不受通气模式和心律失常的影响，更多地用于 ICU 重症患者的容量反应性评估。

第七节　氧供需平衡监测

机体的氧供需平衡状况，临床上可通过监测混合静脉血氧饱和度（S_vO_2），氧输送（oxygen delivery，DO_2）、氧消耗（oxygen consumption，VO_2）和血乳酸浓度测定来获得。

一、混合静脉血氧饱和度（S_vO_2）

1. SvO_2 是反映氧供与氧耗之间平衡关系的指标，反映组织氧摄取情况和心排出量的变化，可用来确定输血指征（$SvO_2 < 50\%$），氧供减少或氧耗增加都将导致 SvO_2 下降。

2. SvO_2 下降是较早反映组织氧合受到威胁的一个代表性的指标，S_VO_2 正常值 68%~77%，平均 75%。S_VO_2>65% 为氧贮备适当；S_VO_2 50%~60% 为氧贮备有限；S_VO_2 35%~50% 为氧贮备不足。

二、血乳酸浓度

乳酸是缺氧严重程度的早期、敏感、定量指标，血乳酸浓度正常值约为 1mmol/L，当超过 1.5~2.0mmol/L 时，应考虑组织氧合不足。血乳酸升高至 2~5mmol/L，可诊断为高乳酸血症；>5mmol/L 称为乳酸酸中毒。

三、胃肠黏膜内 pH（intramucosal pH，pHi）

1. 胃肠道是全身各器官组织灌流反应不足反应最早、最明显的脏器，机体缺氧状态改善时，胃肠道黏膜的缺氧在最后才缓解，此时测定胃黏膜 pH 可发现明显下降。

2. pHi 可以准确地反映胃肠道以及内脏系统的组织缺氧缺血，pHi 值下降早于动脉压、尿量、CO 和血 pH 等指标的改变，是反映机体 DO_2/VO_2 平衡较敏感的指标，可作为监测休克和多器官功能障碍综合征（MODS）发展的指标。一般认为 pHi 正常值为（7.38±0.03），pHi 7.35 作为正常低限，临床以 pHi<7.32 视为黏膜有酸血症。

四、氧输送（DO_2）和氧消耗（VO_2）

1. 氧供指单位时间内循环系统向外周组织提供的氧量。氧供计算公式：$DO_2 = CO \times CaO_2 \approx CO \times 13.8 \times Hb \times SaO_2$，氧供正常值为 520~720ml/（min·m²）。氧供反映了循环系统的运输功能，同时也受肺通气及肺换气功能的影响；CO、Hb、SaO_2 中的任何一个发生变化均会影响氧供。

2. 氧耗（VO_2）指单位时间全身组织消耗氧的总量，它决定于机体组织的功能代谢状态。正常值为 110~

180ml/(min·m^2)，反映了机体的总代谢需求。

3. 氧摄取率（oxygen extraction ratio，O_2ER）指全身组织氧的利用率，它反映组织从血液中摄取氧的能力。是组织利用氧能力的定量指标。正常值为 0.22~0.30，其计算公式为：$O_2ER = VO_2/DO_2 = (CaO_2 - CvO_2)/CaO_2$。

（程绍波　石智勇）

第四章

体温监测

人体通过体温调节系统使体温保持恒定，麻醉下患者可能体温升高或降低。有效监测和调节体温是保证麻醉手术成功、减少术后并发症的重要措施之一。

第一节 低 体 温

正常中心温度（机体中央部位深部组织的平均温度）为 36.5~37.5℃，围手术期体温低于 36℃ 即为围手术期低体温。

一、诱发因素

1. 室温较低。

2. 室内有风。

3. 麻醉期间机体代谢产热减少 30% 左右。

4. 麻醉药可抑制体温调节反应系统。

5. 手术过程中患者的内脏暴露的时间过长，体腔多次用冷溶液冲洗，冷的静脉输液引起患者体温下降。

6. 体内热量的重新分布。

二、生理影响

（一）低体温对机体的益处

适度低体温（体温低于正常的 1~3℃）能降低组织

器官的氧耗，可能对一些患者有保护作用，利于组织器官保护，改善心肺复苏后神经并发症。

（二）低体温对机体的有害影响

1. 减慢房室传导，心率、心排出量降低，引起心肌缺血和心律失常。

2. 氧离曲线左移，不利于氧的释放。

3. 凝血功能受到抑制，手术出血量增多。

4. 麻醉药物代谢和排泄时间延长。

5. 抑制免疫功能。

6. 影响电解质、酸碱平衡。

7. 麻醉后寒战（post-anesthetic shivering）。

8. 苏醒延迟。

三、围手术期低体温的预防和治疗

术前根据患者的年龄、病情、手术类型、手术时间及皮肤的完整性，评估手术期间是否有体温下降的可能以及其下降的程度。在患者进入手术室室温控制在 22~24℃，术中应建立体温监护，制订保温措施。

1. **预先加温**　手术应具备良好的温度调节设备，使室温维持在 24~25℃，对于新生儿及早产儿，室温维持在 27~29℃，相对湿度 50%~60%，麻醉诱导前手术室预先加温 1~2 小时可以减少因全麻诱导引起的再分布性低体温。

2. **皮肤加温**　手术环境温度是影响热丢失的最重要因素之一，因其决定了代谢热通过辐射和对流从皮肤丢失以及通过手术切口蒸发的速率。

（1）减少皮肤热丢失的最简单方法是将保温材料覆盖于皮肤表面。

（2）主动加温：单纯被动绝热并不足以维持大手术患者的正常体温，这些患者需要主动加温。

1）术中循环水加温：患者躺在可调节温度的水毯上，依靠传导方式加温。

2）充气加温系统：通过采用屏蔽辐射和对流，是最为有效的无创加温方式。

3. 内部加温方法

（1）静脉液体加温：使用加温装置可以减少热量损失，但保温作用有限。

（2）气道加温和湿化：约有 10% 的代谢热量经呼吸道丢失。成人的气道加热和湿化临床上不能显著改变机体热含量，而在婴儿和儿童比成人有效。

（3）给予氨基酸预防术后低温：最近研究表明在术前或术中输注氨基酸可有效地预防术后低温的发生。

（4）冲洗液体适当加温：避免冷冲洗液带来的低温反应。

（5）体外循环下血液复温：对于重度低温的患者，采用体外循环技术进行复温，是最有效的一种复温方法。

第二节 体温过高

围手术期体温升高后新陈代射会相应加快，体温每升高 1℃，代谢会加快 10%。

一、引起围手术期体温升高的因素

1. 患者因素。
2. 环境因素。
3. 麻醉因素。
4. 手术操作因素。
5. 保温措施不当。

二、围手术期体温升高对机体的影响

1. 机体代谢及氧耗增加。
2. 心率加快，心脏负荷增加。
3. 呼吸深大、急促，增加呼吸作功。
4. 脑组织耗氧剧增，可继发脑缺氧、脑水肿，甚至惊厥、昏迷。
5. 血容量减少，血黏度增高，出现一系列严重的代谢紊乱。

三、围手术期降温措施

1. 正确连续测温可做到早期发现体温升高，是预防术中体温升高的先决条件。

2. 术前根据患者的病情、年龄、麻醉及手术方式，正确选用抗胆碱能药物，术前已有发热的患者，应针对病因进行相应处理后再麻醉。

3. 手术室温度应控制在 24~25℃，注意采取保温和复温的措施不应过度。

4. 麻醉诱导及维持力求平稳，麻醉深度适中。维持正常的呼吸和循环功能，避免由于气管导管、呼吸机条件等原因引起的缺氧，尤其应注意避免 CO_2 蓄积。

5. 术中胸、腹腔各种冲洗液、输血补液及吸入气体的加温应适度。

6. 对脱水、输血补液反应等引起的体温升高作相应的处理。

7. 一旦发生体温升高应同时应用药物及体表降温，用冰水湿敷前额及大血管处或头下置冰袋，亦可用乙醇擦浴。

四、恶性高热（malignant hyperthermia，MH）

1. 定义　MH 是一种与药物和遗传基因相关的骨骼肌高代谢反应，全身肌肉强直性收缩，引发体温急剧上升及进行性循环衰竭的代谢亢进危象。是一种常染色体显性遗传疾病，具有家族性。可以发生在麻醉任何时间及术后早期。

2. 临床表现

（1）术前体温正常，吸入麻醉药物或静注去极化肌松药后，体温急剧上升，数分钟即升高 1℃，体温可达 43℃。

（2）全身肌肉强烈收缩，上肢挛缩，下肢僵硬挺直，直至角弓反张，肌松药不能使强直减轻，反而使强直加重。

（3）急性循环衰竭多表现为严重低血压，室性心律失常及肺水肿。

（4）血清肌酸磷酸激酶极度升高，并有肌红蛋白尿。

（5）$PaCO_2$ 明显升高，pH 及 HCO_3^- 降低。

（6）皮肤有斑状潮红，温度升高。

3. 临床诊断

（1）早期：呼气末 CO_2 上升、有时肌肉痉挛（包括单独的咬肌痉挛）、心动过速、呼吸急促、不平稳的血压、心律失常、发绀、大汗、急速体温升高。

（2）晚期：骨骼肌痉挛、左心衰竭、肾衰、DIC。

（3）实验室检查：呼吸性和代谢性酸中毒、低碳酸血症、高钾血症、高镁血症，血浆肌红蛋白、CPK、肌球蛋白增高。

4. 监测 ECG、血压、脉搏氧饱和度、尿量、中心体温、$P_{ET}CO_2$、动脉血气、静脉血气（中心静脉或肺动脉）、血 K^+、血 Ca^{2+}、乳酸盐、肌酸激酶（CK）、尿肌红蛋白、凝血酶原时间、部分凝血活酶时间。

5. 急需药品 静脉用丹屈洛林、碳酸氢钠、冰盐水、呋塞米、甘露醇、普鲁卡因胺、胰岛素、50%葡萄糖、冰片、冰被、体外甲状腺素等。

6. 处理

（1）立即终止麻醉及手术操作，立即停用所有触发恶性高热的药物，如果手术不能立刻结束应改用安全的麻醉药继续进行。

（2）100%的氧气高流量过度通气，尽可能快地更换新回路（麻醉机和钠石灰）。

（3）药物：①丹屈洛林：开始剂量为 2.5mg/kg 静注，一直增加到 20mg/kg 的总量使征象恢复正常；②碳酸氢钠：根据动脉血 pH 值和 PCO_2 立即用 1～2mmol/kg 静注，碳酸氢钠可使钾进入细胞内而改善高钾血症，滴完后作血气分析，必要时追加剂量。

（4）积极降温（如果患者高热）：①静滴冰盐水（非林格液）15ml/kg，每10分钟1次，共3次；②冰盐水灌洗胃、膀胱、直肠和腹腔、胸腔；③体表用冰片及冰被降温；④必要时可用体外循环或热交换机。

（5）维持尿量：静注甘露醇25mg/kg，呋塞米1mg/kg（每次可增大到4倍剂量），尿量每小时大于2ml/kg即可预防肾衰并发症。

（6）治疗心律失常：用普鲁卡因胺15mg/kg加入100ml氯化钠溶液中10分钟内滴完或直到室性异位节律缓解。该剂量可致癫痫，故不用盐酸普鲁卡因。

（7）治疗高钾：用10U胰岛素加入50%葡萄糖溶液50ml中静注以控制高钾血症，同时监测血糖和血钾浓度。

（8）术后：为防止复发应持续3天每6小时静注丹屈洛林1mg/kg，否则有10%的患者术后8小时内可能复发。

（9）必要时24小时动态心电图（holter）进行追踪观察。

第三节 围手术期体温监测技术

生理情况下体温可随昼夜、年龄、性别等因素而有所变化，但变化幅度一般不超过1℃，动态监测麻醉手术期间的体温变化过程，可判断末梢循环状态改善与否，休克是否纠正等，提高麻醉的安全性。

一、体温监测技术

电子温度计在体温监测中较为常见，其中最常用的两种类型是热敏电阻和热敏电偶。

二、测温部位

理想的测温部位应该能防止热量散失、无痛、方便、不影响患者活动和交往能力；测试中心温度的最可靠部位为直肠、膀胱和鼓膜。常用的方法有以下几种：

1. 腋窝 传统的测温部位，适用于门诊、普通病房或不合作、昏迷的患者。腋温加1℃相当于直肠温度。腋温易受血压计袖套和静脉输液的影响。

2. 直肠测温 是临床最常用的测试深部体温的方法，将温度计置于肛门深部测得，与中心体温相差1℃左右，主要反映腹腔脏器的温度，与食管、膀胱及鼓膜温度相关性良好，一般小儿为2~3cm，成人为6~10cm，如果将温度计置入直肠6cm以上所测得的温度就接近于中心温度。

3. 鼻咽测温 是目前监测中心温度常用的方法，将测温探头置于鼻咽部或鼻腔顶部测得，可迅速反映脑的温度变化。

4. 食管温度 食管测定食管温度探头应置入食管的中下1/3交界处，相当于左心房与主动脉之间。体外循环期间，食管温度能迅速反映心脏、大血管的血温变化。

5. 鼓膜测温 是测量中心温度准确的方法，应用特殊的温度探头测得。鼓膜温度的变化大致与下丘脑温度的变化一致，与脑温相关性很好。测温时将探头安置在鼓膜旁，并用棉花堵塞外耳道以排除大气温度的影响，注意损伤外耳道、鼓膜出血、穿孔。

（程绍波 刘 远）

第五章

麻醉深度监测

麻醉深度（depth of anaesthesia，DOA）指麻醉药物对机体的控制效用与手术刺激反作用之间达到平衡时所反映出的中枢神经系统的功能状态，是衡量麻醉质量最为关键的指标。

第一节　麻醉深度的临床判断

临床体征的观察是判断麻醉深度的基本方法。临床体征是机体对外科伤害性刺激的反应和麻醉药对伤害性反应的抑制效应的综合结果。

一、常用的临床体征和症状

（一）呼吸系统

根据患者呼吸频率、节律、潮气量的变化判断自主呼吸患者的麻醉深度，呃逆和支气管痉挛常为麻醉过浅。呼吸系统体征主要受肌松剂和呼吸系统疾病的影响。

（二）循环系统

血压和心率一般随麻醉加深而下降（氯胺酮除外）。

（三）眼部体征

麻醉深度适当时瞳孔中等，麻醉过浅和过深均使瞳孔扩大。未使用肌松剂全麻时出现瞳孔光反射提示麻醉过浅，浅麻醉时可有眼球运动，可引起流泪反射，深麻醉时眼球固定。浅麻醉时眼睑反射即可消失，术中患者出现眼睑反射接近苏醒状态（氯胺酮除外）。

（四）皮肤体征

皮肤颜色、是否出汗是判断麻醉深度的皮肤体征。浅麻醉时交感兴奋，出汗增多，出汗部位以颜面和手掌多见。

（五）消化道体征

麻醉较浅时可发生吞咽反射和唾液分泌增多。

（六）骨骼肌反应

未用肌松剂的患者，麻醉深度合适时无切皮反应，麻醉过浅时切皮后可出现肢体活动、呛咳。

二、临床体征的限制

（一）治疗用药

治疗用药往往与麻醉药相互作用，影响临床体征。

（二）疾病

疾病干扰正常生理反应，可能改变临床体征。

（三）临床体征的鉴别诊断

临床表现麻醉浅而麻醉药剂量并不小，可考虑高碳酸血症、低氧、甲状腺功能亢进、嗜铬细胞瘤；临床体征表现深麻醉应检查麻醉药量，并考虑低血压、低氧、手术刺激的反射（心动过缓）、低血容量、低温。

第二节　意识层面监测

意识成为评估麻醉深度的有效手段，良好的镇静是最重要的，镇静监测是麻醉深度的主要监测手段。

一、麻醉下意识的常规监测

临床用改良观察患者觉醒/镇静评分（modified observer's assessmer Of alertness/sedation scale，MOAA/S）工具来评价意识状态，MOAA/S 量表主要用于镇静水平的判断，不适合麻醉下的意识评价。

二、麻醉下意识的神经电生理监测

随着神经电生理技术、计算机技术发展，产生了许多定量脑电图和诱发电位指标，这些神经电生理指标与镇静程度之间有良好的相关性，但并不能避免术中知晓的发生。

（一）脑电双频指数（bispectral index，BIS）

BIS 值用 0~100 的分度表示，100 代表清醒状态，0 代表没有脑电信号，从 100 到 0 表示大脑被抑制的程度，反映患者处于的麻醉深度。一般认为 BIS 在 65~85 为睡眠状态，40~64 为全麻状态，<40 提示大脑皮质处于爆发抑制状态，此种方法既简单明了又便于研究分析。

（二）听觉诱发电位（auditory evoked potential，AEP）

在实际应用中，患者处于麻醉状态时，AEP 波幅降低，潜伏期延长，把监测到的这种变化量化即得到 AEPI（AEP index）。AEPI 也使用数字（0~100）分度来反映麻醉、镇静深度。100~60 表示处于清醒状态，59~40 为镇静状态。39~30 为浅麻醉状态，<30 则表示处于充分麻醉状态。

（三）熵指数（ApEn）

熵指数可分为状态熵（SE）和反应熵（RE），前者是根据 EEG 算出，与麻醉药物在皮层所引起的睡眠效果相关，主要反映皮层的功能；后者则是 EEG 及额肌电图整合计算的结果，反映面部肌肉的活动敏感度，可以对苏醒作出早期的提示。在全麻期间，如果麻醉是适宜的，则 RE 和 SE 是相等的；如果两者数值不等，则可能由于面部肌肉的活动引起。

（四）Narcotrend 指数（NI）

将脑电图分为从字母 A 到 F6 个阶段 14 个级别；并形成从 100（清醒）到 0（等电位）的伤害趋势指数（NI）同步显示，A 表示清醒状态，B 表示镇静状态，C 表示浅麻醉状态，D 表示常规普通麻醉状态，E 表示深度麻醉状态，F 表示脑电活动均消失。它与原始脑电图的视觉分级和自动分级的相关性高达 92%，适宜的麻醉深度应维持在 D~E 阶段。

NI 的 A 级或 B 级与 BIS 值 100~85 相当，NI 的 D 级或 E 级与 BIS 值 64~40 相当。

（五）患者状态指数（PSI）

PSI 是新近应用于临床的一种监测麻醉深度和镇静的量化脑电参数，已用于评估镇静和全麻状态下的意识水平，其标度范围为 0~100 的无单位数值，数值越大，镇静深度越低，数值越小，镇静深度越高。50~100 表示轻度镇静状态，25~50 表示一般理想麻醉状态，0~25 表示深睡眠状态。

（六）脑部状态指数（cerebral state index，CSI）

麻醉深度指数是以从 0~100 的为数不多的单元划分的，0 指平缓的脑电图，100 指脑电图活跃，即清醒状态。通常从 40~60 为麻醉深度指数最合适的范围。

（七）意识指数（index of consciousness，IoC）

IoC 指数范围为 0~99，其中 80~99 表示清醒，60~80 表示轻度镇静，40~60 表示适宜的全身麻醉镇静深度，40 以下表示麻醉过深，0 表示等电位 EEG，即出现爆发抑制。

（八）SNAP 指数（SNAP index，SI）

SI 的范围为 0~100，100 表示完全清醒，随着镇静深度的增加，数值逐渐下降，0 表示大脑无脑电活动状态，麻醉中 SI 的适宜范围为 50~65。

理想的监测麻醉深度指标应该是意识及镇静水平与伤害性刺激强度变化的结合。目前任何一个单一指标均有局限性，没有达到理想标准，麻醉深度的监测仍有许多问题需要解决。因此，在临床实际工作中，仍应立足于临床，结合仪器监测综合判断。

第三节　伤害性刺激反应监测

一、生理反应 PRST 评分

Evans 综合了几项临床体征，提出 PRST（P＝血压，R＝心率，S＝出汗，T＝流泪）记分系统，用于肌松下麻醉深度的监测。总分 5~8 为麻醉过浅，2~4 为浅麻醉但仍适当，0~1 分为麻醉适当或过深。

二、体动反应

1. 体动反应通常作为判断麻醉深度的标准，常用吸入麻醉药的最低肺泡有效浓度（MAC）推测有无体动反应。

2. 麻醉中体动并不代表有意识。

3. 心血管反应是临床麻醉中判断麻醉深度的常用指标之一。

4. 末梢灌注指数（tip perfusion index，TPI）

（1）外周血管在伤害性刺激出现后的收缩使动脉搏动时的血管阻力增加，导致血流量减少，脉搏血氧仪监测可随动脉搏动生成正弦波，其容积波幅代表末梢血管内通过的血容量大小，通过指端光传感器转化为电信号，经计算机处理后转化为 0~100 的指数，就是 TPI。

（2）疼痛刺激和 TPI 呈负相关，TPI 可有效监测伤害性刺激的程度，用于麻醉镇痛深度的监测和评估伤害性刺激对内脏血流灌注的影响。

5. 心率变异性（heart rate variability，HRV）

（1）HRV 指逐次心跳间期的微小变异，是反映交感-副交感神经张力和均衡性的重要指标。

（2）麻醉药物对自主神经系统有显著影响，与麻醉深度相关的镇痛和对刺激的反应程度均与自主神经系统活动有关，HRV 可动态、定量反映围手术期自主神经系统功能变化，HRV 监测麻醉深度可能有重要的临床实用价值。

6. 手术应激指数（surgery stress index, SSI） SSI 是评估伤害与抗伤害效果的重要指标，与疼痛过程有很好的相关性，监测麻醉可减少阿片类药物的用量，患者的血流动力学更稳定，意外事件发生率更低。脉搏波受多种因素影响，如低温、血管活性药物等影响末梢循环，对结果产生影响，即个体对 SSI 电信号转导存在差异性，需要结合其他监测指标进行综合判断。

7. 镇痛与伤害性刺激指数（analgesia/nociception index, ANI） ANI 的取值范围是 0~100，对于意识消失的患者，推荐临床镇痛/伤害平衡满意的 ANI 范围在 50~70。ANI 低于 30 则预示着血流动力学反应的发生，对于清醒的患者，ANI 的读数越高越预示患者处于无痛状态。

8. 伤害刺激反应指数（noxious stimulation response index, NSRI） NSRI 指对伤害性刺激发生反应的几率，范围从 0 到 100，是一个反映阿片类药物和镇静药物协同抑制伤害性刺激的指数，NSRI 缺点是不能判断单个个体对伤害性刺激具体有无反应。

理想的抗伤害刺激程度监测应当与疼痛及伤害性刺激、镇痛药物药代动力学相关的指数有良好的相关性，不易受外界因素干扰，特异性和敏感性较高，目前的监测方法均不能满足临床要求，客观反映抗伤害刺激程度的参数和方法还待进一步研究。

（程绍波 孙常荣）

第六章

出凝血监测

第一节 出血性疾病的
检查要点

一、出血性疾病的实验室检查要点

对于出血性疾病的诊断，病史、查体和实验诊断都很重要，实验室检查是确定检查方向和最后确诊的关键。

1. 过筛检查 一般是将出血时间、束臂试验和血小板计数作为观察血小板-血管壁相互作用有无异常的指标，以 APTT（或 CT）、PT 和纤维蛋白原定量（或 TCT）作为观察凝血功能的指标，因而把上述六项检查作为出血性疾病的过筛检查。但当这些结果无异常发现时，并不能排除出血性疾病，尚需进一步做灵敏度更高的特殊检查。

2. 特殊检查 在过筛检查异常的基础上，再进一步进行特殊检查。

二、弥散性血管内凝血（DIC）

1. DIC 的定义 DIC 是一种临床综合征，以血液中过量凝血酶生成，可溶性纤维蛋白形成和纤维蛋白原溶解为特征。

2. 临床表现

（1）出血。

（2）微循环障碍。

（3）血栓栓塞及器官功能不全。

（4）血管内溶血。

3. DIC 的过筛试验和确证试验 诊断 DIC 尚无特异性检验项目，需根据患者的临床资料和实验室检查综合判断，其基本检验项目为三项过筛试验和三项确证试验见表 6-1。

表 6-1 DIC 过筛试验和确证试验

	检查项目	DIC 判定标准
过筛试验	血小板计数	$<100×10^9/L$
	血浆凝血酶原时间测定	较正常对照延长 3s 以上
	纤维蛋白原定量	$<2g/L$
确证试验	3P 试验	阳性
	凝血酶凝固时间测定	较正常延长 3s 以上
	纤溶酶原活性	增强

4. DIC 确诊标准 过筛试验全部阳性或有两项为阳性，再有一项确证试验阳性，结合临床即可确诊。

第二节 体外循环期间监测

一、肝素浓度监测技术

体外循环（cardiopulmonary bypass，CPB）转流必须肝素化。肝素抗凝作用分为两步：第一，给药后，肝素吸收，分布于血管内并达到一定浓度。第二，血浆肝素与 ATⅢ结合，发挥抗凝作用。

1. 鱼精蛋白滴定法

（1）利用天青 A 及分光光度计进行的滴定方法：将使吸光度达最大值的最小鱼精蛋白剂量视为目标剂量，按照公式计算出鱼精蛋白用量。此法可于 5 分钟内完成，且可直接以全血为实验对象，多用于实验研究，尚未用于临床。

（2）Hepcon 系统：Hepcon 系统是目前应用最广的滴定仪器，它可以根据肝素剂量反映试验确定肝素剂量、同时监测全血肝素浓度和 ACT、进行肝素与鱼精蛋白滴定以确定中和肝素所需的鱼精蛋白剂量。因此 Hepcon 系统可以全面监测体外循环中的抗凝，最大可能地保证体外循环的抗凝安全性。

2. 荧光底物分析法

（1）荧光底物分析法是另一种术中监测肝素浓度的方法，它可以准确地测量术中患者及体外循环系统中血浆的肝素浓度。首先将样本加入含有 AT Ⅲ 的正常血液中，以减少因 AT Ⅲ 引起的个体误差，再加入凝血酶原标准液，形成 AT Ⅲ-肝素-凝血酶原复合物及剩余的凝血酶原。剩余凝血酶原的量与样本中肝素含量成反比。

（2）当给测量室中加入纤维蛋白原样物质，剩余凝血酶原将纤维蛋白原样物质裂解，形成荧光样物质。这样可以分析测量室中的荧光强度，再与标准曲线进行比较，获得肝素浓度。

二、肝素化效果监测

体外循环心脏直视手术中应用肝素效果监测比肝素浓度监测有更重要临床意义。肝素抗凝效果监测用于临床的方法有：激活全血凝固时间（ACT），激活部分凝血活酶时间（APTT）。对于体外循环期间的抗凝及中和，目前 ACT 已成为金标准。APTT 已经成为除 ACT 外的另一有效抗凝监测手段。随着科技进步，血栓弹力图逐渐应用于抗凝监测。

1. ACT 监测 它反映全血中各个凝血因子及血小板

凝血状态的综合程度。影响 ACT 测定结果的因素有：

（1）肝素的效价。

（2）患者对肝素反应的个体差异。

（3）温度。

（4）血液稀释。

ACT 除了作为肝素化效果的指标外，对其他凝血机制障碍的诊断无甚意义。

2. APTT　是目前监测肝素治疗的最常用方法，对小剂量肝素具有较高的敏感性。与 ACT 相比，APTT 监测鱼清蛋白拮抗肝素残留作用和肝素反跳可能更准确。

6

第三节　血栓弹力图

血栓弹力图（thrombelastograghy，TEG）是由血栓弹性描记仪描记的凝血动态过程曲线，是一种能动态分析凝血形成和纤维蛋白溶解全过程的曲线图。它能在 10～20 分钟内提供凝血因子、纤维蛋白原、血小板功能和纤维蛋白溶解等有关凝血和纤溶的相关信息，现已成为围手术期监测凝血功能的重要指标。

1. TEG 设计原理　TEG 能监测患者的凝血状况，主要基于两个事实：①凝血过程的最终结果是形成凝血块；②凝血块的物理性质（形成速率、硬度及稳定性）将决定患者是否有正常的凝血功能，即是否出血，或是否形成血栓，详见图 6-1。

2. TEG 参数及意义　TEG 能传递大量的凝血状态信息，它能通过 20 多个重要的参数反映出凝血和纤溶的动态过程，包括：凝血反应时间（R）、凝血形成时间（K）、凝固角（α 角）、血栓最大幅度（MA）、凝血综合指数（CI）、纤溶指数（LY30），详见图 6-2。

TEG 各参数均有明确的定义：

（1）凝血反应时间（R 值）：指从标本开始检测至描记幅度 2mm 所需的时间，即从血注入容器内到开始发生凝固的时间。R 值相当于凝血活酶生成时间，或相当

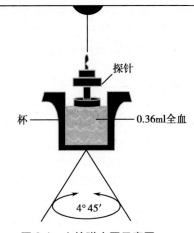

图 6-1　血栓弹力图示意图

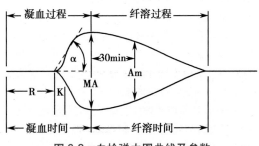

图 6-2　血栓弹力图曲线及参数

于内源性凝血过程的第Ⅰ期，R 时间因使用抗凝剂或凝血因子缺乏而延长，因血液呈高凝状态而缩短。正常值为 4~8 分钟。

（2）凝血形成时间（K 值）：从 R 终点到曲线幅度达 20mm 所需的时间。相当于凝血酶生成时间，或相当于内源性凝血过程的第Ⅱ期，表示凝血块的形成速度。正常值为 1~4 分钟。

（3）凝固角（α 角）：是 TEG 两条曲线开始分叉所形成的角度，即从凝血块形成点至描记图最大曲线弧度作切线与水平线的夹角，代表凝血酶形成的速度。α 角越大，则纤维蛋白形成越快。α 角反映凝血速度的快慢较 R 值和 K 值更精确、敏感。正常值为 47°~74°。

（4）血栓最大幅度（MA），即描记图上的最大幅度，或最大切应力系数，为图形两侧最宽距离。MA 值与血小板质、量及纤维蛋白原的量有关，其中血小板的影响比纤维蛋白要大，约占 80%。MA 正常值：55~73mm。

（5）凝血块强度 G（或血栓硬度）：MA 值确定后的同时 G 值也被仪器自动确认。G 正常值：6.0~13.2d/s，G 值大于正常为高凝。

（6）凝血综合指数（CI）：在 TEG 自动描记和检测中自动报告的参数之一，直接反映整个凝血的高凝与低凝状态，其正常值为 -3~+3。CI<-3 为低凝，CI>+3 为高凝。

（7）纤溶指数（LY30）：反映纤维蛋白溶解情况，即 MA 值确定后 30 分钟内凝血块幅度减少的速率，LY30 >7.5% 表示纤溶亢进，其正常值为 0~8%。

3. TEG 临床适应证

（1）肝移植手术

1）长时间手术操作、肝脏疾病及再灌注损伤等原因都会引起肝移植患者的凝血障碍和出血。不同原因导致的出血，止血方法不尽相同。肝病患者由于肝合成凝血因子功能不足、血小板质量和数量均下降、纤溶亢进、肝清除凝血蛋白的能力下降，会出现凝血功能障碍。

2）通过 TEG 检测可观察肝移植手术中新肝灌注后会出现再灌注损伤，称为肝素样作用，表现为 R+K 的显著增加。TEG 的应用可以判断凝血障碍和出血的原因，并指导成分输血，从而减少输血量。

（2）心血管手术

1）这类患者术中常会应用体外循环系统，该系统可通过以下几个方面影响凝血，引发出血：①促凝血因子、纤维蛋白原和血小板的稀释作用；②凝血因子的消耗；③应用肝素；④术前输注血小板；⑤低体温。

2）当患者发生大出血时，确定出血原因对于制订治疗方案尤为重要，而 TEG 不仅可帮助确定出血原因，而且还能指导成分输血，减少输血量。

（3）创伤外科

1）严重创伤所致的血小板、凝血因子损失及低温可造成严重的凝血功能障碍；急救中大量输血输液可导致稀释性血小板和凝血因子降低，加之酸中毒、低温，进一步加重了凝血功能障碍，致使出血加重，病情恶化。

2）严重创伤的患者，传统的凝血实验绝大多数可为正常，TEG 较传统的凝血实验更为敏感，不但可以检测因血小板或凝血因子缺乏导致的凝血功能障碍，还可以检测因低温导致的凝血障碍。对创伤外科出现的凝血功能障碍可以早期做出诊断，指导抗凝及输血治疗，减少因出血或输血治疗所致的并发症的发生率及死亡率。

（4）脓毒血症：严重脓毒症相关的凝血功能紊乱和全身炎症反应常导致致死性多脏器功能不全，病死率大大增加。因此，及时的诊断和有效的治疗成为阻断 DIC 发生发展，降低严重脓毒症患者死亡的关键。示 K 时间、α 角、MA 值、CI 值均可识别严重脓毒症并发 DIC 患者，准确性较高。

（5）围手术期输血：围手术期输血是维持患者生命安全的重要治疗措施。TEG 指导输血能够显著减少患者的出血量。在围手术期 TEG 的指导下进行成分输血，其浓缩红细胞的使用率及新鲜冰冻血浆的使用量也显著降低。因此，围手术期采用 TEG 指导用血对于改善患者预后及节约日益紧缺的血液资源具有很好的社会及经济效益。

（程绍波　王密周）

第七章

神经功能监测

第一节 脑电图

脑电图（electroencephalography，EEG）反映的是大脑皮层灰质兴奋性和移植性突触后电位的总和，其许多表现能反映正常或病理状态下的大脑皮层状态。脑电图能够精确地鉴别清醒、不清醒、癫痫活动、睡眠状态和昏迷状态。

一、正常脑电图的基本要素

（一）频率

频率是指单位时间内的周波数（Hz）。人类 EEG 的频率一般在 0.5~30Hz，决定频率的主要因素有：①神经元回路的物理特性：回路的长短及神经纤维的粗细以及神经冲动经过突触的数目；②神经元的不应期，约 100ms；③神经元物质代谢速度，代谢越慢则有长周期慢波；④大脑皮质神经元同步化和去同步化的程度。

（二）波幅（振幅）

波幅指从波顶到波底的垂直高度，即电位差的大小（电压，μV）。代表脑电活动的大小和强度。通常以 < 25μV 为低波幅，25~75μV 为中波幅，>75μV 为高波幅，>150μV 为极高波幅。

（三）波形

波形指在一个波的周期内电位差的变动形式，由波的周期、波幅、时相等决定，它们之间的不同组合构成了不同的波形。如正弦样波、棘波、尖波、三相波、λ波、棘-慢复合波、K-综合波、手套型波等。

（四）位相（Phase）

为时间与波辐之间的相对关系，表示每个波长在整个周期里的位置，为同一部位在同一导联中所导出的波形，于前后不同时间里的波的位置；或两个不同部位在同一时间里所导出的脑波位置关系。以基线为准，波顶在基线以上称为负相（或阴性），波顶在基线以下称为正相（或阳性）。

二、脑电活动与脑代谢、脑血流之间的关系

脑电活动与脑血流和脑代谢之间关系密切。脑仅占体重的 2%～3%，消耗身体总氧耗的 20%。正常人在清醒状态下脑氧代谢率的 60% 用于脑电生理活动。

皮质氧消耗与 EEG 活动存在相关性。EEG 快波占优势时，皮质氧代谢率高，慢波占优势时，脑氧耗较低。脑循环停止后约 10 秒，缺氧导致意识丧失（脑功能障碍），几乎同时 EEG 活动也消失（等电位）。低氧时EEG 的改变，开始可产生短暂的 EEG 快波，随后出现慢波活动，最后脑电活动静止。

三、麻醉药的脑电活动特点

（一）巴比妥类、丙泊酚和依托咪酯静脉麻醉药

对脑电图模式的影响都类似。

1. 最初是激活，然后是剂量相关抑制。

2. 患者意识消失后，可见到特征性、前脑纺锤形脑电波，药物剂量增加，又被 1～3Hz 的多形态的脑电活动代替。

3. 进一步加大剂量，导致抑制期延长，更大剂量出现暴发性抑制，在很高剂量时脑电图波形消失。

（二）芬太尼

阿片类药产生剂量相关的脑电频率降低和幅度升高，不会导致脑电图完全性抑制。

1. 小剂量（$2\mu g/kg$）的芬太尼产生慢 α 波伴有 θ 活动。

2. 大剂量或超剂量的阿片类药，人会出现癫痫样活动。

3. 超过 $50\mu g/kg$ 的剂量，EEG 不再进一步抑制。

（三）氯胺酮

氯胺酮不会使脑电图活动消失，在所有剂量下脑电图的活动可能没有规律，变异很大。

1. 氯胺酮麻醉的特征是前脑区域有节律的高幅度 θ 波活动。

2. 加大剂量会产生间歇的、多形态的 δ 波活动，幅度很高，其中散布低幅度的 β 波活动。

（四）氧化亚氮（N_2O）

1. 单独使用 N_2O 使枕部优势 α 波的幅度和频率降低。随着镇痛起效和意识消失，常可见到前脑区域快速振荡活动（>30Hz）。

2. 50% N_2O 可使患者失去意识并产生 α 节律的消失，EEG 表现为快波活动伴随有 θ 波的出现，θ 波往往在颞区占优势。

3. 吸入浓度达 80% 时，出现高波幅的慢波（4～6Hz）活动。

（五）异氟烷

1. 亚麻醉浓度的异氟烷产生额部为主的 15～30Hz 脑电活动。

2. 意识消失时快波活动中夹杂一些 2～4Hz 的慢波。

3. 大约 1MAC 时出现以 4～8Hz 波为主的活动。

4. 1.5MAC 时减慢至 1～4Hz 波为主并伴随脑电活动的抑制，偶尔可见到孤立的棘波。

5. 2～2.5MAC 时电活动静止。1.5MAC 的异氟烷加 60% N_2O 可出现暴发性抑制。

（六）安氟醚

安氟醚产生显著的癫痫样脑电活动，从而对较高结构产生直接刺激。

1. 安氟醚在亚麻醉浓度和 1MAC 时产生与异氟烷类似的 EEG 变化，但可见到少数慢波。

2. 大约 1.5MAC 时出现棘波和棘波群，随后出现暴发性抑制和突出于抑制波间的高电压棘波活动。

3. 2~3MAC 的深麻醉时，EEG 由间断夹着二或三组 $400\sim800\mu V$ 棘波的等电位组成。

（七）七氟醚

1. 七氟醚和异氟烷在等 MAC 浓度，脑电图变化是类似的。

2. 无癫痫病史的患者使用七氟醚也会出现脑电图癫痫样活动。

四、围手术期脑电图监测的应用和意义

（一）EEG 与脑代谢紧密相连

在脑组织 ATP 水平下降及细胞膜功能衰竭之前，EEG 就表现出明显的异常。如脑缺氧时早期最容易察觉的组织变化是糖酵解速度加快，或乳酸含量增加。EEG 开始出现异常与组织乳酸含量升高相关，而此时 ATP 浓度尚保持正常。异常 EEG 的改善也与乳酸含量正常化相关。

（二）EEG 反映脑氧供需之间的平衡

1. 在脑氧耗受到影响之前，脑可耐受一定程度（大约50%）的脑血流减少。

2. 当脑皮质的氧供减少到一定阈值时，即脑血流降至 $20\sim25ml/(100g\cdot min)$ 时，EEG 活动开始变慢。

3. 随着脑缺血的加重，EEG 波幅减小，在脑皮质发生不可逆损害之前，EEG 已变成等电位。这说明在 EEG 出现缺血性异常之后，尚存在脑损伤的治疗时机。

（三）EEG 与脑在头皮的局部定位相关

国际 10/20 系统电极安置法使头皮电极与脑的解剖

分布之间建立了相应的关系。因此从头皮检测到的异常 EEG 具有病灶定位意义。

（四）EEG 是监测大脑癫痫放电的最好方法

无抽搐样发作性癫痫在急性脑梗死、颅内血肿、顽固性癫痫、脑外伤、颅内感染、脑肿瘤和代谢性昏迷患者中具有很高的发病率，而且预后差。用动态 EEG 对无抽搐样发作性癫痫进行诊断具有无可比拟的优越性，可以及时发现病情变化。

第二节 脑血流

一、脑血流与脑血流量监测

（一）脑血流生理基础

1. 脑血流量（cerebral blood flow，CBF）

（1）CBF 约 750~1000ml/min，占心排出量的 15%~20%。

（2）CBF 的分布并不均匀，平均为 54（45~60）ml/（100g·min）。灰质的血流量较白质高。在静止状态下，脑灰质的血流量为 76±10ml/（100g·min），而白质仅为 20±4ml/（100g·min）。

2. 脑缺血时脑血流量的阈值 临界 CBF 的概念是以丧失脑电和代谢功能为界。

（1）脑电活动衰竭的 CBF 阈值一般认为是在 16~17ml/（100g·min）。CBF 大于 24ml/（100g·min）时，人脑无 EEG 缺血表现。

（2）脑水肿形成的 CBF 阈值在 20ml/（100g·min）。

3. 脑血流的调节 脑血流量（CBF）主要取决于脑灌注压（CPP）和脑血管阻力（CVR），脑灌注压增高超过正常 30%~40%，或降低 30%~50%，CBF 可保持不变。也就是说平均动脉压在 8~20kPa（60~150mmHg）范围内 CBF 依靠其自身的自动调节机制而维持稳定。超过此范围，CBF 将被动地随脑灌注压而变化。

（二）脑血流的测定方法

目前临床中用到的主要有：①经颅多普勒法；②激光多普勒法。

二、经颅多普勒超声技术

（一）经颅多普勒超声（transcranial Doppler ultrasound，TCD）

是将脉冲多普勒技术与低发射频率相结合，从而使超声波能够穿透颅骨较薄的部位进入颅内，进行颅内动脉血流参数测定。其特点是可以无创伤、连续、动态地监测脑血流动力学，为临床监测脑血流提供了简便易行的方法。

（二）TCD脑血流监测在围手术期的应用

1. 颈动脉内膜切除术

（1）TCD监测除术前有助于病变的定位诊断，确定狭窄的程度、范围和侧支循环状况外，主要监测术中暂时阻断颈动脉时脑缺血的危险。TCD对CBF已受限的患者仍能准确监测脑灌注状态。

（2）颈动脉阻断时，大脑中动脉的Vmean与EEG变化、颈内动脉（阻断后）远端血压和CBF之间存在相关性。大脑中动脉Vmean低于为30cm/s意味着CBF<20ml/（100g·min），预示患者将发生脑缺血改变。

（3）颈动脉内膜切除术后，患者出现术侧的头痛，同侧大脑中动脉的Vmean与MAP呈平行变化（压力依赖型）。这是由于长期脑低灌注的突然解除，脑自动调节丧失；TCD监测证实脑过度灌注，此状况要持续2周。

2. 体外循环　体外循环期间TCD连续监测大脑中动脉的价值在于：

（1）及时发现由于流量、灌注压力、温度等因素改变所致的CBF和脑灌注的改变，采取措施防止术中脑低灌注的情况发生，避免脑缺血损害。

（2）监测出通过血管的微气栓或栓子。

（3）监测主动脉内球囊反搏时患者的脑动脉血流，判断反搏增加脑血流的效果。

3. 脑血管病外科

（1）TCD 可无创伤性诊断脑血管狭窄和栓塞、脑血管畸形、大动脉瘤、脑血管痉挛等。

（2）术前判断患者 Willis 环侧支循环情况，脑血管舒缩反应贮备能力，提供影像学检查所不能得到的脑血流动力学资料。

（3）术中控制性降压时的 CBF 监测和 CBF 自动调节功能的监测。

（4）介入栓塞治疗脑动静脉畸形和动脉瘤。利于引导导管的进入途径，提供栓塞后动脉供血和侧支循环情况，连续监测有无脑血管痉挛发生。

三、激光多普勒脑血流监测（laser Doppler flowmeter，LDF）

（一）LDF 的测量原理

LDF 通过记录激光照射下血细胞因运动而产生的散射光的频移，从而推算被检测组织的血流量。LDF 可反映微循环中流动红细胞在一定容积内的浓度（CMBC）及血流流速（velocity，V），从而得出单位容积中的脑血流量（PU）。因此，LDF 测量主要反映单位时间内局部皮质脑血流的变化。

（二）LDF 的优缺点

1. 优点

（1）无创伤性持续监测脑微循环血流量。

（2）监测较大范围内的血流动力学变化。

（3）瞬时测量时间为 0.1 秒，可以迅速反馈血流变化，符合多部位重复测量的需要。

（4）适用于床边监护，神经外科术中监测及动物实验的皮质脑血流监测。

（5）常用于监测脑血管自动调节功能及脑血管对 CO_2 浓度变化的反应性。

2. 缺点

（1）不能反映血流量的绝对值大小，多用百分率表示血流量的相对变化情况。

（2）LDF发射的激光不能穿透颅骨，测量时需暴露脑组织。

（3）只能测量激光照射范围内的血流量变化，无法反映脑组织局部病理性改变。

（4）对探头移动很敏感，测量时需相对固定探头。

（5）受可见血管影响，测量时应避开大血管。

第三节 脑氧饱和度监测

一、脑氧饱和度监测的原理

近红外光谱脑氧饱和度监测（near-infrared spectroscopy cerebral oxygen saturation）是一种无创、局部脑氧合监测方法，用近红外光穿透脑组织，通过氧合和非氧合的血红蛋白在特异性波长的差异性吸收谱来实时监测脑氧饱和度。

二、脑氧饱和度监测的优势

1. 经颅NIRS可测量所有的血红蛋白，尤其是静脉血管，而不仅仅是混合血管床中有气体交换血管组成的动脉血成分。

2. 脑氧监测除了对患者基础水平血氧的变化准确定量，还可对局部低灌注予以客观的测定。

3. 与脉搏氧饱和度和颈静脉球氧饱和度监测不同，脑氧监测可用于停跳CPB的监测。

4. 脑氧监测提供了一种评价双侧大脑半球CO_2反应性的简便方法。

5. 持续脑氧饱和度监测可调节保持CO_2浓度使组织获得最佳灌注。

6. 脑氧监测有助于麻醉医师和灌注师对CO_2张力实行个体化管理，从而改善手术预后。

三、适应证

主要的外科适应证包括：①60 岁以上患者；②所有心脏手术；③大血管手术；④大的矫形手术；⑤颈动脉内膜切除术；⑥特殊手术体位。

另外，还有一些治疗方面的临床适应证，主要有：血管痉挛的诊断和处理、高血压处理、颅内高压（ICP）处理、中风及呼吸机治疗处理。

四、rSO_2 的正常范围（参考值范围）

1. rSO_2 的测定值与身高、体质量、性别和头颅大小无关，但与血红蛋白的浓度成正相关，与年龄成反相关，如果将传感器置于推荐位置之外，测定值也会受到影响。

2. rSO_2 与年龄、性别、肤色、烟草嗜好、咖啡因的摄取无关，这可能暗示年龄对 rSO_2 的影响也反映了老年患者的某些病理进程。

3. 对于清醒患者 rSO_2 在 50~80 之间可认为正常。

4. 一般认为，rSO_2 较基础值下降 20% 有临床意义，但不论如何，rSO_2 降到 50 以下时，即应积极处理，因为即使时间很短也可能出现严重缺氧甚至认知功能损害。

五、临床干预及治疗原则

1. 基础 rSO_2 与 rSO_2 不对称　患者进入手术室后就应开始进行脑氧监测。将具有红外光源深浅感受器分别贴于前额的中线两侧，测定脑 rSO_2 作为给氧和麻醉诱导前的基础参考值。

（1）脑高代谢状态可能出现低 rSO_2，尽管其脉氧值可能正常。

（2）心力衰竭患者术前基础值远较正常值低，异常高 rSO_2 可能提示小的脑梗死，因为受损或坏死的神经元耗氧很少。

（3）单侧 rSO_2 异常提示颈静脉或颅内动脉狭窄、陈旧性梗死、颅内占位性病变、颅骨缺损及其他一些干扰

7

因素。

（4）麻醉前 rSO_2 基础值异常高或低，不对称均提示术中可能出现脑氧供需失衡，麻醉医师应相应更改麻醉方法并及时处理。

（5）在麻醉诱导或改变体位时可出现 rSO_2 不对称，提示脑供氧不足。在头部转动时，对侧 rSO_2 可因颈动脉狭窄而下降。头部做轴位旋转时可使寰椎两侧移向前方颅底颈动脉入口处，若动脉与邻近组织粘连，就可产生压迫而血流减少，动脉的自主调节功能可以恢复头位转动时的脑供血失衡，而吸入性麻醉剂可抑制动脉的自主调节功能。

2. rSO_2 对 CO_2 的反应性

（1）麻醉诱导及插管时的呼吸暂停可短暂改变脑氧供需平衡关系，镇静药物可抑制脑代谢，产生 rSO_2 的上升。随着 CO_2 蓄积、脑血管扩张、氧合更加丰富的血流进入代谢受到抑制的脑组织，进一步使 rSO_2 升高。此时，即使轻度的高碳酸血症即可增加脑血流和氧合，表明高 CO_2 可升高 rSO_2。

（2）虽然高碳酸血症可以带来一些好处，但也产生副作用。高碳酸引起的心排血量和心率增快可增加心肌氧耗，脑血管扩张则可加重先前已存在的颅内高压。

3. rSO_2 与血容量和麻醉深度

（1）影响组织氧合的一个重要因素就是血红蛋白和血浆含量。研究表明，rSO_2 高于65%时，输血对 rSO_2 无明显影响。在实际手术中，如果使用血管收缩剂仍不能纠正 rSO_2 的下降，这表明因低血容量造成的微循环气体交换已处于极度代偿状态，此时提高血容量可能提高 rSO_2。若扩充血容量 rSO_2 仍无改善，应结合其他指标分析是否需要成分输血。

（2）影响组织氧合的另外一个因素是疼痛诱发的应激。镇痛或镇静不全诱发的应激反应可使脑组织氧耗大于氧供，出现 rSO_2 的下降。同时应用其他手段监测镇痛和镇静深度能早期发现和纠正这种原因引起的颅内氧合异常。

（3）脑氧饱和度监测为我们提供了一种监测脑区氧合状态的方法，让我们可以直观地来认识脑区的氧供需平衡情况，了解脑血流变化情况。通过脑氧饱和度监测我们可以发现围手术期的神经功能状况，为减少围手术期的神经功能损害提供帮助。

六、注意事项

1. 脑氧监测技术主要是受一些导致光子偏移的因素的影响。传感器目前只能放置在无发的皮肤（如前额）中线外侧，这种放置方式利于对大脑前、中、后动脉连续处的分水岭区进行监测。

2. 黑发及毛囊能吸收红外光线，降低信噪比，因此将传感器置于患者备皮的颞顶部等区域，仍有 18% 的患者不能测出饱和度值。

3. 有血肿形成的静脉窦处也可能减弱传感器的信号，因为大量的血红蛋白可使光子吸收。同样，对于颅骨缺损者由于信号过多也可能导致记录失真。

（彭霄艳　杨洪光）

第三篇

麻醉操作技术

第八章

喉罩在麻醉中的应用

一、喉罩的历史

1982 年　Dr. Archie Brain 发明。

1983 年　Dr. Archie Brain 临床应用（Royal London Hospital）。

1984 年　《急诊医学档案》首先描述。

1988 年　正式投入生产。

1991 年　FDA 批准喉罩在美国上市。

1993 年　被 ASA 作为困难气道处理的工具之一。

2013 年　ASA 困难气道指南已将喉罩列为处理困难气道的重要工具。

二、喉罩分类

1. 普通喉罩（第一代）

（1）经典喉罩（Classic LMA cLMA）。

（2）一次性使用普通喉罩（LMA-Unique，LM-Ambu AuraOnce）。

（3）可弯曲喉罩（LMA-Flexible）。

2. 插管喉罩（第二代）

（1）气管内插管型喉罩（LMA-Fastrach）。

（2）可视插管喉罩（LMA-CTrach）。

（3）Cookgas 喉罩。

（4）Ambu Aura-i 喉罩。

（5）BlockBuster 喉罩。

3. 气道食管双管喉罩（第三代）

（1）复用性双管喉罩 Proseal 喉罩（LMA-Proseal）。

（2）一次性使用双管喉罩（LMA-Supreme、I-gel 喉罩、Guandian 喉罩）。

三、喉罩的优点

1. 使用简便，迅速建立人工气道（自主、控制）。

2. 插管成功率高，未训练者初次成功率 87%，两次总成功 99.81%。

3. 通气可靠，取代面罩效果更好。

4. 可避免咽喉、声带及气管损伤。

5. 刺激小、心血管反应小。

6. 急救（紧急通气）。

四、缺点

1. 封闭效果不好，可发生胃胀气（尤其 IPPV），不宜过高正压通气。

2. 喉罩比面罩易发生食管反流，饱胃患者禁用。

3. 口腔分泌物增多。

4. 部分类型喉罩不能使用普通吸痰管通过喉罩吸引气管内的分泌物。

五、临床应用

1. 作为通气工具用于全麻术中的气道管理，可保留自主呼吸，也可行 IPPV。

2. 当发生插管困难和面罩通气困难时，插入喉罩，进行 IPPV。

3. 对困难气道患者，先插入喉罩，后经喉罩行气管插管。

4. 用于急救和心肺复苏的气道管理。

六、适应证

1. 门诊及短小手术全麻患者。
2. 全麻下行成人和儿童的短小体表和四肢手术。
3. 需要紧急建立人工气道的患者。
4. 需要气道保护而不能气管插管的患者。
5. CT 检查及介入治疗镇静或全麻的气道管理。
6. 颈椎不稳定全麻患者。
7. 危重患者 MRI 检查。
8. 腹腔镜手术。
9. 眼科手术。

七、禁忌证

（一）绝对禁忌

1. 未禁食及胃排空延迟患者。
2. 有反流和误吸危险：如食管裂孔疝、妊娠、肠梗阻、急腹症、胸腔损伤、严重外伤患者和有胃内容物反流史。
3. 气管受压和气管软化患者麻醉后可能发生的呼吸道梗阻。
4. 肥胖、口咽病变及 COPD、妊娠超过 14 周。
5. 张口度小，喉罩不能通过者。

（二）相对禁忌

1. 肺顺应性低或肺阻力高的患者：此类患者通常正压通气（$25\sim30cmH_2O$），常发生通气罩周围漏气和麻醉气体进入胃内。
2. 咽喉部病变：咽喉部脓肿、血肿、水肿、组织损伤和肿瘤的患者。喉部病变可能导致上呼吸道梗阻时。
3. 呼吸道不易接近或某些特殊体位：如采用俯卧、侧卧和需麻醉医师远离手术台时。因 LMA 移位或脱出及呕吐和反流时，医师不能立即进行气管插管和其他处理。

八、插入方法

1. 喉罩的选择　喉罩的型号与套囊充气范围及患者

体重关系见表8-1。

表8-1　喉罩的型号与套囊充气范围及患者体重关系

喉罩型号	喉罩充气范围（ml）	患者体重（kg）
1	4~6	<5
1.5	7~10	5~10
2	10~15	10~20
2.5	14~21	20~30
3	20~30	30~50
4	30~40	50~70
5	40~60	70~100
6	55~75	>100

2. 喉罩置入法　喉罩置入麻醉同气管插入麻醉，麻醉不能过浅，等下颌松弛，咽喉反射消失，可置入喉罩，但绝对不能单纯使用硫喷妥钠静脉诱导，因其极容易引起严重喉痉挛，选用氯胺酮时注意术前选用抑制分泌物的药物。

（1）盲探法：较常用，有两种方法。

1）常规法：头轻度后仰，操作者左手牵引下颌以展宽口腔间隙，或是麻醉助手双手提起下颌，操作者右手持喉罩，罩口朝向下颌，沿舌正中线贴咽喉壁向下置入，直至不能再推进为止。

2）逆转法：置入方法与常规方法基本相同，只是将喉罩口朝向硬腭置入口腔至咽喉底部后，轻巧旋转180°，再继续向下推置喉罩，直至不能推进为止。

（2）喉罩置入的最佳位置

1）最佳位置是指喉罩进入咽喉腔，罩的下端进入食管上口，罩的上端紧贴会厌腹面的底部，罩内的通气口针对声门，如果位置不正，可以轻轻按压甲状腺软骨可以方便调整位置。

2) 小于 10 岁的患儿置入喉罩的平均深度 = 10cm + 0.3×年龄（岁）。

（3）鉴定喉罩位置是否正确方法

1) 置入喉罩后施行正压通气，观察胸廓起伏的程度，听诊两侧呼吸音是否对称清晰，听诊颈前区是否有漏气和杂音。

2) 观察呼吸机，检测气道压力是否≤25cmH$_2$O，压力过高易发生漏气或气体入胃。

九、喉罩麻醉注意事项

1. 小潮气量 6~8ml/kg，呼吸频率 10~14 次/分。

2. 罩囊内压<60cmH$_2$O。

3. 如使用硅橡胶罩囊的喉罩，N$_2$O 可透过硅橡胶进入罩囊内，可增加罩囊内的压力，需要监测罩囊内压，避免罩囊内压>60cmH$_2$O。

4. 如使用双管喉罩，建议常规经食管引流管置入胃管，先主动吸入，后开放胃管，不需要用负压吸引器持续吸引胃管。

5. 喉罩置入的原则是下颌关节松弛，根据手术的需要来决定是否给予肌松剂，如不给予肌松剂，可以做保留自主呼吸的全身麻醉。

6. 喉罩下面涂上润滑油，前面尽量少涂或不涂以免插入后诱发咳嗽；置入喉罩要轻柔，避免暴力引起的气道损伤。

7. 麻醉术中需要适当的睡眠、镇痛和肌松，避免麻醉过浅。

8. 手术结束，成人可在清醒后拔出喉罩，儿童可在深麻醉、右侧卧位下拔出喉罩。

9. 喉罩在困难气道中的应用

（1）喉罩作为通气工具或插管引导工具，可用于颈椎病、使用颈托、产科、强直性脊柱炎、睡眠呼吸暂停、肥胖、先天性疾病和有反流误吸风险等多种困难气道的患者，Mallampitti 分级和 Cormack-Lehane 分级与喉罩置入的难易程度无关。

（2）当遇到不能插管，又不能通过面罩通气（CICV）时，首先置入喉罩进行通气，并通过喉罩行气管插管。

十、小结

1. 麻醉医师在麻醉术中最重要的任务之一是维持患者的气道通畅和保证有效的气体交换，气道工具的选择取决于手术入路、手术时间长短、误吸风险、患者的体重以及麻醉医师个人经验等。

2. 要熟练掌握各种喉罩的特点，喉罩的适应证、禁忌证以及喉罩术中管理才能在喉罩麻醉中游刃有余。

（王密周　张高峰）

8

第九章

超声基础知识

第一节 超声基本概念

一、超声发展史

医用超声波的发展主要在近 50 年。1942 年超声被首次用于医学，1954 年成功实现了二维超声成像，1965 年生产出第一台实时超声成像设备，直至 20 世纪 80 年代医用超声诊断技术才被广泛接受和使用。

二、超声定义

超声波是一种机械波，振动频率在 20 000Hz/S 以上，是人耳听不到的声波。超声检查是利用声波的物理特性与人体的器官组织声学特性相互作用后产生的信息，将其接收、放大、信息处理后形成图形。

三、声能与电能的相互转化

此作用通过超声探头来实现，探头内有数个压电晶体片组成，它具有两种可逆的能量转变效应：

1. 逆压电效应　在交变电场的作用下使压电晶体片厚度交替改变产生声振动，即由电能转变为声能，成为超声的发生器。

2. 正压电效应 由声波的压力变化使压电晶体片两端的电极随声波的压缩与弛张发生正负电位交替变化，即由声能转变为电能，成为回声的接收器。

四、超声波的物理特性

由声源发生的声振动在介质中传播，具有频率（f）、波长（λ）和声速（c）三个物理参数。频率（f）是单位时间内质点振动的次数，每秒振动 1 次为 1Hz。声速（c）是单位时间波动传播的距离，常用单位为 m/s。波长（λ）是波动传播过程中相邻的两个周期中，相邻的两个波峰或波谷间的距离。其关系为：c = f×λ。超声波频率低时，其波长长、穿透力强、分辨力差；频率高时，其波长短、穿透力弱、分辨力强。

1. 超声在组织中的传播速度：相同频率的超声波在不同的介质中传播，波速不同（表9-1）。

表9-1 不同介质的传播速度

介质	传播速度（m/sec）	介质	传播速度（m/sec）
空气（0℃）	332	肾脏	1560
石蜡油（33.5℃）	1420	肝脏	1570
海水（30℃）	1545	头颅骨	3360
生理盐水	1534	角膜	1550
血液	1570	房水	1532
水晶体	1641	巩膜	1604
脂肪	1440	软组织	1540

2. 超声波成像的物理学基础：声阻抗、声阻抗差与界面。

超声波在组织中的传播，声可被吸收、反射、折射、散射、衍射、绕射，或者穿过组织。声阻抗反映介质对声波的吸收能力。声阻抗 $Z\;[kg/(m^2 \cdot s)]$ = 该介质密度 $\rho\;(kg/m^2)$ ×超声在该介质中的传播速度 $c\;(m/s)$。不同组织声阻抗不同，超声波入射到两种不同声阻抗的组织中，两种组织的声阻抗差只要有 0.1% 的差异就可产生反射。空气的声阻抗极低，对超声的反射能力很强，几乎呈全反射（表 9-2）。

表 9-2　不同组织的声阻抗

物质	声阻抗（MRayls10^{-6}）
空气	0.0001
水	1.5
软组织	1.7
血液	1.6
骨骼	8
不锈钢	47

界面：两种不同声阻抗物体的接触面称界面。界面两端介质声阻抗差大于 0.1% 时，可产生反射。人体结构十分复杂，各种器官、组织之间产生不同的声阻抗差，可形成良好的界面，声像图上可显示出完整的周边回声，从而显示出器官的轮廓，判断器官的形态、大小和病变。

3. 人体组织的反射类型　经过测算，超声波在人体各组织中传播的平均速度为 1540m/s，近似于超声波在正常人肝脏中传播的速度，所以将正常肝脏在超声下的回声定为基点，即为等回声，比肝脏回声高的定为高回声，回声低的定为低回声。

（1）等回声：整个组织声学特征相同，呈现均匀一致的灰度，即正常人的肝脏回声。

（2）无回声：无声阻抗，无衰减，超声可完全通过不发生反射，表现为黑点。血液、尿液及局麻药液等均表现为无回声。

（3）低回声：超声的反射较弱，呈现为灰点。皮下组织及大多数实质性器官都呈现低回声。

（4）高回声：对超声的反射强，呈现为白色亮度，如骨骼、包膜、筋膜等。

（5）强回声：声阻抗差太大，超声波完全不能通过，呈全反射，如气体、结石及穿刺针等（图9-1）。

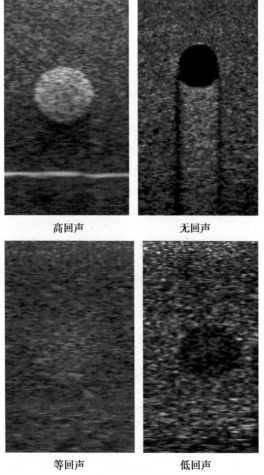

| 高回声 | 无回声 |
| 等回声 | 低回声 |

图9-1 超声波回声图

4. 超声波传播的物理特性

（1）方向性：由于超声波的频率高、波长短，接近红外线的波长，因此和光线一样具有较强的方向性，形成超声波束，能沿一定的方向传播。

（2）反射：超声波在传播过程中遇到不同声阻抗的组织分界面，且界面厚度远大于波长时会发生反射。部分声能在界面后方继续传播产生透射。透射波遇到深层界面又可产生新的反射和透射波，如此到达深部。

（3）折射：当入射角不垂直界面，反射角等于入射角进行反射，并可产生折射。反射的声能不被探头所吸收，故监视器上无回波。其折射角的大小取决于入射角及两种介质的声束。超声的反射和折射使组织结构显示出来的位置与实际位置间有一定差异，因此在实际操作时要尽量使声束垂直于界面，避免入射角过大。囊肿的侧方声影、肾上下极的侧边声影都是折射造成的结果。

（4）散射：入射波在传播时，遇到不同界面（如红细胞）远远小于声波波长时，声能会向四面八方传播声波，这种现象称为散射。朝向探头方向的散射波-背向散射，也称后散射。多普勒就是利用血液中的红细胞在声场中有较强的散射，从而获得人体血流的多普勒频移信号。

（5）绕射：当超声波遇到障碍物直径小于或等于 $\lambda/2$ 时，超声波将绕过该障碍物而继续向前传播，这称为绕射。超声波长越短（即频率越高），发现的障碍物越小，分辨率越高，超声图像越清晰。

5. 超声的衰减、声影、伪像　超声在介质传播过程中，声能随着传播距离的增加而减弱的现象称为衰减。不同组织衰减系数不同。空气的衰减系数最大，达到 7.5dB/MHz-cm，水的衰减系数最小，为 0.002 2dB/MHz-cm，骨骼的衰减系数为 6.9dB/MHz-cm，衰减的程度取决于传播的距离和声波的频率。衰减受超声波的反射、散射和吸收的影响，也是这三种声能耗费的总和。当一种物体使超声波完全反射或衰减，阻止其传播，就产生了声影。

含气体的器官或骨组织的后方无回声透过，形成声影。而当超声扫描到含液体的器官，其深部产生声增强，呈高回声，形成伪像。在神经阻滞中，尤其是神经位于血管附近时，这种伪像可能干扰神经成像。

6. 多普勒效应（Doppler effect）　当声源与接受器之间出现相对运动时，接受的频率与声源发射的频率间有一定差异，这种频率的改变称为频移，此种现象称为多普勒现象。当界面位置固定不变，不产生多普勒效应。界面位置有移动时，出现多普勒效应，红色表示朝向探头，蓝色表示背离探头（图9-2）。

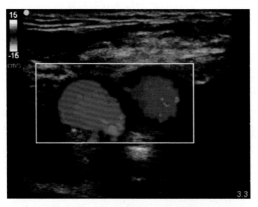

图 9-2　红色表示朝向探头，蓝色表示背离探头

第二节　图像特征

1. 分辨力是指能够分辨有一定间距的界面的能力。横向分辨力是区分处于与声束轴线垂直平面两个物体的能力，与声束的宽度有关。纵向分辨力是区别声束轴线上两个物体的距离，与超声频率有关。

2. 灰阶（对比分辨力）是将声信号的幅度调制光点亮度，以一定的灰阶级来表示探测结果的显示方式。显示屏上最黑到最亮的灰度等级差，取决于信号的强度。

灰阶级数越多，图像的层次越丰富，图像细节的表现能力越强（图9-3）。

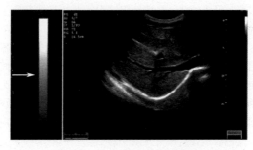

图9-3　显示屏上的256灰阶

3. 增益调节　超声波在人体内传播时，其能量被人体组织吸收。随着探测深度的增加，超声波的能量将逐渐衰减。为使不同深度组织界面的回波信号强度相同，应将不同深度的回波信号进行不同程度的衰减放大，以实现声程补偿，也就是需要接收机的增益随扫描时间的增加而增加，以使不同深度的超声回波能够获得不同的放大倍数，从而起到补偿作用。常用的为深度时间增益补偿电路。目前使用的超声仪均可根据情况自行调节整个图像的增益，或分别调节表浅（近场）和深部（远场）增益。增加增益使图像变亮，减小增益使图像变暗。调节增益更有利于观察组织器官结构（图9-4）。

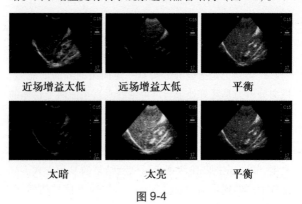

近场增益太低　　　　远场增益太低　　　　　平衡

太暗　　　　　　　　太亮　　　　　　　　平衡

图9-4

第三节　人体各组织结构的
超声影像特点

超声引导的神经阻滞技术和血管穿刺技术为可视化的发展提供了便利。在超声帮助下，麻醉医师可清晰地分辨神经、肌腱、筋膜、血管等组织结构，甚至可观察椎管内的结构。使用超声还可发现一些解剖变异的结构，这就可以解释传统盲穿无法找到异感的原因。本节主要介绍超声引导下神经阻滞中常见组织结构的超声影像特点。

1. 皮肤和皮下组织　皮肤厚度大约 1~4mm，超声下为均一的高回声。皮下组织为低回声。

2. 外周神经　超声下的外周神经常为蜂窝状或束状结构，由低回声的神经纤维和高回声的神经内结缔组织构成。被低回声肌肉组织包绕的神经纤维边界较清晰，与被脂肪组织包绕的神经纤维相比，较易鉴别。一般在锁骨以上的外周神经呈低回声，锁骨以下的神经为高回声，如肌间沟的臂丛神经和腘窝上的胫神经、腓总神经影像（图 9-5）。可能与神经周围的脂肪含量和结缔组织含量有关。外周神经内部结构复杂，神经纤维被神经束膜多次分割包绕，在神经内部形成复杂的丛样结构，因此同一神经沿走行其神经纤维束分布可不同，其在超声下的影像也不同。如臀部坐骨神经和腘窝上坐骨神经（图 9-6）。

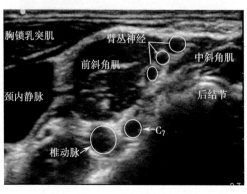

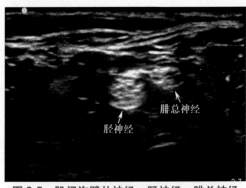

图 9-5 肌间沟臂丛神经 胫神经、腓总神经

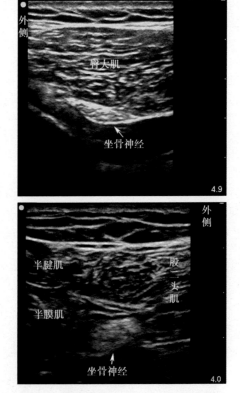

图 9-6 臀部坐骨神经 腘窝上坐骨神经

3. 肌腱和筋膜　肌腱是连接肌肉和骨骼的坚韧组织。超声下呈现为纤维状回声结构。肌腱和神经在超声下均可清晰显示，但某些特征有助于两者的区分（表9-3）。

表9-3　神经和肌腱在超声下的成像区别

特征	神经	肌腱
回声结构	束状	纤维状
组成结构	束（较粗，较厚，呈波浪状，数量较少）	纤维（较细，较直，数量较多）
内部结构	丛状（神经纤维合并而后分离）	平行排列的纤维
横截面	沿神经走行截面变化不大	肌肉两端的结构
形状	圆形、卵圆形或三角形，形状可沿神经走行发生变化	圆形，卵圆形或三角形，沿走行形状无明显变化
分支	有	无
邻近血管	常见	少见
边界	不明显	明显

肌腱内通常无血管，多普勒超声不会发现血流信号。肌腱内误注药物可能会引起肌腱断裂，操作时需仔细分辨清楚。

4. 动脉　动脉搏动明显，加压探头不易被压闭。这是鉴别动静脉最简单的方法。动脉管壁通常较厚，无瓣膜结构。也可用多普勒模式来区分动静脉（图9-7）。

5. 静脉　无搏动，有时可随相邻动脉一起搏动，易被探头压闭。有时在管腔内可见到静脉瓣，静脉内血流呈非搏动性。

6. 骨骼　骨皮质表面覆盖着致密的骨膜。由于骨骼与软组织间的声阻抗差异非常大，所以在其界面的反射

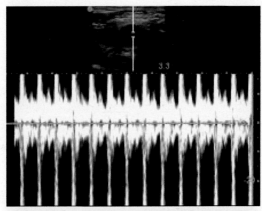

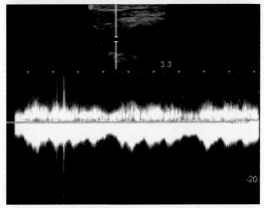

图 9-7　动静脉频谱图

非常强，超声下呈现为高回声的一条亮线。成熟的骨组织对声波具有很强的吸收能力，因此骨骼的后方由于声波的明显衰减而呈现为无回声声影。

7. 胸膜　胸膜反射超声的能力非常强，呈高回声亮线。彗星尾样现象常见于胸膜下方。在胸膜的深面，可见肺的上下运动，肺尖部不明显，肺底部明显。气胸时彗星尾现象和肺移动征象均会消失。

8. 腹膜　呈不连续的、细的、平滑的高回声线样结构，位于腹壁深面，与胸膜一样也可形成彗星尾样现象。腹膜深面可见肠管滑动，肠管积气可见高亮的肠管状强回声。

第四节　超声设备

一、探头

1. 探头是由压电晶体组成的阵列，是超声探头的核心部分，在电信号的刺激下可发射高频声波。这些晶体可将电能和机械能相互转换，实现声波的发送和接收。分为高频线阵探头、低频凸阵探头、相控阵探头、腔内探头和术中探头等。超声引导下的各种神经和血管穿刺技术，主要使用高频线阵探头和低频凸阵探头。

（1）高频线阵探头：晶体呈线阵排列，晶体按一定顺序施加脉冲激励，线阵探头常用于血管或表浅组织成像。在区域麻醉中，深度小于 5cm 的神经阻滞和血管穿刺置管，一般可使用高频线阵探头完成。

（2）低频凸阵探头：接触面为凸状的线阵排列的探头，在近场和远场有较大的视野。在区域麻醉中，主要用于深度超过 5cm 的组织成像，引导穿刺。如超声引导下的椎管内麻醉、腰骶丛阻滞及肥胖患者等。

2. 超声波束　大约厚 1mm，波束断层扫描形成二维图像（图 9-8）。

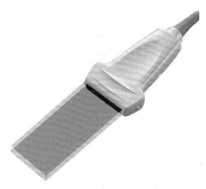

图 9-8　超声波束

（1）平面内技术：穿刺针在超声探头的蓝点或对侧进针，使穿刺针完全在约1mm厚的超声波束内移动，可显示针尖及整个针的实时动态图像（图9-9），帮助操作者做出更准确的判断。然而，在实际操作过程中，难以维持针身和针尖两者同时位于狭窄的超声波束内。在区域麻醉中，主要应用该技术。

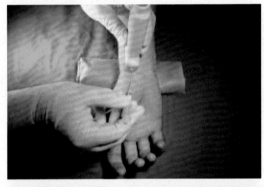

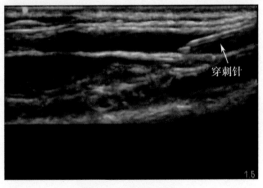

穿刺针

图9-9　平面内技术

（2）平面外技术：穿刺针在超声波束的上方或下方进针，进针方向垂直于超声束平面，超声图像上可见穿刺针的横切面。平面外技术可使针以横断面的形式，在超声图像上显示为一个亮点（图9-10）。实际操作中，很多时候不能确定针的横截面，但是针的运动轨迹可通过针周围组织的变形、位移及运动间接地观察。因此，操作者可合理地估计针尖的位置。也可通过注入少量局麻药、生理盐水或少量空气间接地确定针尖。实施区域麻醉前，需反复模拟穿刺才能掌握该技术。

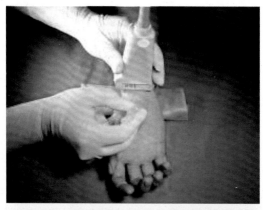

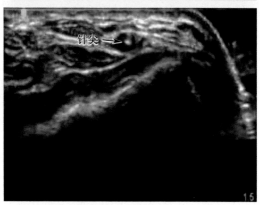

针尖 →

图 9-10　平面外技术

二、主机

超声主机负责控制电脉冲激励换能器发射超声，同时接收超声探头获取的回波信号进行放大，检测处理后送去显示。

三、显示器

由主机获取的图像信号最后采用标准电视光栅方式由显示器显示。

第五节　如何获得最佳的 超声图像

1. 合适的探头　根据扫描部位及需扫描的深度选择合适的探头。一般小于 5cm 的深度选择高频探头，大于 5cm 的深度选择低频探头。

2. 增益设置　合理应用增益设置，将不同深度下的回波信号进行不同程度的衰减放大，以实现声程补偿，使得不同深度的超声回波能获得不同的放大倍数，起到补偿作用，从而使得图像层次更加清晰。

3. 深度设置　调整探头扫描的合适深度，使得目标组织器官处于屏幕的中央位置，能够清晰地显露该组织器官与周围组织的毗邻关系，并为穿刺路径预留出足够的空间。

4. 超声伪像　正确识别超声伪像并合理利用，如骨组织的声影、液体后方的回声增强、圆形组织结构折射形成的边缘声影等可作为定位标志，为操作起到提示作用。

5. 合适的探头位置　短轴切面不仅有利于辨认细小的神经，且可评估局麻药沿神经扩散的情况。欲获得神经长轴成像，需先行短轴成像，将神经定位到短轴切面探头的中央位置，然后旋转探头 90°。

6. 对浅表神经纤维成像时，建议多使用一些耦合剂，使探头和皮肤间可保持一定距离，以便将浅部结构置于超声的中场，即屏幕中间位置。

第六节　超声引导下区域
阻滞的工作流程

一、麻醉前访视

1. 与患者充分沟通，向患者介绍神经阻滞麻醉的利弊及可能的并发症等。

2. 检查拟穿刺部位的皮肤有无破损及感染。

3. 详细询问患者的抗凝药物史。

4. 了解患者是否有外周神经疾病史。

5. 询问患者的药物过敏史。

二、物品准备

实施区域麻醉可在常规手术间或专门的区域麻醉间进行（图9-11）。房间常规配备氧源、监护仪、麻醉机、麻醉急救车、吸引器、气道管理设备、常用麻醉药品等。患者需常规开放静脉通道，吸氧，生命体征监测。准备物品如下：

1. 超声仪、合适的探头、耦合剂、无菌耦合剂、无菌袖套。

2. 一次性使用麻醉包、合适的神经阻滞穿刺针、神经刺激仪。

3. 各种型号的注射器。

4. 气道急救设备，包括喉镜、气管导管、喉罩、口咽通气道等。

三、药品准备

1. 麻醉药品　根据需要配制合适浓度的局麻药。

2. 急救药品

（1）常备20%脂肪乳剂以抢救局麻药中毒。

（2）心血管活性药物。

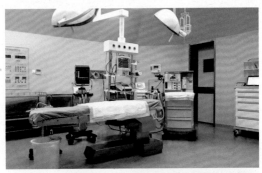

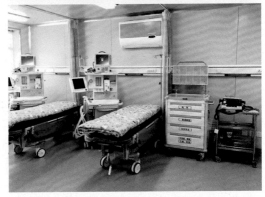

图 9-11　手术间，区域麻醉间

四、镇静与镇痛

为减轻患者的焦虑和恐惧，提高患者在操作过程中的舒适感，可以适当使用镇静镇痛药物。

1. 对于成年人，给予轻度的镇静镇痛即可。不建议在深度镇静下进行区域神经阻滞，这样可能掩盖在操作过程中出现的神经损伤症状。

2. 对于小儿患者，必须充分镇静镇痛，以保证区域麻醉的顺利实施，但应实时注意针尖与神经的关系，切勿损伤神经。

五、注意事项

1. 避免在阻力较高时注射局麻药，这提示可能发生了神经内注射。

2. 在穿刺过程中，可间断注射小剂量的局麻药，以确定针尖的位置。

3. 注射局麻药之前应注意回抽，以避免注入到血管内，造成局麻药中毒。

4. 在进行多点注射时，先前的局麻药可能阻滞了部分神经，再次注射时，会增加神经损伤的风险。

（肖建民 李广艳）

9

第十章 ●●●●
超声引导神经阻滞技术

第一节　超声引导颈浅丛神经阻滞

一、概述

颈神经丛分为浅丛及深丛。颈浅丛位于胸锁乳突肌后缘中点，支配头颈、胸肩上部皮肤。单纯阻滞颈浅丛可用于颈肩部表面手术。联合颈深丛阻滞可用于甲状腺手术、气管切开术及颈动脉内膜剥脱术等。颈浅丛神经阻滞传统定位依靠操作者感觉、患者解剖结构，属"盲法"操作，穿刺成功与否主要取决于操作者经验、穿刺技术及患者的解剖结构。超声引导颈浅丛神经阻滞，可清晰显示药液在筋膜间隙中的扩散，穿刺成功率明显提高。

二、局部解剖

颈神经丛由 C_{1-4} 前支组成，C_{2-4} 脊神经为感觉神经，穿出椎间孔后，从后方横过椎动脉和椎静脉，嵌于横突凹面，固定于横突间肌之间，到达横突尖端时分为升支和降支，这些分支在胸锁乳突肌后缘中点形成神经丛，呈放射状分出四个主要分支，即向前为颈前神经，向下为锁骨下神经，向后为枕小神经，向后上为耳大神经，这些神经支配头颈及胸肩的上部，呈披肩状（图10-1）。

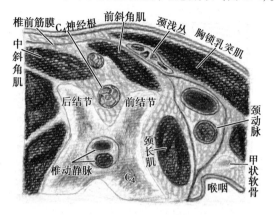

图 10-1　颈浅丛断层解剖图

三、超声解剖

10

选择高频线阵探头，短轴位放置于胸锁乳突肌后缘中点（图10-2），深度调节至 1.5～2.2cm。识别胸锁乳突肌、椎前筋膜。胸锁乳突肌筋膜表现为轮廓清晰的高回声线性结构。胸锁乳突肌表现为低回声结构，内部散

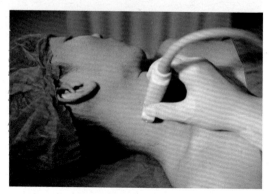

图 10-2　短轴位扫描示意图

在高回声。椎前筋膜覆盖于前、中斜角肌以及臂丛神经上方，表现为高回声线性结构，将臂丛神经与胸锁乳突肌分隔开。颈浅丛发出的分支表现为一簇小的低回声或者无回声类圆形结构（图 10-3），位于胸锁乳突肌后缘深面及椎前筋膜之间。但这种表现往往不典型。

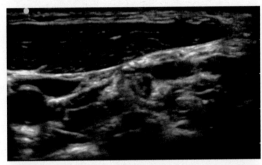

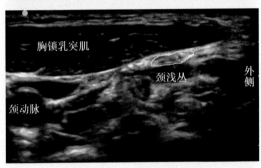

图 10-3　颈浅丛超声图

四、操作方法

1. **体位**　患者平卧位，头转向阻滞的对侧，操作者位于阻滞侧，超声仪放置于对侧。

2. **器材**　高频线阵探头、无菌袖套及耦合剂、神经阻滞麻醉包、5cm 长度 21~22G 穿刺针一根。

3. **操作步骤**

（1）常规消毒铺巾，探头套无菌袖套，涂抹无菌耦合剂。

（2）短轴位放置于胸锁乳突肌后缘中点水平，识别胸锁乳突肌，向外侧纵向移动探头，逐渐显露变薄的胸锁乳突肌后缘，在此处寻找椎前筋膜，前、中斜角肌及臂丛神经。

（3）颈浅丛位于胸锁乳突肌深面与椎前筋膜之间，表现为一簇小的低回声或无回声类圆形状结构。

（4）采用平面内技术（图 10-4），于探头外侧进针，穿过皮肤、皮下组织及颈阔肌，针尖到达目标神经（图 10-5），回抽无血，注射 5ml 局麻药，可见神经被包绕（图 10-6）。

（5）如果神经显示不清，可将针尖穿刺至胸锁乳突肌下方与椎前筋膜之间，注射局麻药，可见无回声药液在肌肉深面扩散。

10

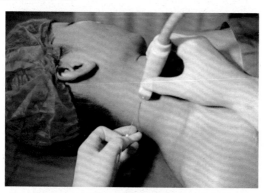

图 10-4　短轴位平面内技术穿刺示意图

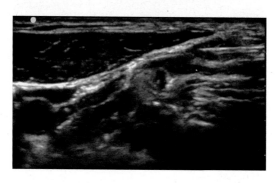

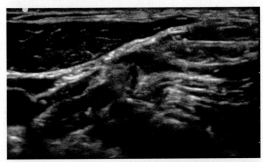

图 10-5　颈浅丛穿刺示意图

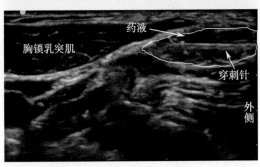

图 10-6　颈浅丛注药示意图

（6）如果药物扩散不理想，需调整针尖的位置，再注入局麻药。

五、注意事项

1. 颈浅丛位于胸锁乳突肌深面，椎前筋膜上方，椎前筋膜覆盖前、中斜角肌以及臂丛神经，可通过识别肌间沟臂丛神经来确定颈浅丛的位置。

2. 颈浅丛在超声上往往难以显示，可将药物注射到胸锁乳突肌深面与椎前筋膜之间，使二者分层即可获得良好效果。

第二节　超声引导选择性颈神经根阻滞

一、概述

传统的颈神经根阻滞依靠解剖定位，由于是盲探操作，常造成麻醉效果不理想。在神经阻滞过程中，对于未参与支配手术区域的神经应尽量避免阻滞。应用超声引导可辨识出每条神经根的形态，根据手术范围选择性阻滞神经，减少不必要的神经阻滞，真正做到"精准化"麻醉。

二、局部解剖

脊神经共 31 对，其中颈神经 8 对。脊神经前、后根合成一干后，第 1 颈神经穿行于枕骨与寰椎后弓之间，经椎动脉沟，在椎动脉的下侧穿出。第 2~7 颈神经，经相应椎骨上侧的椎间孔穿出，神经根穿出椎间孔后走行于相应椎体横突前结节与后结节组成的结节间沟。其中 $C_{1~4}$ 脊神经前支在胸锁乳突肌后连续成一系列的环状神经，组成颈神经丛，主要支配颈部的皮肤感觉和肌肉。$C_{5~8}$ 和 T_1 脊神经的前支组成臂神经丛，走行于颈外侧及腋窝内，分布于整个上肢，支配整个手、臂运动和绝大部分手、臂感觉（图 10-7，图 10-8）。

10

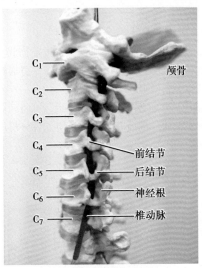

图 10-7　颈椎解剖图

C₁ 颅骨
C₂
C₃
C₄ 前结节
C₅ 后结节
C₆ 神经根
C₇ 椎动脉

10

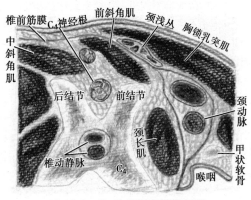

图 10-8　C₄ 神经根断层解剖图

椎前筋膜　C₄神经根　前斜角肌　颈浅丛　胸锁乳突肌
中斜角肌
后结节　前结节
颈动脉
椎动静脉　颈长肌　甲状软骨
C₄　喉咽

三、超声解剖

选择高频线阵探头，短轴位放置于颈部不同位置，得到不同神经根图像（图 10-9）。于锁骨上窝放置超声探头，显示锁骨下动脉超声影像，其外上方为臂丛神经。探及臂丛神经后，向头端倾斜探头，使探头向头端缓慢移动，依次可显示 $C_{7~2}$ 神经根，它表现为圆形或椭圆形的低回声结构。C_7 神经根内侧为椎动脉，横突无前结节（图 10-10）。C_6 神经根所在结节间沟，前结节与后结节的距离较大，神经根位置比较深，犹如大写字母 "U"（图 10-11）。C_5 神经根所在结节间沟，前结节与后结节的距离较 C_6 变小，神经根位置也较浅，犹如大写字母"L"（图 10-12）。C_4 神经根所在结节间沟，前结节与后结节的距离较 C_5、C_6 更小，神经根位置也更浅，犹如大写字母"V"（图 10-13）。C_3 神经根所在结节间沟，前结节与后结节距离很小，神经根似乎在前后结节上方（图 10-14）。C_2 神经根往往难以显示，前结节与后结节之间为一条裂缝，犹如骨皮质中间断裂一样。

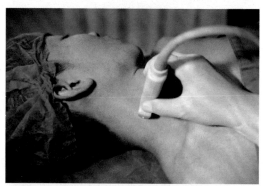

图 10-9　短轴位扫描示意图

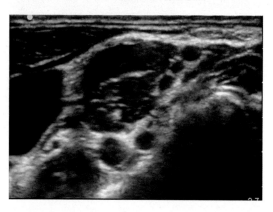

10

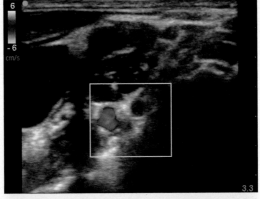

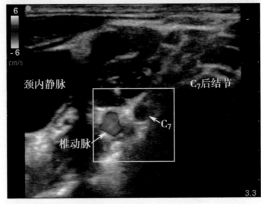

图 10-10 C₇ 神经根超声图

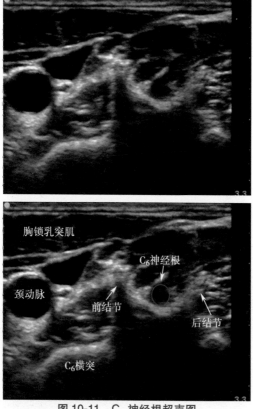

胸锁乳突肌

C₆神经根

颈动脉

前结节

后结节

C₆横突

图 10-11　C₆ 神经根超声图

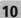

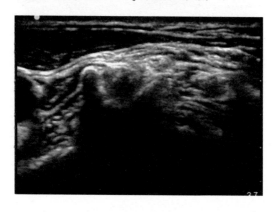

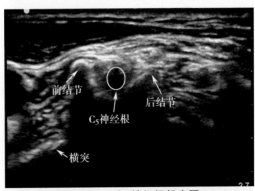

图 10-12　C_5 神经根超声图

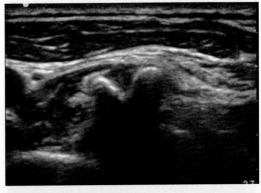

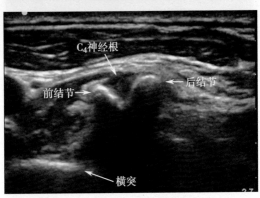

图 10-13　C_4 神经根超声图

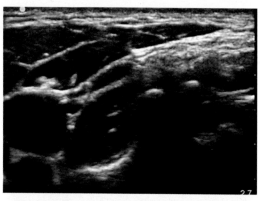

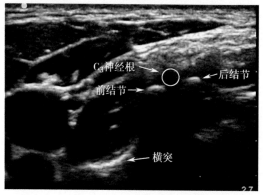

图 10-14　C_3 神经根超声图

四、操作方法

1. 体位　患者平卧位，头转向阻滞的对侧，操作者位于阻滞侧，超声仪放置于对侧。

2. 器材　高频线阵探头、无菌袖套及耦合剂、神经阻滞麻醉包、5cm 长度 21~22G 短斜面绝缘针一根。

3. 操作步骤

（1）常规消毒铺巾，探头套无菌袖套，涂抹无菌耦合剂。

（2）探头置于锁骨上窝，可显示锁骨下动脉的短轴图像。在锁骨下动脉外上方，为蜂巢状的臂丛神经。

（3）获得臂丛神经图像后，逐渐向头端倾斜探头，同时向头端缓慢移动探头，可见 C_7 神经根影像。

（4）开启彩色多普勒模式，识别椎动脉。椎动脉位于 C_7 神经根内侧，神经根外侧为 C_7 横突后结节。

（5）采用平面内技术，穿刺针在探头外侧进针（图 10-15），平行于探头，保持穿刺针在超声扫描平面内，观察针尖及针的全长。

（6）当针尖到达神经根附近（图 10-16），回抽无血，注入局麻药 3~5ml，可见神经根漂浮在药液中。

（7）继续向头端移动探头，可见 C_6 神经根出现在横突前后结节之间，采用平面内技术，穿刺针在探头外侧进针，越过后结节，到达神经根的外侧或底部（图 10-17），回抽无血，注入局麻药 3~5ml。

（8）根据需要依次可阻滞 $C_{5~3}$ 神经根（视频 10-1）。

视频 10-1　超声引导
颈神经根阻滞

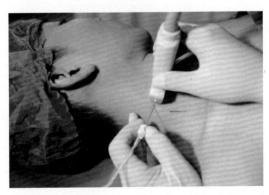

图 10-15　短轴位平面内技术穿刺示意图

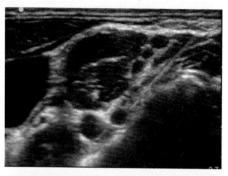

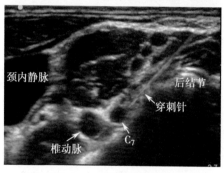

图 10-16　C₇ 神经根穿刺示意图

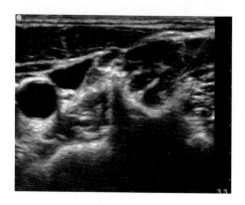

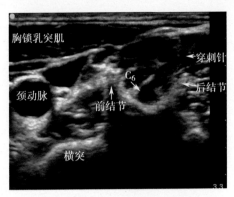

图 10-17 C_6 神经根穿刺示意图

五、注意事项

1. 识别神经根有一定难度，C_7 神经根内侧为椎动脉，横突只有后结节而无前结节，最易识别。通常先定位 C_7 神经根，向上追溯其他神经根。

2. 行 C_7 神经根阻滞时，需开启彩色多普勒模式，识别椎动脉，避免将椎动脉误认为神经根进行阻滞。

3. 行颈神经根阻滞时，穿刺针于探头后方进针，越过后结节到达神经根外侧或底部注药时，需避免损伤神经根。

第三节 超声引导肌间沟臂丛神经阻滞

一、概述

传统的肌间沟臂丛神经阻滞，定位需依靠解剖标志及寻找异感，遇有肥胖及解剖变异的患者，失败率较高。超声引导肌间沟臂丛神经阻滞，可清晰显示臂丛神经及穿刺针，并实时监测局麻药的扩散。也可进行多点注射，减少了局麻药用量，麻醉效果更加确切。

二、局部解剖

臂神经丛由 $C_{5\sim8}$ 以及 T_1 脊神经的前支组成，脊神经穿出椎间孔后，在前、中斜角肌之间形成上、中、下三干。上干由 $C_{5\sim6}$ 脊神经前支组成，中干由 C_7 神经的前支组成，下干由 $C_8\sim T_1$ 脊神经的前支组成。三条神经干同锁骨下动脉穿过前、中斜角肌间隙，从下缘穿出，向前、外、下方向伸展。至锁骨后第一肋骨中点外缘，每个神经干分成前后两股，通过第一肋和锁骨中点，经腋窝顶部进入腋窝。在肌间沟水平，膈神经在前斜角肌表面由后外侧向前内侧走行，与臂丛神经接近，因此在肌间沟阻滞臂丛神经时易阻滞膈神经（图 10-18）。

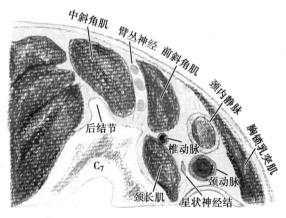

图 10-18　肌间沟臂丛神经断层解剖图

三、超声解剖

选择高频线阵探头，有两种方法显示臂丛神经。

1. 探头短轴位放置于胸锁乳突肌上方平环状软骨水平（图 10-19），显示颈总动脉及颈内静脉短轴切面图像，向后外侧移动探头，识别前斜角肌、中斜角肌。在前、中斜角肌之间，可见数个被高回声包绕呈葡萄样排列的低回声圆形结构，即为臂丛神经（图 10-20）。此处显示的超声图像可以是神经根，也可以是神经干，甚至是神经干分出的股，因此表现为数量不等的低回声圆形结构（图 10-21）。

2. 探头短轴位放置于锁骨上窝（图 10-22），识别锁骨下动脉，锁骨下动脉表现为搏动的圆形无回声结构。在锁骨下动脉的外侧，锁骨上臂丛神经表现为一团蜂巢状的高低回声相间结构（图 10-23）。将探头慢慢向头端倾斜并移动，向头端追踪臂丛神经走行，逐渐显示前、中斜角肌之间的臂丛神经。神经根位置可存在解剖变异，如位于前斜角肌内，或位于前斜角肌与颈内静脉之间（图 10-24）。

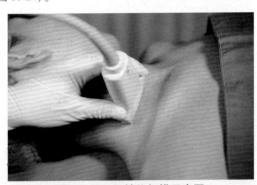

图 10-19　短轴位扫描示意图

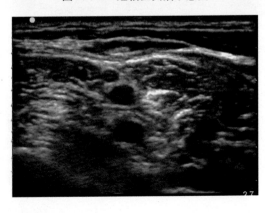

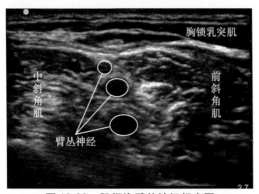

图 10-20　肌间沟臂丛神经超声图

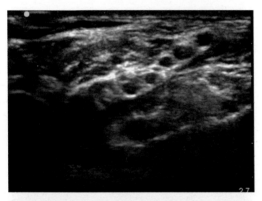

10

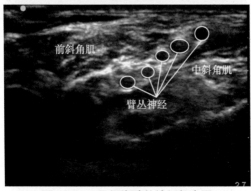

图 10-21　肌间沟臂丛神经超声图

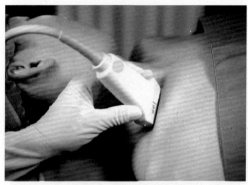

图 10-22　短轴位扫描示意图

10

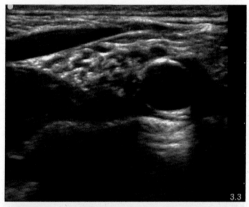

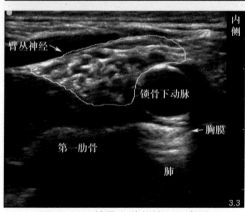

图 10-23　锁骨上臂丛神经示意图

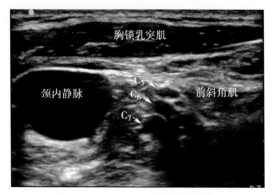

图 10-24　臂丛神经变异超声图

四、操作方法

1. 体位　患者平卧位，头转向阻滞对侧。操作者位于阻滞侧，超声仪放置于对侧。

2. 器材　高频线阵探头、无菌袖套及耦合剂、神经阻滞麻醉包、5cm 长度 21~22G 短斜面绝缘针一根。

3. 操作步骤

（1）常规消毒铺巾，探头套无菌袖套，涂抹无菌耦合剂。

（2）采用上述两种方法之一，显示臂丛神经。臂丛神经位于前、中斜角肌之间，表现为葡萄状排列表面高回声内部低回声的圆形结构。轻轻旋转、倾斜探头使神经根清晰显示在屏幕中央。

（3）开启彩色多普勒模式，扫描神经周围血流状况，避免将椎动脉误认为神经根。

（4）采用平面内技术（图 10-25），于探头外侧进针，针尖穿刺至最下方神经根深面，回抽无血，注入局麻药 5ml，可见神经根上移漂浮在药液中，退针调整进针方向（图 10-26），使针尖到达神经根的上方以及侧方各注入局麻药 5ml，目视神经根周围被药液包绕（视频10-2）。

10

视频 10-2　超声引导肌间沟臂丛神经阻滞

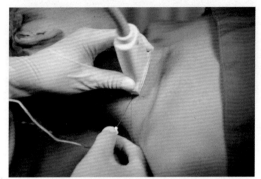

图 10-25　短轴位平面内技术穿刺示意图

10

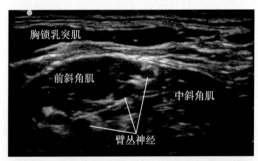

图 10-26　肌间沟臂丛神经穿刺示意图

五、注意事项

1. 肌间沟臂丛最佳显示的位置往往低于环状软骨水平，需移动探头位置以获得最佳超声图像。

2. 颈部血管丰富，穿刺前须使用彩色多普勒模式，识别阻滞区域血管，避免将药物注入血管内。

3. 穿刺过程中，为避免损伤神经，须始终监测穿刺针的运行轨迹及针尖与神经的接触关系，避免针尖穿刺到神经或与神经接触太近。在没有注射局麻药时，患者会有异感，但随着局麻药的持续注入，部分神经可能已被阻滞，这时，即使穿刺到神经，患者也可能没有异感，而导致神经损伤。这适用于大部分超声引导下的神经阻滞技术。

4. 在肌间沟水平很难显示 C_8 及 T_1 神经根，故肌间沟臂丛神经阻滞，尺神经效果不佳。

10

第四节 超声引导锁骨
上臂丛神经阻滞

一、概述

传统的锁骨上臂丛神经阻滞采用"盲法"穿刺，其损伤锁骨下动脉、胸膜和肺的几率较高。超声可视化技术的发展，提高了穿刺的安全性。锁骨下动脉、臂丛神经、第一肋骨、胸膜及肺可清晰地显示在图像上，有效避免了动脉、胸膜及肺的损伤。该处臂丛神经纤维比较集中，可有效阻滞肌皮神经，为肩部及上肢的手术提供良好的镇痛。

二、局部解剖

组成臂丛的神经根穿出椎间孔后，在前、中斜角肌之间合并成上、中、下三干，各神经干经颈横血管深面下行，在第一肋外侧缘，每干又分成前后两股。经锁骨中点下方越过第一肋进入腋窝顶。锁骨中 1/3 区域有锁骨下动脉、静脉及臂丛神经，由上至下依次为神经、动脉、静脉，表面有椎前筋膜包裹，称为锁骨下血管周围鞘，其内有隔膜将鞘分成各室，鞘与血管之间称锁骨下血管旁间隙。臂丛神经位于锁骨下动脉外上方，下方为第一肋骨、胸膜及肺。此处神经表面仅覆盖皮肤、颈阔肌及深筋膜，比较表浅且较为集中。故此处神经阻滞注射较少容量局麻药，即可获得良好效果（图 10-27）。

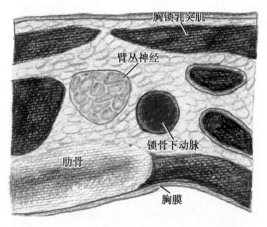

图 10-27　锁骨上臂丛神经断层解剖图

三、超声解剖

采用高频线阵探头，置于锁骨上窝（图 10-28）。扫查锁骨下动脉，其表现为搏动的圆形无回声结构，血管壁为高回声结构。在锁骨下动脉的深面，可见强回声亮线样的第一肋骨，其深面为无回声声影。靠近第一肋的另一条强回声亮线为胸膜，其深面为高回声的肺脏，随呼吸可见胸膜滑动征象。锁骨下动脉的外上方,可见被鞘膜包绕着的臂丛神经,呈蜂窝状或筛底状,外面为高回声的椎前筋膜,内部为低回声的神经纤维(图10-29)。

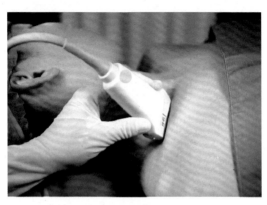

图10-28　短轴位扫描示意图

10

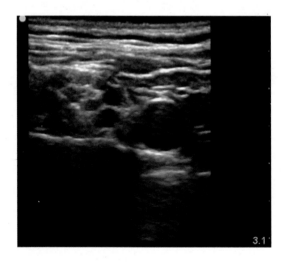

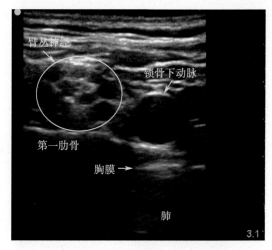

臂丛神经

锁骨下动脉

第一肋骨

胸膜

肺

3.1

图 10-29 锁骨上臂丛神经超声图

10

四、操作方法

1. 体位 患者平卧位，头转向对侧，充分显露颈部。操作者位于阻滞侧，超声仪放置于对侧。

2. 器材 高频线阵探头、无菌袖套及耦合剂、神经阻滞麻醉包、5cm 长度 21 ~ 22G 短斜面绝缘针一根。

3. 操作步骤

（1）常规消毒铺巾，探头套无菌袖套，涂抹无菌耦合剂。

（2）探头置于锁骨上窝，扫查搏动的、圆形无回声结构的锁骨下动脉。锁骨下动脉的外上方，为呈蜂窝状或筛底状结构的臂丛神经。臂丛神经深面，可见第一肋骨及胸膜。

（3）采用平面内技术，于探头外侧进针（图 10-30），穿刺过程中实时显示针尖及针的全长，针尖先到达臂丛神经深面与第一肋骨之间（图 10-31），回抽无血，注入 5 ~ 10ml 局麻药，可见神经漂浮上移。

（4）退针调整针尖方向，到达臂丛神经上方，回抽无血，注入局麻药 5～10ml，利用药液将神经与筋膜分离，使药液包绕整个神经丛。

（5）通常使用 15～20ml 局麻药，便可获得良好的阻滞效果（视频 10-3）。

视频 10-3 超声引导锁骨上臂丛神经阻滞

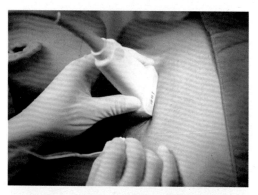

图 10-30 短轴位平面内技术穿刺示意图

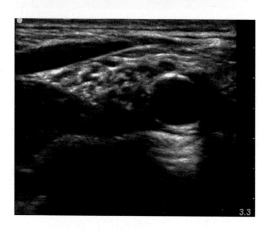

10

10

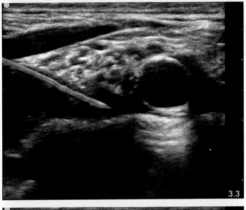

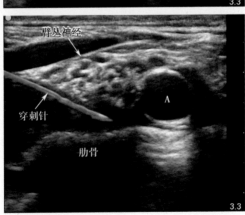

图 10-31　锁骨上臂丛神经穿刺示意图

五、注意事项

1. 锁骨上臂丛神经周围血管丰富,进行阻滞前需开启彩色多普勒模式,区分血管神经,避免血管内注射。

2. 实行多点注射,可减少麻醉药用量,使阻滞效果更确切,但可能会增加神经损伤的风险。

3. 避免高阻力注射,当注药时感觉阻力增大,应停止注药,回退穿刺针,避免神经损伤。

第五节 超声引导锁骨下臂丛神经阻滞

一、概述

锁骨下臂丛神经较为集中,阻滞后可为上臂及前臂手术提供良好镇痛。此处臂丛神经包绕在腋动脉周围,下方为胸膜腔,盲穿易损伤血管及肺脏。超声引导下的神经阻滞,可避免血管及肺脏的损伤,降低并发症发生。搏动的腋动脉在超声图像上可作为神经定位的标志,臂丛神经的外侧束、内侧束及后束位于腋动脉周围。若神经显示不清晰,可将药液注射在腋动脉周围,使腋动脉被局麻药形成"U"形包绕,亦可获得良好阻滞效果。锁骨下臂丛神经位置较深,进针角度大,对于初学操作者,针与探头的配合具有很大挑战性。

二、局部解剖

臂丛神经上、中、下三干自肌间沟穿出,至第一肋骨外侧缘分为六股,经锁骨后进入腋窝,移行于锁骨下部。这些股重新形成内侧束、外侧束和后束,伴随腋动脉走行于腋窝。在腋窝上部,外侧束和后束位

10

于腋动脉第一段的外侧，内侧束位于腋动脉后方。
在胸小肌的深面，外侧束、内侧束和后束分别依附
在腋动脉第二段的外、内侧面和后面。三束连同腋
动脉均位于腋鞘内。腋鞘与锁骨下动脉周围鞘连续
（图 10-32）。

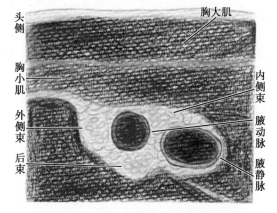

图 10-32　锁骨下臂丛神经断层解剖图

三、超声解剖

采用高频线阵探头，纵向放置于喙突内侧、锁骨
下方（图 10-33，图 10-34）。体型较瘦的患者，可清
晰显示皮肤、皮下组织、胸大肌、胸小肌。腋动脉位
于胸小肌深面。臂丛神经的三个束：外侧束、后束、
内侧束，包绕在腋动脉周围。它们以与腋动脉的位置
关系命名。近头侧为外侧束，腋动脉深面为后束，近
尾侧为内侧束。这些束支均表现为类圆形的高回声结
构（图 10-35）。腋静脉位于腋动脉下方偏尾侧，加压
探头可被压闭。

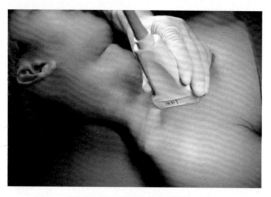

图 10-33　短轴位扫描图 1

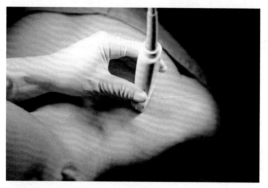

图 10-34　短轴位扫描图 2

10

四、操作方法

1. 体位　患者平卧位，患侧上肢略外展。

2. 器材　高频线阵探头、无菌袖套及耦合剂、神经阻滞麻醉包、5～10cm 长度 21～22G 短斜面绝缘针一根。

3. 操作步骤

（1）常规消毒铺巾，探头套无菌袖套，涂抹无菌耦合剂。

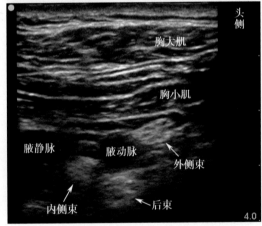

图 10-35 锁骨下臂丛神经超声图

（2）探头纵向放置在喙突内侧、锁骨下方，显示胸大肌、胸小肌。胸小肌深面可见搏动的腋动脉，调整探头位置，在腋动脉周围扫查高回声的臂丛神经，将腋动脉图像置于屏幕中央。

（3）采用平面内技术，于探头头侧紧贴锁骨进针。由于锁骨下臂丛神经位置较深，针与探头需成较大的角度（图10-36，图10-37），这常导致穿刺针显影不清晰，可通过观察穿刺路径中组织的变化，确认穿刺针的行进轨迹和针尖的位置，或注射少量生理盐水来验证。

（4）也可直接采用平面外穿刺技术，于探头内侧进针，目标是腋动脉与神经束支之间。当穿刺针到达腋动脉的外侧，回抽无血及气体，注入局麻药5ml，阻滞外侧束，随着药液的扩散针尖继续前进到达后束附近，注入局麻药5ml，最后阻滞内侧束，每个束支注射5ml局麻药，使腋动脉被药液呈"U"型包裹（图10-38）（视频10-4）。

10

视频10-4　超声引导锁骨
下臂丛神经阻滞

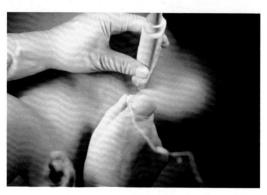

图10-36　平面内技术穿刺示意图

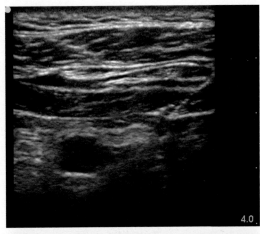

10

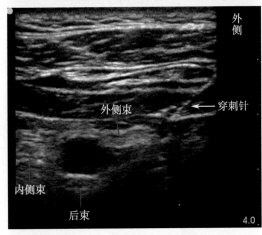

图 10-37　锁骨下臂丛神经穿刺示意图

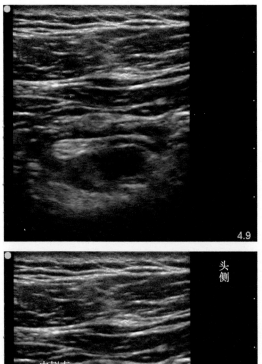

10

图 10-38 锁骨下臂丛神经注药后示意图

五、注意事项

1. 采用平面内技术，进针过程中注意观察针的移动轨迹，避免偏向内侧损伤胸膜和肺。

2. 在腋动脉下方给药，使腋动脉被药液呈"U"型包裹，在腋动脉上方给药往往效果不佳。

3. 因进针角度较大，不适合使用平面内技术时，经验丰富的医师可采用平面外技术穿刺。

第六节　超声引导腋路臂丛神经阻滞

一、概述

腋路臂丛神经阻滞适用于前臂及手部手术。该操作简单，相对于其他入路的臂丛神经阻滞，无损伤胸膜及肺的风险。此处肌皮神经远离腋动脉，位于肱二头肌与喙肱肌之间，传统方法不易阻滞。超声引导下的腋路臂丛神经阻滞，可清晰地显示肌皮神经、正中神经及尺神经，桡神经往往显示不清，但这并不影响阻滞效果，在腋动脉周围注药，使腋动脉被药液包绕，即可获得良好的阻滞效果。

二、局部解剖

臂丛三支神经干自斜角肌间隙下缘穿出，伴同锁骨下动脉一起向前、向外、向下延伸，行至锁骨与第一肋骨之间，每个神经干分成前后两股，在锁骨中点后方，经腋窝顶进入腋窝，在腋窝各股神经又重新组合成束，三个后股在腋动脉后侧形成后束，分出上、下肩胛神经、胸背神经、腋神经等分支，其末端延长为桡神经。下干的前股延伸形成内侧束，位于腋动脉内侧，分出臂内侧神经和前臂内侧神经及正中神经内侧头。上、中干的前股形成外侧束，分出胸前神经、肌皮神经及正中神经外侧头。三束和腋动脉共同包在腋血管神经鞘内（图 10-39）。

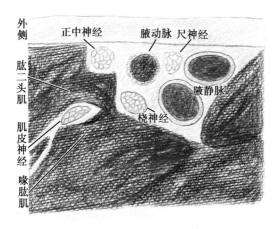

图 10-39　腋路臂丛断层解剖图

10

三、超声解剖

采用高频线阵探头，将探头短轴位置于腋窝（图 10-40，图 10-41）。可显示搏动的腋动脉，其内侧伴行数条静脉，加压探头静脉可被压闭。在腋动脉周围可显示臂丛神经的三个主要分支位于腋动脉外上方的正中神经，位于腋动脉内侧的尺神经及位于腋动脉下方的桡神经，这三支神经在超声图像上均表现为高回声蜂窝状或类圆形结构，内伴点状不规则低回声的影像。包绕神经血管有三块肌肉位于外侧浅层的肱二头肌，深层的喙肱肌及内侧下方的肱三头肌。肌皮神经位于肱二头肌与喙肱肌之间，表现为强回声的条索状或梭形结构，有时其间为低回声结构（图 10-42）。

四、操作方法

1. 体位　患者平卧位，患肢取敬礼位。操作者于患者头侧，超声仪放置于对侧。

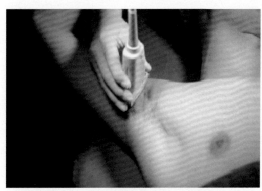

图 10-40　短轴位扫描示意图 1

10

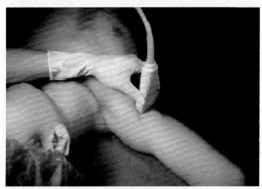

图 10-41　短轴位扫描示意图 2

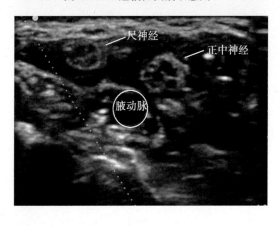

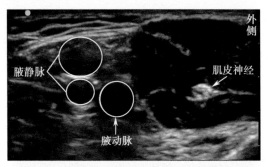

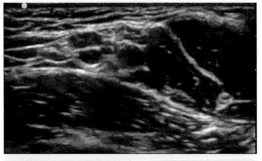

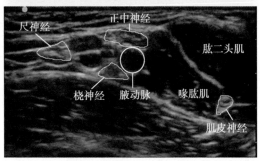

图 10-42 腋窝臂丛神经超声图

2. 器材 高频线阵探头、无菌袖套及耦合剂、神经阻滞麻醉包、5cm 长度 21~22G 短斜面绝缘针一根。

3. 操作步骤

(1) 常规消毒铺巾，探头套无菌袖套，涂抹无菌耦合剂。

（2）探头垂直于腋窝放置，辨认肱二头肌及喙肱肌，肌皮神经位于两块肌肉之间，表现为高回声条索状或梭形结构。

（3）采用平面内技术，于探头头端进针（图 10-43，图 10-44），在肌皮神经周围注射局麻药 3～5ml，使肌皮神经被药液包绕（图 10-45）。

（4）移动探头显示腋动脉短轴图像，探头略加压，使腋动脉周围静脉压闭，有利于神经暴露。正中神经、尺神经及桡神经位于腋动脉周围，呈蜂窝状。

（5）确认目标神经后，将穿刺针穿刺至腋动脉下方，回抽无血，注入局麻药阻滞桡神经。

（6）退针调整穿刺针方向至腋动脉上方阻滞尺神经及正中神经。

（7）局麻药总量 20～25ml（图 10-46）（视频 10-5）。

视频 10-5　超声引导腋路
臂丛神经阻滞

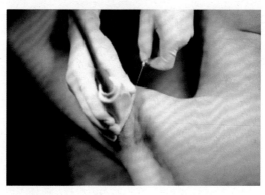

图 10-43　短轴位平面内技术穿刺示意图 1

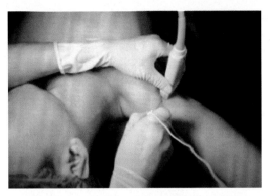

图 10-44　短轴位平面内技术穿刺示意图 2

10

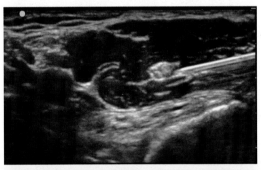

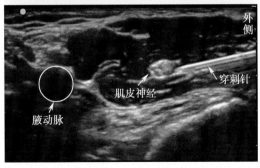

外侧

穿刺针

肌皮神经

腋动脉

图 10-45　腋路臂丛神经穿刺示意图 1

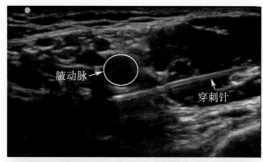

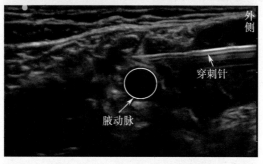

图 10-46　腋路臂丛神经穿刺示意图 2

五、注意事项

1. 腋窝血管丰富，注药前开启彩色多普勒模式，区分血管和神经，避免局麻药注入血管内。

2. 局麻药首先注射到腋动脉下方的桡神经。若先阻滞腋动脉上方的正中神经，桡神经会被推向深面，很难识别。

3. 正中神经、尺神经及桡神经在超声图像上很难完全显示，若神经显示不清，将药液注射在腋动脉周围，腋动脉被药液包绕也可获得良好阻滞效果。

4. 穿刺过程中始终观察针尖与神经位置关系，避免穿刺到神经引出异感，防止神经损伤。

第七节　超声引导上肢
外周神经阻滞

一、概述

对于手部手术，如单纯手指骨折内固定，可根据其神经支配，阻滞单根神经，避免上肢近端运动、感觉神经阻滞。若臂丛神经阻滞不完善，也可阻滞单根神经，起到对臂丛阻滞的补充作用。外周神经位置较表浅，且常与动脉及肌腱伴行，超声下较易识别。应用超声引导还可避免损伤血管，减少局麻药用量。

二、局部解剖

1. 正中神经　正中神经主要来自颈 6～胸 1 脊神经根纤维，于胸小肌下缘处由臂丛内侧束和外侧束分出，两根夹持腋动脉，在腋动脉外侧合成正中神经，支配手掌桡侧半及桡侧三个半手指掌侧面皮肤（图 10-47）。

10

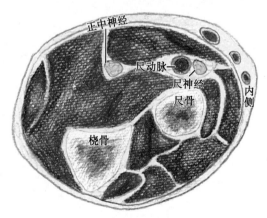

图 10-47　正中神经、尺神经断层解剖图

2. 尺神经　尺神经起源于臂丛内侧束，主要由颈8～胸 1 脊神经纤维组成。尺神经沿上臂内侧肱二头肌与肱三头肌间隔下行，支配手掌尺侧半及尺侧一个半手指掌侧面皮肤（图 10-47）。

3. 桡神经 桡神经发自臂丛神经后束，缘于颈 5~8 及胸 1 脊神经。桡神经在腋窝内位于腋动脉后方，折向下后外方，走入肱骨桡神经沟内，于肱骨外上髁上方约 10cm 处，绕肱骨走向前方，至肘关节前方分为深浅两支。桡神经在手部分布于腕背、手背桡侧皮肤及桡侧三个半手指背面的皮肤（图 10-48）。

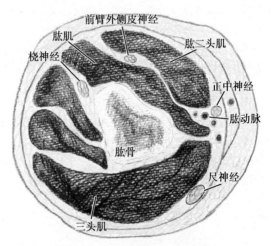

图 10-48 桡神经断层解剖图

三、超声解剖

1. 正中神经 采用高频线阵探头，短轴位放置于前臂正中（图 10-49），识别桡侧腕屈肌、指浅屈肌及指深屈肌。正中神经位于桡侧腕屈肌深面，指浅屈肌与指深屈肌之间，表现为一高回声椭圆形结构，呈蜂巢或筛底状（图 10-50），上下滑动探头，可追踪到正中神经走行。

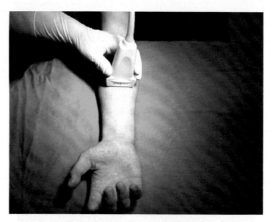

图 10-49 短轴位扫描示意图

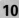

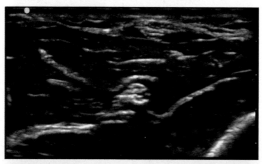

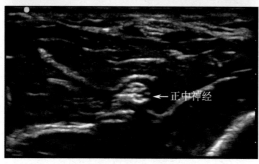

← 正中神经

图 10-50 正中神经超声图

2. 尺神经　采用高频线阵探头，短轴位放置于前臂正中偏尺侧（图10-51），可见尺动脉搏动，尺神经位于尺动脉内侧，尺侧腕屈肌与指深屈肌之间，表现为高回声的椭圆形或者三角形结构（图10-52），将探头自远端向近端移动，尺神经逐渐远离尺动脉。

3. 桡神经　采用高频线阵探头，短轴位放置于肘部（图10-53），肘关节腔表现为线型低回声结构，肱肌及肱桡肌位于关节腔外上方。在肱肌以及肱桡肌之间，桡神经表现为一条索状高回声结构（图10-54），其深面为搏动的桡侧返动脉。

10

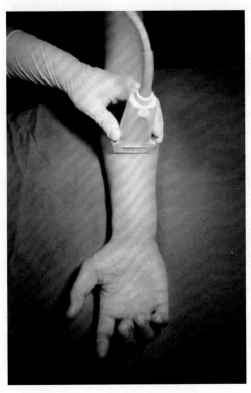

图 10-51　短轴位扫描示意图

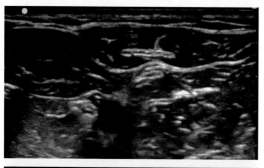

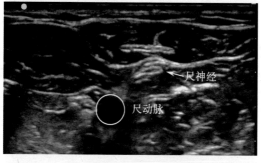

尺神经

尺动脉

图 10-52　尺神经超声图

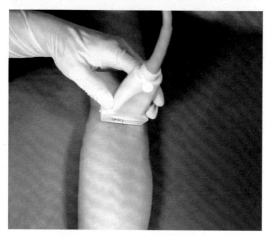

图 10-53　短轴位扫描示意图

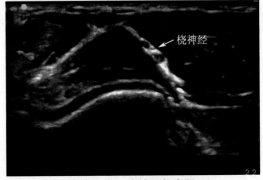

10

图 10-54 桡神经超声图

四、操作方法

1. 体位 患者平卧位，上肢外展。

2. 器材 高频线阵探头、无菌袖套及耦合剂、神经阻滞麻醉包、5cm 长度 21~22G 短斜面绝缘针一根。

3. 操作步骤

（1）正中神经

1）常规消毒铺巾，探头套无菌袖套，涂抹无菌耦合剂。

2）探头短轴位置于前臂正中，识别桡侧腕屈肌、指浅屈肌及指深屈肌，正中神经位于肌肉间隙，表现为高回声椭圆形结构。

　　3）若不易识别，可将超声探头置于前臂桡侧识别桡动脉，正中神经位于桡动脉内侧。

　　4）采用平面内技术（图10-55），于超声探头内侧或外侧进针均可，穿过肌肉到达正中神经下方，注入局麻药2~3ml，调整穿刺针到达正中神经上方，再次注入局麻药2~3ml，使神经被药液包绕（图10-56，图10-57）（视频10-6）。

视频10-6　超声引导正中神经阻滞

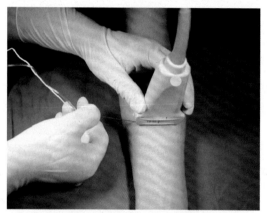

图10-55　短轴位平面内技术穿刺示意图

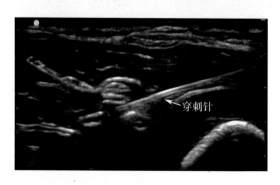

穿刺针

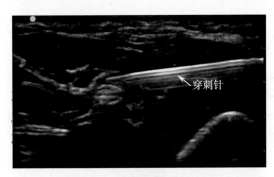

图 10-56　正中神经穿刺示意图

10

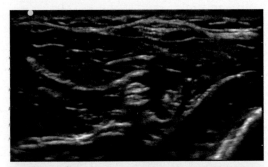

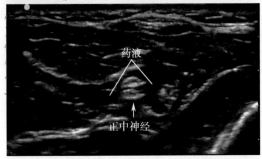

图 10-57　正中神经注药示意图

（2）尺神经

1）常规消毒铺巾，探头套无菌袖套，涂抹无菌耦合剂。

2）探头短轴位置于前臂尺侧，可见尺动脉搏动。尺神经位于尺动脉内侧，表现为高回声椭圆形或者三角形结构，调整探头至合适的位置。

3）采用平面内技术，于探头内侧进针（图 10-58），到达尺神经底部注入局麻药 3～5ml（图 10-59），若药物扩散不理想，调整穿刺针至神经上方注入局麻药 3～5ml（图 10-60）（视频 10-7）。

视频 10-7　超声引导尺神经阻滞

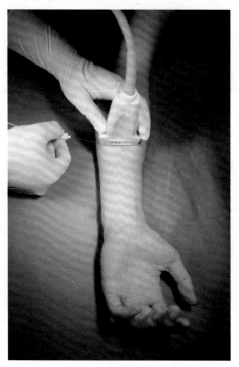

图 10-58　短轴位平面内技术穿刺示意图

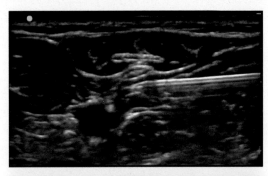

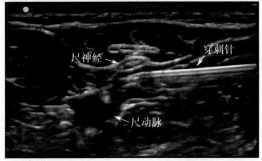

图 10-59　尺神经穿刺示意图

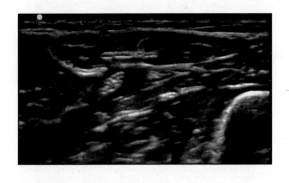

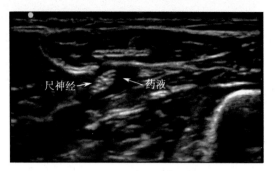

图 10-60　尺神经注药示意图

（3）桡神经

1）常规消毒铺巾，探头套无菌袖套，涂抹无菌耦合剂。

2）探头短轴位置于肘部，识别肘关节腔，其表现为线型低回声结构。桡神经位于肘关节腔外上方肱肌及肱桡肌之间，表现为条索状高回声结构。

10

3）采用平面内技术，于探头外侧进针（图 10-61），将穿刺针尖置于神经下方（图 10-62），避开桡侧返动脉，注入局麻药 3ml，调整穿刺针至桡神经上方，再次注入局麻药 2~3ml，使神经被药液包绕（视频 10-8）。

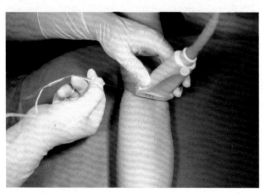

图 10-61　短轴位平面内技术穿刺示意图

视频 10-8 超声引导
桡神经阻滞

10

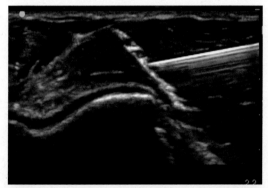

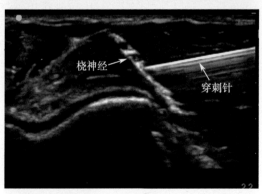

桡神经 ← | 穿刺针 →

图 10-62 桡神经穿刺示意图

五、注意事项

1. 正中神经在前臂位于肌肉之间，有时难以识别。在肘部位于肱动脉内侧易识别，可由此向远端追踪。

2. 在尺神经沟进行尺神经阻滞，可造成神经压力伤，一般不作为首选。

3. 桡神经在肘部以下分为深、浅两支，所以，桡神经阻滞应选择在肘部及肘上。

第八节　超声引导腰丛神经阻滞

一、概述

腰丛神经阻滞，也称腰大肌间沟阻滞，是指经腰大肌后方筋膜层注入局麻药，阻滞腰丛全部主要神经-股神经、股外侧皮神经和闭孔神经。与前路股神经阻滞或血管旁"三合一"阻滞相比，腰丛神经阻滞麻醉和镇痛效果更为持续和肯定。其联合骶丛神经阻滞，可完全阻滞髋关节及全下肢，适用于髋关节、大腿、膝关节和小腿的手术。腰丛神经阻滞是一种高级神经阻滞技术，其主要困难在于腰丛位置深、神经丛范围大，成功阻滞需要大剂量的局麻药。虽然计算机断层扫描或 X 线检查可以提高准确性，但是考虑到手术室繁忙的工作环境、费用的增加以及放射线暴露等因素，这些技术都不具有现实意义。超声仪器的发展及图像质量的提高，引起了人们对于超声引导腰丛神经阻滞的兴趣，临床实践观察证实，这种阻滞方式尤其适用于老年、虚弱、肥胖患者下肢手术的麻醉。

二、局部解剖

熟悉腰丛神经的解剖，对于掌握超声引导腰丛神经阻滞非常重要。腰丛神经走行于腰大肌间隙内，由 T_{12} 神

10

经前支的一部分、$L_{1~3}$ 神经前支、L_4 神经前支的大部分组成，有时 L_5 神经前支的小部分也会加入。这些神经组合在一起，形成肋下神经、髂腹下神经（T_{13} ~ L_1 或 L_1 前支）、髂腹股沟神经（T_{13} ~ L_1 或 L_1 前支）、股外侧皮神经（$L_{1~2}$ 或 $L_{2~3}$ 前支）、股神经（$L_{1~4}$ 或 $L_{2~4}$ 前支）、生殖股神经（$L_{1~2}$ 前支）、闭孔神经（$L_{2~4}$ 前支）。腰大肌间隙的前壁是腰大肌；后壁是 $L_{1~5}$ 横突、横突间肌和横突间韧带；外侧为起自全部腰椎横突上的腰大肌纤维和腰方肌；内侧是 $L_{1~5}$ 椎体、腰椎间盘外侧面及起自椎体的腰大肌纤维。腰部的脊神经从椎间孔穿出后，在相应的两个横突中间（冠状面上）且在横突连线的前方 1.5~2cm 处走行。腰丛阻滞一般在 $L_{2~3}$ 或 $L_{3~4}$ 横突之间进行。对于了解腰丛，腰大肌、腰方肌和竖脊肌是重要的肌肉标志；棘突、关节突和横突是重要的骨性标志（图 10-63，图 10-64）。

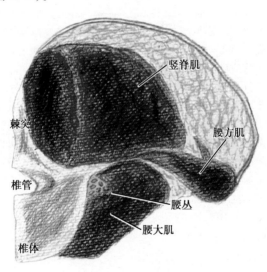

图 10-63　腰丛断层解剖图

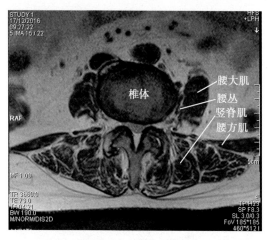

图 10-64 腰椎 MR 图

三、超声解剖

成人选用低频凸阵探头,深度调节至 7~12cm。儿童可选用高频线阵探头,深度调节至 3~6cm。腰丛神经位置较深,部分成年人及老年人,分辨不清腰丛神经,此时可根据周围骨性结构和肌肉图像确认腰丛神经的位置。根据探头与脊柱的方向,探头与脊柱平行放置称纵向扫描,探头与脊柱垂直放置称横向扫描。

1. 纵向扫描下的解剖 探头放置于脊柱中线,识别 $L_5 \sim S_1$ 间隙。沿中线向头端纵向移动探头(图 10-65),依次出现的连续性中断骨性标志,为 $L_{4\sim5}$、$L_{3\sim4}$ 间隙(图 10-66)。于 $L_{3\sim4}$ 间隙向阻滞侧横向移动探头,由内向外显示的骨性标志分别为椎板间隙、关节突关节、横突根部(图 10-67,图 10-68),继续横向移动探头,显露 $L_{3\sim4}$ 横突间隙,横突的骨皮质表现为高回声,深面为无回声声影,其特征性表现为"三叉戟标志"。透过横突间的声窗,在其深面可见腰大肌,表现为高回声条纹伴典型低回声的肌肉影像。横突前方 1~2cm 处,可见高回声线性结构的腰丛神经影像,排除横突深面的无回

147

10

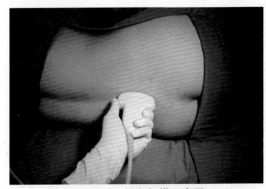

图 10-65　纵向扫描示意图

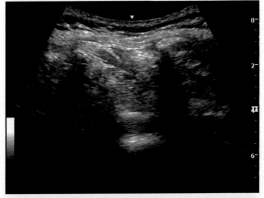

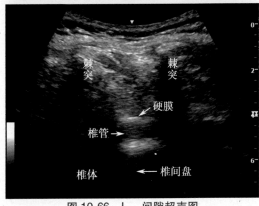

图 10-66　$L_{3\sim4}$ 间隙超声图

声影像阻挡，可发现其高回声线性声影是连续的（图10-69，图10-70）。有些患者腰大肌肌肉组织比较致密，也会表现为高亮回声，可能会影响判断。当探头继续向头端移动，某些患者的$L_{2~4}$水平常会发现肾脏下极，其特征性表现是随呼吸摆动（图10-71）。

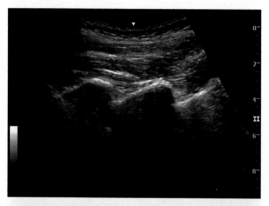

10

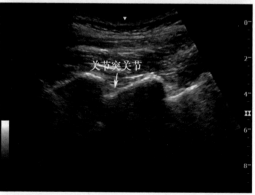

关节突关节

图10-67 腰椎关节突关节超声图

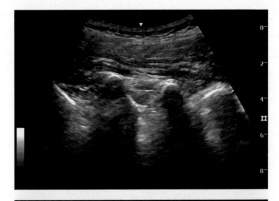

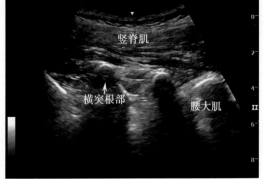

图 10-68　腰椎横突根部超声图

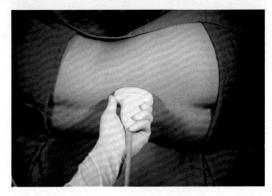

图 10-69　纵向扫描示意图

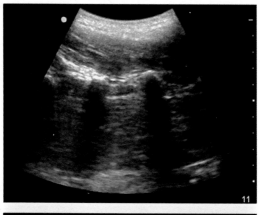

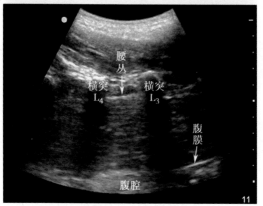

图 10-70　腰丛超声图

2. 横向扫描下的解剖　选择低频凸阵探头，短轴位放置于 $L_{2\sim3}$ 或 $L_{3\sim4}$ 位置扫描，可见棘突、关节突关节、椎板及横突的骨性影像（图 10-72），探头向阻滞侧移动（图 10-73），可见竖脊肌、腰方肌和腰大肌的肌肉影像及横突、椎体的骨性影像。调节至合适的扫描深度，左

10

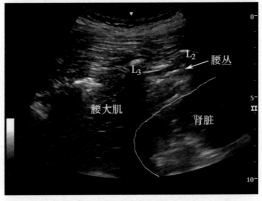

图 10-71 腰丛与肾脏超声图

侧可见腹主动脉影像，右侧可见下腔静脉影像。这些标志，为定位腰丛神经提供了丰富的信息。向头侧或足侧缓慢移动探头，可见横突影像消失，此时扫描区域在两个横突之间，可清晰显示腰大肌、椎体及腰丛神经。腰丛神经表现为类三角形高回声结构（图 10-74）。

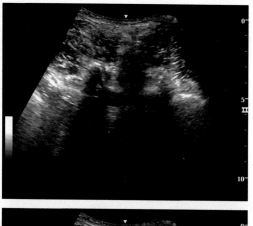

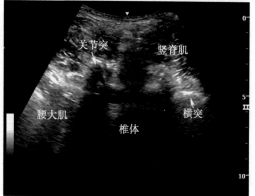

图 10-72　横向扫描腰椎超声图

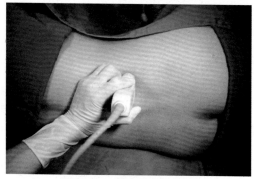

图 10-73　横向扫描示意图

10

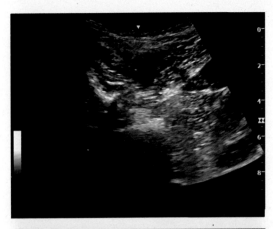

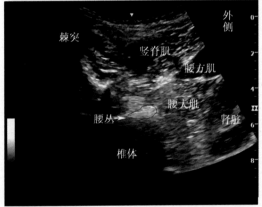

图 10-74 横向扫描腰丛超声图

四、操作方法

1. 体位 患者侧卧位，屈膝屈髋，阻滞侧位于上方。

2. 器材 低频凸阵探头、无菌袖套及耦合剂、神经阻滞麻醉包、10cm 长度 21~22G 短斜面绝缘针一根、周围神经刺激仪（选用）。

3. 操作步骤 分纵向扫描平面外技术和横向扫描平

面内技术。它们各有特点，临床操作宜根据具体情况，取长补短，灵活应用。

（1）纵向扫描平面外技术

1）常规消毒铺巾，探头套无菌袖套，涂抹无菌耦合剂。

2）长轴位放置于 $L_{2\sim3}$ 或 $L_{3\sim4}$ 横突位置，辨识高回声线性结构的腰丛神经、血管及肾脏。

3）识别腰丛神经后，固定探头，测量腰丛神经至皮肤的深度，设计进针路径，注意避开血管和肾脏。

4）穿刺部位局麻，使用平面外技术缓慢进针（图10-75），此时穿刺针在超声图像上仅显示为一个高回声的亮点，起初显示在屏幕的亮点，被认为是穿刺针针尖，继续进针的同时需微调探头，持续追踪针尖，同时又不会丢失腰丛神经影像。

5）当针尖到达腰丛神经后（图10-76），回抽无血及液体，缓慢注入局麻药 15~20ml，超声图像可见低回声的局麻药液向两端扩散（图10-77）。

10

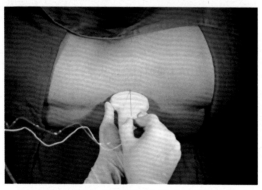

图 10-75　纵向扫描平面外技术穿刺示意图

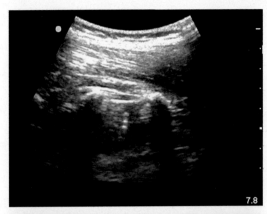

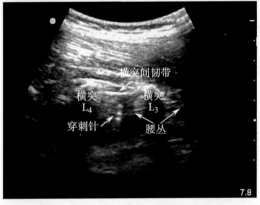

图 10-76 纵向扫描腰丛穿刺示意图

（2）横向扫描平面内技术

1）常规消毒铺巾，探头套无菌袖套，涂抹无菌耦合剂。

2）短轴位放置于 L_{2-3} 或 L_{3-4} 位置扫描，缓慢向患侧纵向移动探头，依次辨识竖脊肌、腰方肌、腰大肌、关节突关节及椎体。

3）识别腰丛神经后，固定探头，测量腰丛神经距离皮肤的深度，设计进针路径，注意避开血管和脏器。

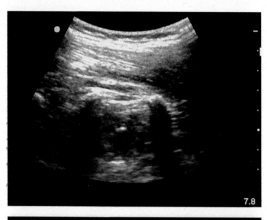

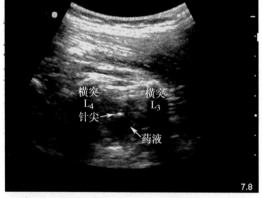

图 10-77　腰丛注药后示意图

4）穿刺部位局麻，使用平面内技术进针（图 10-78），当针尖到达腰丛神经后（图 10-79），回抽无血及液体，缓慢注入局麻药 15~20ml，超声图像可见低回声的局麻药液扩散（视频 10-9）。

视频 10-9　超声引导腰丛神经阻滞

10

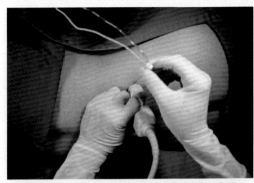

图 10-78　横向扫描平面内技术穿刺示意图

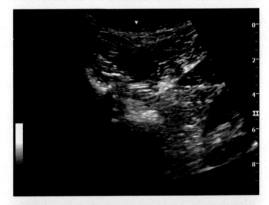

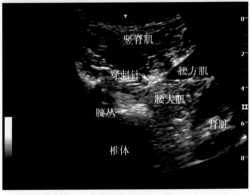

图 10-79　横向扫描腰丛穿刺示意图

五、注意事项

1. 腰丛神经位置较深，确定针尖影像位置非常重要。平面外技术只能观察针的横截面，在超声图像上表现为一个亮点。小幅度抖动穿刺针或将探头向穿刺针方向倾斜，以确认针尖的位置，进一步验证可注射少量生理盐水。平面内技术理论上可观察到针的全长，但有时与探头夹角较大，并不能清晰显示。通过加强模拟穿刺训练，设计合适的进针路径，更利于穿刺针的显影。

2. 腰椎旁区域血管丰富，使用超声辨识腰丛神经时常发现周围有搏动的血管影像，为避免血肿和血管内注射，需开启彩色多普勒模式扫描，并记录血流位置。设计穿刺路径时需避开血管，减少反复穿刺，避免快速加压注射药物。

3. 扫描腰丛神经时，常可见肾脏下极，其表现为随呼吸摆动的椭圆形结构。设计穿刺路径时，应避免损伤肾脏。

4. 当超声图像不能良好的显示神经时，可采用横向扫描与纵向扫描相结合的方式，根据腰丛神经周围的解剖结构，判断腰丛神经的位置，联合神经刺激仪完成阻滞。

5. 腰丛神经阻滞技术要求较高，建议由有经验的医师实施，单次注射时使用局麻药量较大，易引起局麻药中毒反应，须备好急救措施。

第九节 超声引导骶丛神经阻滞

一、概述

骶丛神经阻滞在下肢手术和疼痛管理方面有广泛的临床应用。与传统操作不同，超声引导骶丛神经阻滞相对简单容易，有较高的成功率。它可提供膝关节以下腿部除了由隐神经支配的内侧皮肤的完全麻醉，适用于膝、小腿、踝和足部的手术。联合腰丛神经阻滞，可实现髋关节及全下肢的阻滞。

二、局部解剖

　　骶丛由腰骶干（L$_{4~5}$）、骶神经（S$_{1~5}$）及尾神经的前支组成。骶丛位于盆腔内，在骶骨及梨状肌前面，髂内动脉的后方。骶丛分支分布于盆壁、臀部、会阴部、股后部、小腿及足部皮肤，除直接发出肌支配梨状肌、闭孔内肌、股方肌外，还发出下列分支　坐骨神经（L$_{4~5}$，S$_{1~3}$）、臀上神经（L$_4$~S$_1$）、臀下神经（L$_5$，S$_{1~2}$）、阴部神经（S$_{2~4}$）、股后皮神经（S$_{1~3}$）等（图 10-80）。

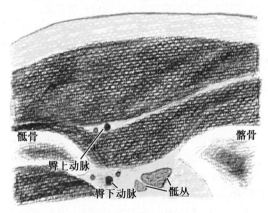

図 10-80　骶丛断层解剖图

三、超声解剖

　　成人选用低频凸阵探头，深度调节至 8~12cm。儿童可选用高频线阵探头，深度调节至 3~6cm。在患侧髂后上棘与股骨大转子之间作一连线，探头放置于连线内 1/2 位置（图 10-81），超声图像上显示为一高回声连续的线性结构，深面为无回声声影，此为髂骨（图 10-82）。缓慢向足侧平移探头（图 10-83），可见高回声连续的线性结构逐渐分离，其内侧为骶骨，外侧为髂骨，两块骨骼之间可见高回声团状结构的骶丛神经（图 10-84），其上覆盖梨状肌，表现为梭形高低回声相间的肌肉结构。骶丛神经周围血运丰富，开启多普勒模式扫描，可清晰观察到臀上动脉、臀下动脉的血流影像（图 10-85）。

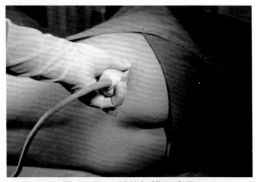

图 10-81　骶丛扫描示意图

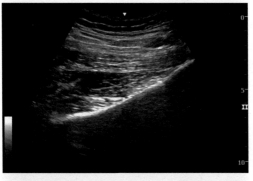

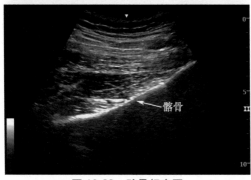

图 10-82　髂骨超声图

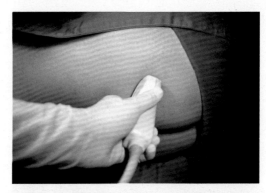

图 10-83 骶丛扫描示意图

10

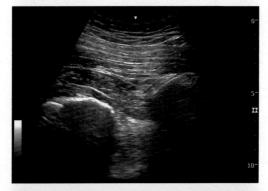

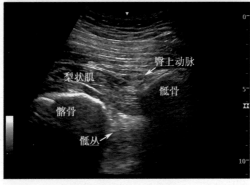

图 10-84 骶丛超声图

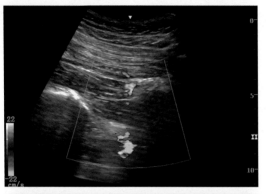

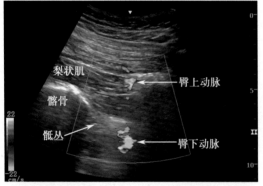

梨状肌　　　　　　　　　臀上动脉

髂骨

骶丛　　　　　　　　　　臀下动脉

图 10-85　臀上、臀下动脉血流图

四、操作方法

1. 体位　患者侧卧位，屈膝屈髋，阻滞侧位于上方。

2. 器材　低频凸阵探头、无菌袖套及耦合剂、神经阻滞麻醉包、10cm 长度 21~22G 短斜面绝缘针一根、周围神经刺激仪（选用）。

3. 操作步骤

1）常规消毒铺巾，探头套无菌袖套，涂抹无菌耦合剂。

2）短轴位放置于髂后上棘和股骨大转子连线内1/2位置，可见一高回声的连续的线性结构，缓慢向足侧平移探头，寻找表现为高回声团状结构的骶丛神经。

3）开启彩色多普勒模式，扫描神经内侧的臀上动脉和臀下动脉，记录血流位置，测量骶丛神经至皮肤的距离，设计穿刺路径。

4）一般采用平面内技术，于探头外侧进针（图10-86），为避免损伤动脉，尽量加大穿刺针与探头的角度，针尖沿髂骨内侧下滑，突破梨状肌后，即可见到达骶丛神经（图10-87），回抽无血后，缓慢注入局麻药10~15ml（视频10-10）。

视频 10-10　超声引导
骶丛神经阻滞

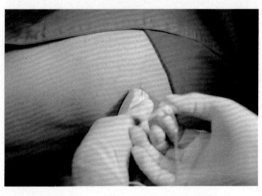

图 10-86　平面内技术穿刺示意图

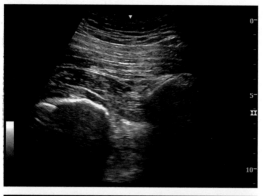

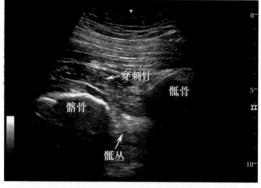

图 10-87　骶丛穿刺示意图

五、注意事项

1. 因穿刺针与探头夹角较大，穿刺针不能清晰显影，可先穿刺至髂骨，记录深度，然后稍微回退穿刺针，调整角度沿髂骨内侧下滑，注射少量生理盐水以验证针尖位置。

2. 臀下动脉位于骶丛神经内侧，为避免损伤动脉，需设计合适的进针路径，针尖的目标是骶丛神经与髂骨之间。

第十节　超声引导股神经阻滞

一、概述

股神经阻滞对于下肢手术的麻醉及术后镇痛有着重要的临床意义。因该神经分布和位置不定,盲穿有一定的失败率。使用超声引导行股神经阻滞,可达到可视化,操作过程相对简单,提高了成功率,减少了并发症。股神经阻滞适用于大腿前部与髌骨的手术、股四头肌肌腱修补术、膝关节镜手术,及髌骨与股骨术后镇痛。与盲穿不同,其不需以股动脉搏动点为标志;可较清晰地观察股神经及其周围的解剖结构;穿刺过程中可实时显露穿刺针,尤其是针尖与神经的接触关系;实时监测局麻药的扩散情况;实时监测穿刺针与股动脉的距离,防止损伤股动脉和血管内注射。对于需留置导管的病例,超声引导下股神经、股动脉、髂筋膜等解剖结构显露清晰,穿刺针和导管的路径可实时监测,对于选择穿刺部位、调整导管与股神经的位置、局麻药的扩散状况等,均提供了良好的保障。

二、局部解剖

股神经是腰丛最大的分支。自腰大肌外缘穿出,继而在腰大肌与髂肌之间下行,在腰大肌韧带中点稍外侧经腰大肌深面,股动脉外侧进入股三角区,随即分为数支,即①肌支:分布于髂肌、耻骨肌、股四头肌和缝匠肌;②皮支:有数条较短的皮支即股中间、股内侧皮神经,分布于大腿及膝关节前面的皮肤。最长的皮支为隐神经,伴随股动脉入内收肌管下行,穿出此管后至膝关节内侧下行,于缝匠肌下段渐出至皮下后,伴随大隐静脉沿小腿内侧面下行至足内侧缘,沿途分布于髌下、小腿内侧面及足内侧缘皮肤。另外,股神经也分布于膝关节和股动脉及其分支。在腹股沟韧带处,股神经于股动

10

脉外侧下行，与股动脉之间有髂耻筋膜相隔，其下方为
髂腰肌，其上覆盖有髂筋膜（图 10-88）。

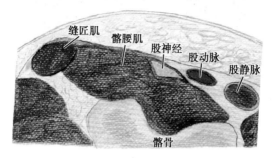

缝匠肌　髂腰肌　股神经　股动脉　股静脉

髂骨

图 10-88　股神经断层解剖图

三、超声解剖

选择高频线阵探头，深度调节至 2~4cm。探头平行
于腹股沟韧带短轴位放置（图 10-89，图 10-90），扫查
股动脉，其表现为搏动的圆形无回声结构。在股动脉外
侧，髂腰肌凹陷处，可见表现为三角形或梭形高回声结
构的股神经，与外侧和下方的髂腰肌影像明显不同。其
上方覆盖有髂筋膜，表现为清晰的水平线性高回声结构
（图 10-91）。

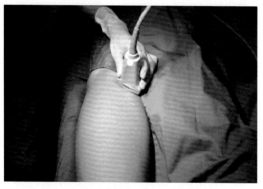

图 10-89　短轴位扫描示意图 1

10

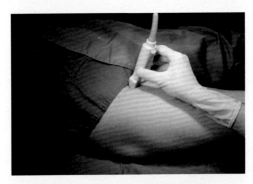

图 10-90　短轴位扫描示意图 2

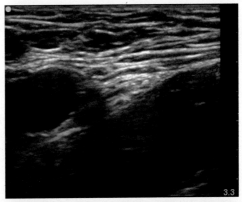

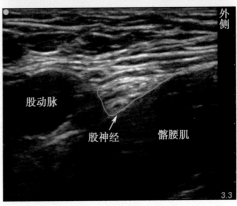

图 10-91　股神经超声图

四、操作方法

1. **体位** 患者平卧位，患肢略外展外旋。操作者位于患侧，超声仪放置于健侧。

2. **器材** 高频线阵探头、无菌袖套及耦合剂、神经阻滞麻醉包、5~10cm 长度 21~22G 短斜面绝缘针一根、周围神经刺激仪（选用）。

3. **股神经阻滞操作步骤**

（1）常规消毒铺巾，探头套无菌袖套，涂抹无菌耦合剂。

（2）短轴位放置于腹股沟韧带位置，依次识别股动脉、股神经、髂腰肌、髂筋膜。

（3）在股动脉外侧，髂腰肌凹陷处，股神经表现为高回声三角形或梭形结构（图 10-92）。

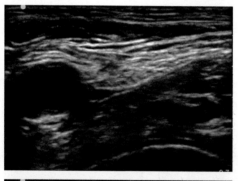

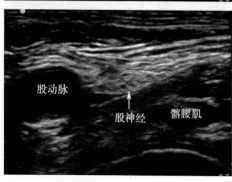

图 10-92 股神经超声图

（4）采用平面内技术穿刺，于探头外侧进针（图10-93，图10-94）。髂筋膜为致密的高回声结构，穿刺针与探头夹角过大时，不易显露针体，设计穿刺路径时，尽量平行于探头，以利于穿刺针的可视化。

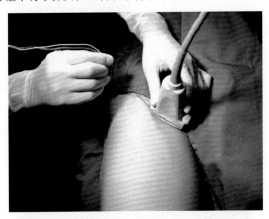

图 10-93　短轴位平面内技术穿刺示意图 1

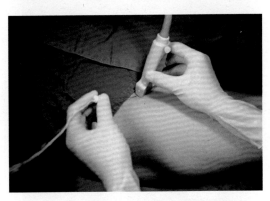

图 10-94　短轴位平面内技术穿刺示意图 2

（5）目视穿刺针突破髂筋膜，接近股神经，回抽无血，注入适量局麻药，使髂筋膜与股神经分离。

（6）针尖指向股神经上方，边进针边注药，当确认股神经上方被局麻药包裹后（图10-95），稍退针抬高针尾，针尖指向股神经下方，继续边进针边注药（图 10-96），超声仪上可显示股神经被低回声药液包裹后的影像。局麻药总量为 15~20ml。

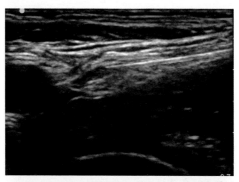

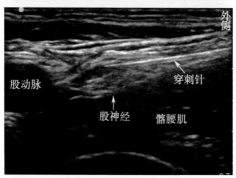

图 10-95　股神经穿刺示意图

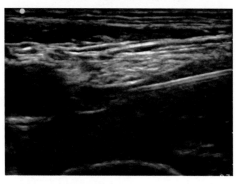

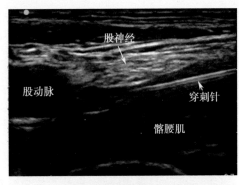

图 10-96　股神经注药示意图

（7）当局麻药围绕股神经扩散，会达到迅速有效的阻滞，这种征象被描述成"炸面圈"征。

（8）也可采用平面外技术，目标是股神经外侧，进针过程中注射少量局麻药或生理盐水，因液体表现为无回声，可起到对比作用。当确认针尖到达股神经外侧后，回抽无血，注入局麻药，观察药液扩散的影像（视频10-11）。

**视频 10-11　超声引导股
神经阻滞**

4. 股神经置管术操作步骤

（1）采用平面内技术，观察髂筋膜及股神经，目标是将导管放置于髂筋膜下方的股神经附近。

（2）设计穿刺路径，进针突破髂筋膜后，边进针边注射 10～20ml 生理盐水，分离髂筋膜、股神经及髂腰肌，目视无回声的生理盐水将髂筋膜和股神经充分分离，将导管置入到目标区域，超声仪可清晰显示导管的位置影像。

（3）通过导管注入生理盐水，根据需要适当调整导管位置。导管由无菌透明贴膜妥善覆盖。

五、注意事项

1. 股神经显露清晰与否，取决于探头的位置及角度。选择腹股沟韧带正上方，避免探头靠近腹腔或足侧。如果显示不清，稍微向头端或足端倾斜探头，同时适度加压和旋转，大多数情况下，可清晰显露股神经。

2. 股神经位于髂腰肌凹陷处，如果显示不清，可沿髂腰肌平面，在肌肉曲线的"下坡"位置仔细扫查，一般可清晰识别股神经。

3. 穿刺针先放置于股神经上方，贴近神经注射药物时，应避免神经内注射。根据成像的包裹效果，及时调整至股神经下方，继续给药，并随时调整针尖位置，一般可达到股神经漂浮的效果。

4. 股神经阻滞时，局麻药扩散并非必须包绕神经，局麻药在髂筋膜下、股动脉外侧扩散即可。

5. 穿刺过程中，实时观察穿刺针运行轨迹，避免神经损伤。建议使用低阻力注射器。高阻力注射可能会造成压力性损伤和化学性损伤。

第十一节　超声引导股外侧皮神经阻滞

一、概述

股外侧皮神经支配大腿外侧大部分皮肤，阻滞后可满足大腿外侧浅层手术的需要，例如皮肤移植术。联合股神经等阻滞可实现互相补充，提供下肢手术的麻醉并缓解止血带引发的疼痛。它还被作为一种诊断方法，用于诊断感觉异常性股痛或股外侧皮神经的神经痛。传统的股外侧皮神经阻滞属于"盲法"操作，依靠穿刺针的突破感判断神经位置，失败率较高。超声引导股外侧皮神经阻滞，可清晰地观察神经影像及阔筋膜，成功率有了较大提高。

二、局部解剖

股外侧皮神经起自 $L_{2~3}$ 脊神经前支的后股，是腰丛的分支。自腰大肌外缘伸出后，向下、向外斜行，穿过髂肌至髂前上棘，在其内侧穿过腹股沟韧带下方到达股部。然后沿缝匠肌外侧下行，在阔筋膜之下，距髂前上棘 7~10cm 处穿出阔筋膜，并分出前后支。前支支配大腿至膝关节外侧皮肤，后支支配大转子至大腿中部以上的外侧皮肤。在腹股沟褶皱处，股外侧皮神经位于阔筋膜与髂筋膜之间，恰好位于缝匠肌的上方。继续在阔筋膜下方下行，股外侧皮神经逐渐向外侧走行于缝匠肌和阔筋膜张肌之间（图 10-97）。

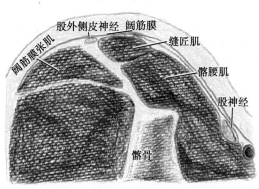

图 10-97　股外侧皮神经断层解剖图

三、超声解剖

选择高频线阵探头，深度调节至 1.5~3cm。股外侧皮神经通常位于髂前上棘下方 2~5cm，阔筋膜张肌和缝匠肌之间，发出 2~5 个分支。先将探头短轴位放置于髂前上棘，其骨皮质表现为高回声结构，深面为无回声声影。向足端缓慢移动探头,可见缝匠肌的起始部,其表现为一小的三角形肌肉影像,继续移动探头(图10-98),可见缝匠肌外侧的肌肉影像,此为阔筋膜张肌,其上覆盖有阔筋膜,表现为高回声的线性结构。在阔筋膜张肌和缝匠肌之间,阔筋膜下方扫查股外侧皮神经。超声图像上股外侧皮神经的横断面表现不一,有时为几个或一簇低回声细小的类圆形结构,有时为高回声的类圆形结构(图10-99),有时呈蜂窝状,有些患者很难找到神经的影像。

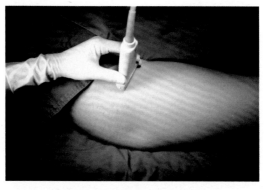

图 10-98　短轴位扫描示意图

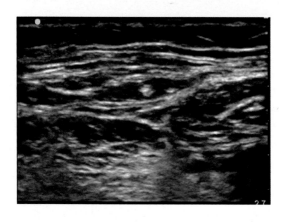

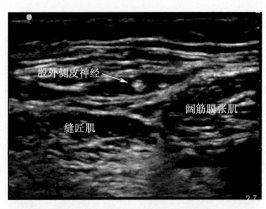

图 10-99 股外侧皮神经超声图

四、操作方法

1. **体位** 患者平卧位，操作者位于患侧，超声仪放置于健侧。

2. **器材** 高频线阵探头、无菌袖套及耦合剂、神经阻滞麻醉包、5cm 长度 21~22G 短斜面绝缘针一根。

3. **操作步骤**

（1）常规消毒铺巾，探头套无菌袖套，涂抹无菌耦合剂。

（2）短轴位放置于髂前上棘，显露髂前上棘影像，向足端缓慢移动探头，显露股外侧皮神经。

（3）采用平面内技术，于探头外侧进针（图 10-100，图 10-101），穿过皮下组织及阔筋膜张肌，针尖到达阔筋膜张肌与缝匠肌之间时可能会有突破感，超声下可清晰显示针尖位于缝匠肌、阔筋膜张肌和阔筋膜形成的三角形区域（图 10-102）。

（4）回抽无血，注射 5ml 局麻药，可见三角形区域膨胀隆起。

（5）如果无法显示神经，将局麻药注射在三角形区域内即可（图 10-103）（视频 10-12）。

视频 10-12　超声引导
骨外侧皮神经阻滞

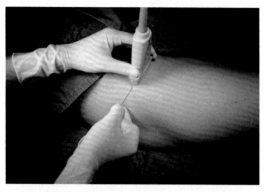

图 10-100　短轴位平面内技术穿刺示意图 1

10

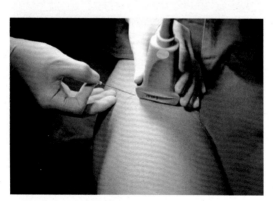

图 10-101　短轴位平面内技术穿刺示意图 2

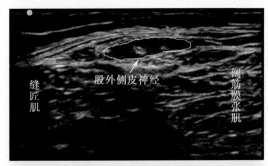

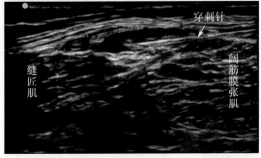

10

图 10-102 股外侧皮神经穿刺示意图

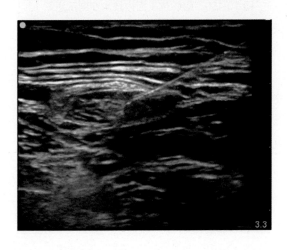

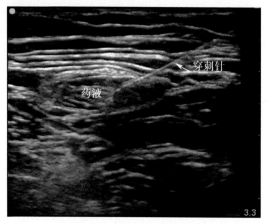

图 10-103　股外侧皮神经注药示意图

五、注意事项

1. 确认针尖位于股外侧皮神经鞘膜内，是成功的关键。如果针尖在阔筋膜张肌或缝匠肌的肌肉内，注射局麻药会影响阻滞效果。仔细观察超声仪上针尖的位置，当针尖位于肌肉内时，针尖回退或继续进针，注射少量局麻药，调整针尖的位置。重复该动作直到针尖到达正确的位置，目视局麻药在阔筋膜张肌和缝匠肌之间扩散。

2. 也可使用平面外技术，但由于操作过程中难以辨识针尖，进针过程中需注射少量生理盐水确认正确的针尖位置。

第十二节　超声引导
闭孔神经阻滞

一、概述

传统的腰丛或"三合一"阻滞技术很难有效的阻滞

闭孔神经。随着超声技术在区域麻醉的广泛应用，闭孔神经阻滞越来越受到重视。它被广泛用于下肢的手术和镇痛以及经尿道膀胱肿瘤电切术。超声技术的可视、精准，使得超声引导闭孔神经阻滞操作简单，效果可靠。其主要有两种方法。第一种方法　识别闭孔神经的前支和后支，分别阻滞；第二种方法　将局麻药注射到包含闭孔神经分支的肌肉筋膜间隙内。

二、局部解剖

闭孔神经起自 $L_{2\sim4}$，从腰丛发出后自腰大肌内侧缘穿出，贴小骨盆内侧壁前行，与闭孔血管伴行穿闭膜管出小骨盆，分前、后两支，分别经短收肌前、后面进入大腿区，分布于内收肌群。闭孔神经发肌支支配闭孔外肌，长、短、大收肌和股薄肌，也常发支分布耻骨肌，皮支分布大腿内侧面皮肤。闭孔神经也发细支分布髋、膝关节。也可出现副闭孔神经　沿腰大肌内侧缘下行，在耻骨肌后面跨过耻骨上支后分布于耻骨肌、髋关节，并与闭孔神经间有交通（图 10-104）。

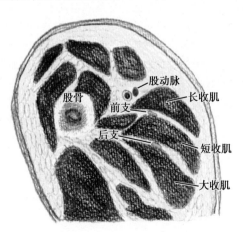

图 10-104　闭孔神经断层解剖图

三、超声解剖

选择高频线阵探头，深度调节至 3~5cm。闭孔神经的前后分支分别位于长收肌和短收肌之间以及短收肌和大收肌之间。探头短轴位放置于腹股沟韧带下方 2~4cm，向头端倾斜（图 10-105），显露股静脉，接着探头向大腿内侧平移，可见自上而下的三条肌肉影像，分别是长收肌、短收肌、大收肌，肌肉之间的筋膜为高回声线性结构。调整探头位置，扫查肌肉筋膜间闭孔神经的前支和后支。神经常表现为筋膜间的强回声结构，内部散在低回声（图 10-106）。

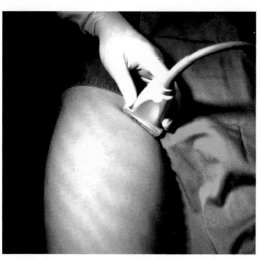

图 10-105　短轴位扫描示意图

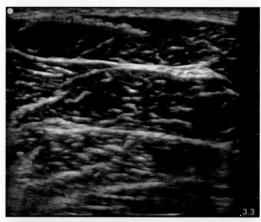

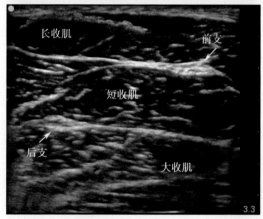

图 10-106　闭孔神经超声图

四、操作方法

1. 体位　患者平卧位，患肢略外展外旋。操作者位于患侧，超声仪放置于健侧。

2. 器材　高频线阵探头、无菌袖套及耦合剂、神经阻滞麻醉包、10cm 长度 21~22G 短斜面绝缘针一根、周围神经刺激仪（选用）。

3. 操作步骤

（1）常规消毒铺巾，探头套无菌袖套，涂抹无菌耦合剂。

（2）短轴位放置于腹股沟韧带下方，通过平移、倾斜等手法调整探头位置。很多时候，闭孔神经的前、后支不在同一个切面内显示，需分别识别。

（3）采用平面内技术，根据情况选择穿刺点，于探头内侧和外侧穿刺均可（图10-107），测量皮肤与神经的距离，设计穿刺路径。

（4）针尖先穿刺到达长收肌与短收肌之间的前支（图10-108），回抽无血，注射少量局麻药确定针尖的位置，缓慢注入5~7ml局麻药（图10-109）。

（5）调整针尖方向，继续进针至短收肌与大收肌之间的后支位置（图10-110），回抽无血，注射少量局麻药确定针尖的位置，缓慢注入5~7ml局麻药（图10-111）。可见局麻药在筋膜间的扩散（视频10-13）。

10

**视频 10-13　超声引导闭孔
神经阻滞**

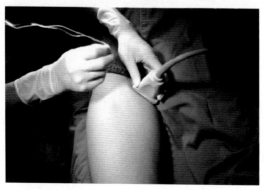

图 10-107　短轴位平面内技术穿刺示意图

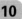

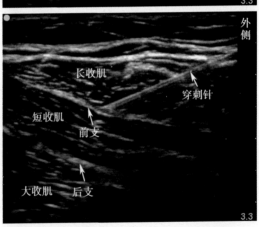

图 10-108　闭孔神经前支穿刺示意图

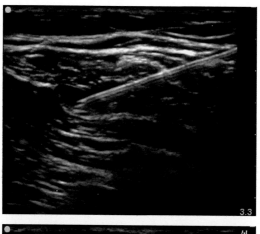

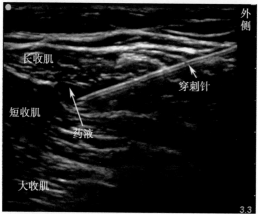

10

图 10-109 闭孔神经前支注药后示意图

10

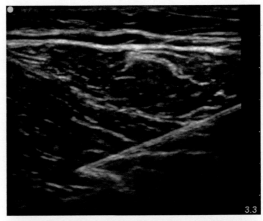

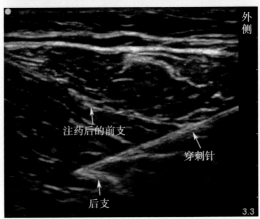

图 10-110 闭孔神经后支穿刺示意图

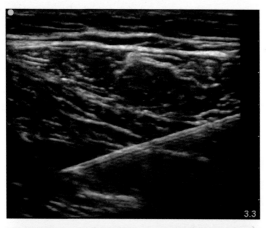

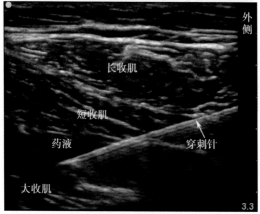

图 10-111　闭孔神经后支注药后示意图

五、注意事项

1. 部分患者存在副闭孔神经，即使前支、后支完全阻滞，也不能完全阻滞下肢收肌。

2. 闭孔神经前、后支显示不清时，将局麻药分别注射到长收肌和短收肌之间以及短收肌和大收肌之间的筋膜内即可。

第十三节　超声引导隐神经阻滞

一、概述

隐神经是全身最长的皮神经，为股神经后支的分支，属于终末感觉神经。其联合坐骨神经阻滞，可实施小腿、踝、足的所有手术。近来研究表明，隐神经阻滞在膝关节置换术患者的术后镇痛及功能锻炼中，具有其他方法不可替代的优势。超声引导隐神经阻滞，简单、快速且可重复阻滞。隐神经的穿刺路径较多，本节仅介绍收肌管阻滞。

二、局部解剖

收肌管位于股中 1/3 段前内侧，缝匠肌深面，大收肌和股内侧肌之间。由缝匠肌、股内侧肌、长收肌和大收肌围成。收肌管断面呈三角形。前壁为股内侧肌与大收肌间的收肌腱板，浅面覆以缝匠肌，外侧壁为股内侧肌，后壁为长收肌和大收肌，上口与股三角尖相通，下口为收肌腱裂孔，通腘窝上角，所以，收肌管又称股腘管。收肌管内包裹股神经的股内侧肌支、隐神经、股动脉和股静脉。隐神经一般位于股动脉的外侧或上方（图 10-112）。

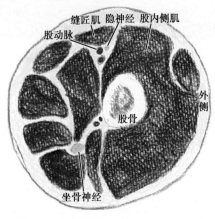

图 10-112　收肌管隐神经断层解剖图

三、超声解剖

选择高频线阵探头，深度调节至 3～5cm。探头短轴位放置于大腿中上 1/3 位置、缝匠肌投影部位的上方（图 10-113）。可见缝匠肌横断面图像，其下方为圆形无回声结构的股动脉和股静脉，探头加压可使股静脉压陷。缝匠肌内侧的肌肉回声为长收肌和大收肌，外侧的肌肉回声为股内侧肌。在股动脉外侧或上方，隐神经表现为高回声的梭形或三角形结构（图 10-114）。

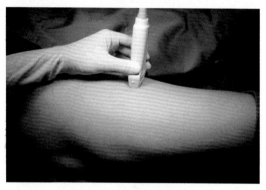

图 10-113　短轴位扫描示意图

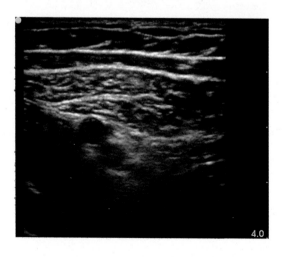

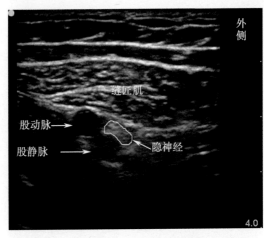

图 10-114　隐神经超声图

四、操作方法

1. 体位　患者仰卧位，操作者位于患侧，超声仪放置于健侧。

2. 器材　高频线阵探头、无菌袖套及耦合剂、神经阻滞麻醉包、10cm 长度 21~22G 短斜面绝缘针一根。

3. 操作步骤

（1）常规消毒铺巾，探头套无菌袖套，涂抹无菌耦合剂。

（2）探头短轴位放置于大腿中上 1/3 位置、缝匠肌投影部位的上方，识别缝匠肌、股动脉及隐神经。测量神经至皮肤的距离，设计穿刺路径。

（3）采用平面内技术，于探头外侧由外向内进针（图 10-115，图 10-116），穿过皮下组织及股内侧肌，针尖到达收肌管内时，部分患者会有隐神经支配区的异感。此时，针尖紧贴股动脉外侧或距离股动脉很近，需实时显露针尖，避免损伤血管（图 10-117）。

（4）回抽无血，缓慢注射少量局麻药，确认针尖位置后，再次回抽无血，缓慢注入局麻药 10~15ml。

注药过程中需实时监测局麻药的扩散（图 10-118）
（视频 10-14）。

视频 10-14　超声引导
隐神经阻滞

10

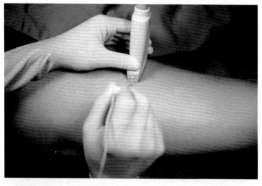

图 10-115　短轴位平面内技术穿刺示意图 1

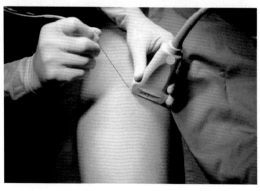

图 10-116　短轴位平面内技术穿刺示意图 2

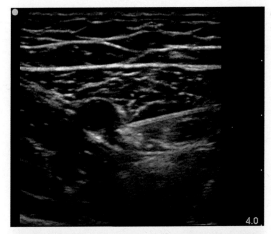

10

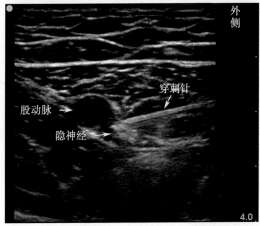

图 10-117　隐神经穿刺示意图

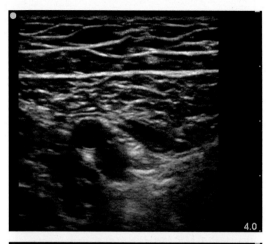

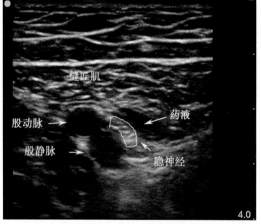

缝匠肌

股动脉 →

股静脉 →

药液 ←

↑ 隐神经

图 10-118 隐神经注药示意图

五、注意事项

1. 部分患者隐神经位置较深。穿刺时针与探头夹角较大，不能清晰显示针尖，增加了操作者的心理压力。建议在设计进针路径时，针尖与探头保持适当距离，尽量与探头平行进针；也可让助手有意识的挤压大腿内外侧，缩短穿刺位置的大腿直径，平行于探头穿刺。

2. 隐神经仅为感觉神经，阻滞时不需高浓度的局麻药。

3. 膝关节置换术患者，使用隐神经阻滞是非常有效的术后镇痛方法之一，但因单次注射局麻药维持时间过短，需反复实施隐神经阻滞。实施收肌管置管技术可起到更好的效果。

第十四节　超声引导坐骨神经阻滞

一、前路法

（一）概述

应用超声引导可使坐骨神经在多个水平成像，极大地增加了操作者进行坐骨神经阻滞的选择方法。经前路坐骨神经阻滞适用于因疼痛、创伤、外固定装置干扰或其他原因不能侧卧的患者。应用超声引导技术，不需通过触摸股动脉搏动或利用几何结构判断体表进针点。

（二）局部解剖

坐骨神经是人体最粗大的神经。起始于腰骶部脊髓，途经骨盆，从坐骨大孔穿出，抵达臀部，然后沿大腿后面下行到足。从前面看，坐骨神经位于股骨内侧深面，走行于大收肌下方，股二头肌、半腱肌和半膜肌的浅面。在坐骨神经内侧比较表浅的部位，缝匠肌下方为股血管和神经。有些患者，在长收肌的深面，短收肌和大收肌之间可见闭孔动脉和神经（图 10-119）。

（三）超声解剖

前路坐骨神经位置较深，需选择低频凸阵探头，深度调节至 8 ~ 12cm。探头短轴位放置于大腿近端内侧（图 10-120），可见缝匠肌及其下方的股动脉。股动脉下方的高回声结构为股骨，深面为无回声声影。在股骨内侧大收肌的下方，坐骨神经表现为高回声扁平的卵圆形或三角形结构，其与股动脉、股骨的横截面构成一个三角形（图 10-121）。

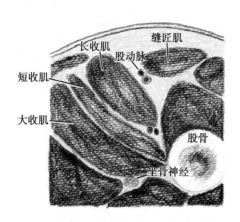

图 10-119　前路坐骨神经断层解剖图

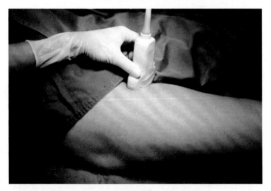

图 10-120　短轴位扫描示意图

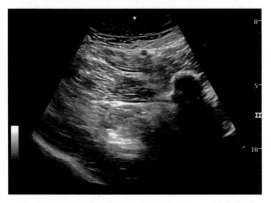

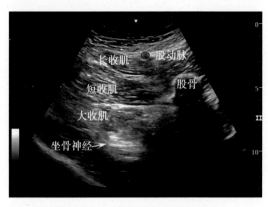

图 10-121　前路坐骨神经超声图

（四）操作方法

1. 体位　患者平卧位，大腿外旋，操作者位于患侧，超声仪放置于健侧。

2. 器材　低频凸阵探头、无菌袖套及耦合剂、神经阻滞麻醉包、10 厘米长度 21～22G 短斜面绝缘针一根、周围神经刺激仪（选用）。

3. 操作步骤

（1）常规消毒铺巾，探头套无菌袖套，涂抹无菌耦合剂。

（2）短轴位放置于大腿近端内侧，识别股动脉、股骨、大收肌，确认高回声扁平的卵圆形或三角形影像的坐骨神经。如果坐骨神经不能清晰显示，向近端或远端滑动并倾斜探头，常能将坐骨神经从背景肌肉中突显出来。

（3）开启彩色多普勒模式，扫描神经周围的血流状况，测量坐骨神经至皮肤的距离，设计穿刺路径。

（4）一般采用平面内技术，于探头外侧或内侧进针均可（图 10-122，图 10-123），尽量平行于探头穿刺，当针尖接近坐骨神经时（图 10-124），回抽无血，缓慢注射 15～20ml 局麻药并使局麻药在神经周围扩散（视频 10-15）。

视频 10-15　超声引导前路
坐骨神经阻滞

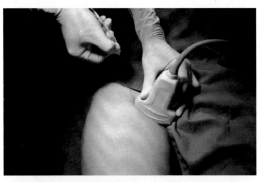

图 10-122　短轴位平面内技术穿刺示意图 1

10

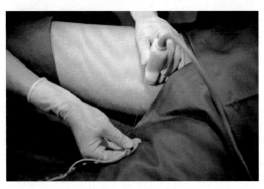

图 10-123　短轴位平面内技术穿刺示意图 2

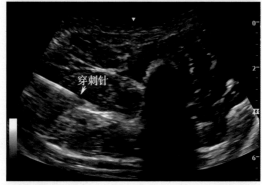

图 10-124　前路坐骨神经穿刺示意图

（五）注意事项

1. 前路坐骨神经阻滞位置较深，疼痛较明显，需要适度镇静镇痛。

2. 适度的大腿外旋有利于坐骨神经的显露，对外伤及制动患者非常有利。

3. 尽量设计与探头相平行的进针路径，可清晰显示穿刺针。

二、经臀肌入路

(一) 概述

经臀肌入路也称结节转子间入路。坐骨神经在臀后，走行于股骨大转子与坐骨结节之间。超声可视化技术使得股骨大转子和坐骨结节这两个骨性结构较好辨认，在两者之间，边界清楚的肌肉下方，可较清晰分辨出坐骨神经。与传统方法比较，操作技术的安全性、精准性均有了较大提高。

(二) 局部解剖

坐骨神经经梨状肌下孔出骨盆到臀部，在臀大肌深面下行，依次横过闭孔内肌，上孖肌、下孖肌及股方肌的后方，支配这些肌肉，并沿大收肌下面，半腱肌、半膜肌、股二头肌之间下降，途中发出肌支至大腿的屈肌，坐骨神经到达腘窝以后，分胫神经和腓总神经，支配小腿及足的全部肌肉及除隐神经支配区以外的小腿与足的皮肤感觉（图 10-125）。

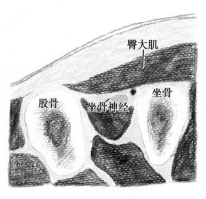

图 10-125　臀上坐骨神经断层解剖图

(三) 超声解剖

根据坐骨神经的深度，选择高频线阵探头或低频凸阵探头，深度调节至 5～10cm。探头短轴位横向放置于股骨大转子与坐骨结节之间（图 10-126），可见两者的骨性结构影像，在坐骨结节内侧、臀大肌下方，坐骨神经表现为比周围组织回声高的扁平状或梭形结构（图 10-127）。在坐骨神经内上方，可见臀下动脉的搏动。

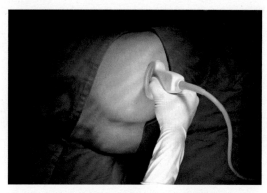

10

图 10-126　短轴位扫描示意图

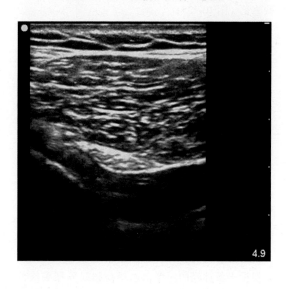

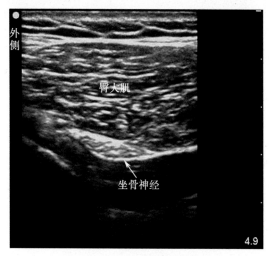

图 10-127 臀上坐骨神经超声图

（四）操作方法

1. 体位 患者侧卧，阻滞侧位于上方，下位肢体伸直，患肢略屈髋屈膝。操作者位于患者背侧，超声仪放置于对侧。

2. 器材 根据情况选择高频线阵探头或低频凸阵探头、无菌袖套及耦合剂、神经阻滞麻醉包、10cm 长度 21～22G 短斜面绝缘针一根、周围神经刺激仪（选用）。

3. 操作步骤

（1）常规消毒铺巾，探头套无菌袖套，涂抹无菌耦合剂。

（2）短轴位放置于股骨大转子与坐骨结节之间，显露高回声扁平状或梭形结构的坐骨神经，注意识别其内上方的臀下动脉。如果不能清晰显露神经，可先确认股骨大转子、坐骨结节及臀大肌的位置，通过旋转、加压、倾斜探头，在臀下动脉的外侧识别坐骨神经。

（3）一般采用短轴平面内技术，于探头外侧进针（图 10-128），测量皮肤与神经的距离，设计穿刺路径。

（4）进针过程中，注意识别针尖的位置。由于穿刺位置较深，针与探头的夹角较大，穿刺针显示不清晰，此时可注射少量生理盐水判断针尖位置，直至接近坐骨神经（图 10-129）。

（5）回抽无血，缓慢注射局麻药 15~20ml，注药过程中，应实时监测局麻药在神经周围扩散的影像，根据需要调整穿刺针的位置（视频 10-16）。

视频 10-16 超声引导经臀肌
坐骨神经阻滞

10

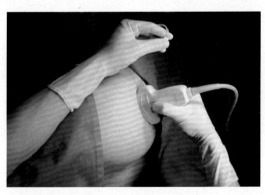

图 10-128 短轴位平面内技术穿刺示意图

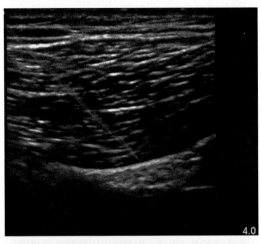

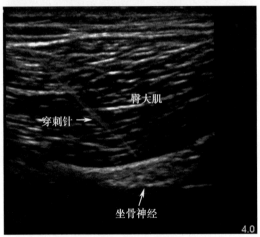

图 10-129　臀上坐骨神经穿刺示意图

（五）注意事项

1. 由于位置较深，部分患者穿刺时，针尖并不能良好地显示，可在穿刺过程中轻微、快速地抽动针体，观察组织的变化，判断针尖的位置。也可通过反复注射少量生理盐水来追踪针尖的位置。

2. 无论何时，使用注射生理盐水的方法来观察针尖，或在针尖与神经接触的距离显示不清的情况下，都要避免高压力注射，这会有神经内注射导致神经损伤的风险。

3. 当坐骨神经影像显示不清时，其内侧的臀下动脉是一个良好的解剖标志，在它的外侧，通过探头手法的变换，往往可以显露坐骨神经。

三、经腘窝入路

（一）概述

超声引导腘窝上坐骨神经阻滞，在临床上使用非常广泛。其联合隐神经阻滞，可实施膝关节以下的所有手术。超声技术的可视化，能清晰显示该部位的坐骨神经，并观察到局麻药对神经的包裹程度，提高了阻滞成功率，减少了局麻药用量。

（二）局部解剖

坐骨神经出臀下间隙后，走行于臀大肌和大内收肌之间，半腱肌前外侧；到大腿中上段则走行于股二头肌长头前内侧，半腱肌前外侧，大内收肌后方；到大腿中下段走行于股二头肌和大内收肌之间，半腱肌和半膜肌的前侧；到腘窝上面坐骨神经走行于股二头肌和半膜肌之间，半腱肌前侧，此处股动脉和股静脉穿过大内收肌裂孔之后，称为腘动脉和腘静脉；在腘窝横纹处，坐骨神经位于股二头肌腱和半膜肌之间，半腱肌腱前侧，腘动脉和腘静脉位于神经深面。大腿中段至腘窝水平，坐骨神经被厚的神经系膜包绕。坐骨神经内胫神经和腓总神经纤维又由各自的神经外膜鞘包绕。神经外膜鞘内呈束状排列的神经纤维束则由各自的神经束膜包绕。腘窝内，神经和血管并非由共同的神经血管鞘包绕，这一点与其他部位神经和血管的关系明显不同。在坐骨神经进入腘窝前，坐骨神经分为胫神经和腓总神经(图 10-130)。

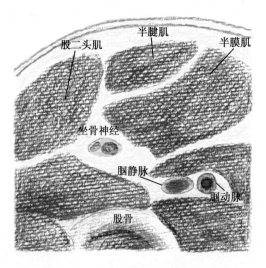

图 10-130　腘窝坐骨神经断层解剖图

10

（三）超声解剖

选择高频线阵探头，深度调节至 3～5cm，短轴位放置于大腿后外侧、膝关节上方（图 10-131），显示腘动脉及伴随的腘静脉，如果需要，可开启彩色多普勒模式扫查血管。腘动脉外侧为股二头肌，内侧为半腱肌、半

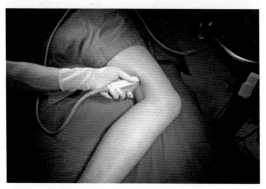

图 10-131　短轴位扫描示意图

膜肌。腘动脉外后方可见胫神经，其表现为一圆形或椭圆形高回声结构，内伴点状不规则低回声。一旦发现胫神经，可在其外侧寻找腓总神经。腓总神经回声结构与胫神经相同，直径比胫神经小很多（图 10-132）。探头向头端平移，追踪神经的走行，直至胫神经与腓总神经汇合为坐骨神经。此汇合点通常在腘窝上 5～10cm 处，表现为一圆形高回声的结构（图 10-133）。探头向近端滑动过程中，神经走行越来越深，需增加扫描深度，同时加压探头来显示神经。

10

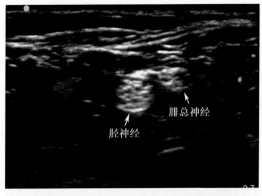

胫神经　腓总神经

图 10-132　胫神经、腓总神经超声图

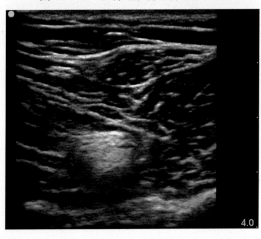

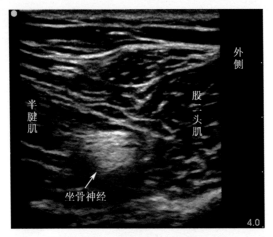

图 10-133　腘窝坐骨神经超声图

（四）操作方法

1. 体位　患者侧卧位，屈膝屈髋，阻滞侧位于上方。操作者位于患者背侧，超声仪放置于对侧。

2. 器材　高频线阵探头、无菌袖套及耦合剂、神经阻滞麻醉包、10cm 长度 21~22G 短斜面绝缘针一根、周围神经刺激仪（选用）。

3. 操作步骤

（1）常规消毒铺巾，探头套无菌袖套，涂抹无菌耦合剂。

（2）短轴位放置于大腿后外侧、膝关节上方，按扫描步骤显露坐骨神经，如果神经不能清晰显示，可向近端或远端倾斜、加压探头，使神经影像在背景中更突出。滑动探头可改善图像的质量，有利于神经显示。

（3）采用平面内技术，穿刺点选择在大腿外侧，根据神经的深度，设计尽量与探头平行的进针路径，可清晰显示穿刺针（图 10-134，图 10-135）。

（4）当穿刺针接近神经，回抽无血，注射少量局麻药，观察其在神经周围的扩散情况，根据需要适度调整针尖的位置，继续注射局麻药直至包裹坐骨神经

10

（图 10-136），局麻药总量 15~20ml。

（5）有时局麻药在神经鞘膜内扩散，可使胫神经和腓总神经在注射过程中分离（视频 10-17）。

视频 10-17 超声引导
经腘窝坐骨神经阻滞

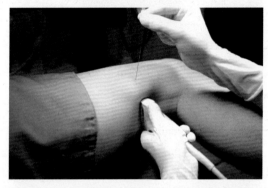

图 10-134 短轴位平面内技术穿刺示意图

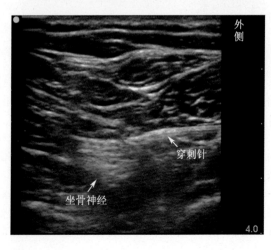

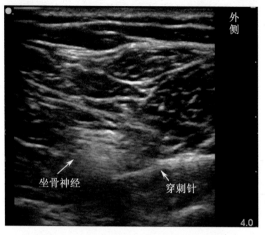

图 10-135　腘窝坐骨神经穿刺示意图

10

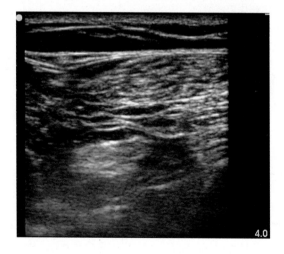

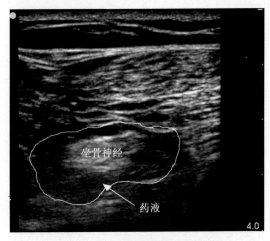

图 10-136 腘窝坐骨神经注药图

（五）注意事项

1. 为防止神经内注射导致神经损伤，注药过程中应避免高压力注射。

2. 不刻意追求胫神经和腓总神经分离的视觉效果，只需观察到局麻药将神经包裹即可。

3. 为达到局麻药将神经包裹的效果，穿刺针与探头相配合，通过抬高、压低针尾和/或加压、减压探头的方法，使针尖到达神经外侧、上方和下方分别注射。

第十五节 超声引导胫神经、腓总神经阻滞

一、概述

传统的胫神经、腓总神经阻滞技术，是依据解剖特征进行体表定位，盲法穿刺，因容易损伤血管、成功率低等，临床上较少使用。超声引导胫神经、腓总神经阻滞，可清晰观察神经及周围的解剖结构；穿刺过程中实时显露穿刺针，尤其是针尖与神经的接触关系；实时监

测局麻药的扩散情况；防止损伤腘动脉和血管内注射等优势。根据膝关节以下手术或镇痛部位的不同，选择性地阻滞胫神经或腓总神经。

二、局部解剖

在进入腘窝前，坐骨神经分为胫神经和腓总神经。腓总神经的直径通常只有胫神经的一半。坐骨神经分叉一般位于腘窝上方 5~12cm 处。胫神经在腘窝内垂直向下走行，发出运动神经纤维分支支配腓肠肌、腘肌、比目鱼肌和跖肌，发出关节支支配膝关节感觉，发出侧副支参与构成腓肠神经。在比目鱼肌下方，靠近胫骨处，胫神经发出分支支配胫骨后肌、趾长屈肌和踇长屈肌。自内踝内下方向前绕行，在屈肌支持带下方进入足底，发出终末支为足底内侧神经和足底外侧神经。腓总神经在腘窝内发出关节支、外侧皮支（腓肠外侧皮神经）和肌支。皮支参与构成腓肠神经，支配小腿后侧和外侧皮肤。腓总神经终末支为腓浅神经和腓深神经（图 10-137）。

10

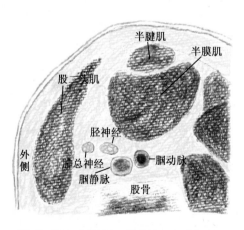

图 10-137　胫神经、腓总神经断层解剖图

三、超声解剖

选择高频线阵探头，深度调节至 3~5cm，短轴位放置于大腿后外侧、膝关节上方（图 10-138），显示腘动脉及伴随的腘静脉，如果需要，可开启彩色多普勒模式扫查血管。腘动脉外侧为股二头肌，内侧为半腱肌、半膜肌。在腘动脉的外后方可见胫神经，其表现为一圆形或椭圆形高回声结构，内伴点状不规则低回声，一旦发现胫神经，可在其外侧寻找腓总神经。腓总神经回声结构与胫神经相同，直径比胫神经小很多（图 10-139）。

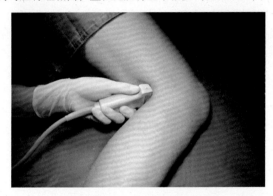

图 10-138 短轴位扫描示意图

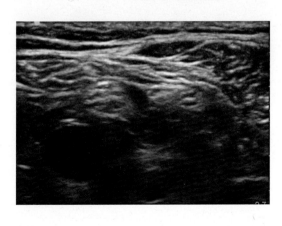

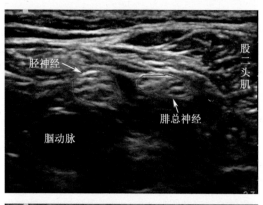

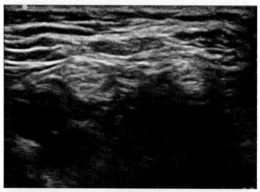

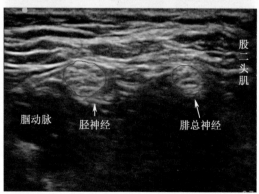

图 10-139　胫神经、腓总神经演变超声图

四、操作方法

1. 体位 患者俯卧位。

2. 器材 高频线阵探头、无菌袖套及耦合剂、神经阻滞麻醉包、5cm 长度 21～22G 短斜面绝缘针一根、周围神经刺激仪（选用）。

3. 操作步骤

（1）常规消毒铺巾，探头套无菌袖套，涂抹无菌耦合剂。

（2）短轴位放置于大腿后外侧、膝关节上方，显露高回声的圆形或椭圆形结构，内侧为胫神经，外侧为腓总神经。

（3）采用平面内技术进针。如需阻滞胫神经，则在探头内侧进针阻滞（图 10-140）；如需阻滞腓总神经，则在探头外侧进针阻滞（图 10-141）。

（4）当针尖接近神经（图 10-142，图 10-143），回抽无血，注射少量局麻药验证针尖位置，观察其在神经周围的扩散情况，根据需要适度调整针尖位置，继续注射局麻药直至包裹神经。

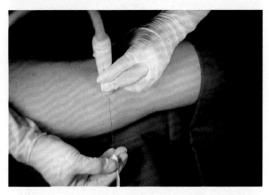

图 10-140 胫神经平面内技术穿刺示意图

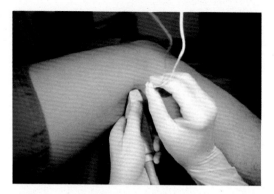

图 10-141　腓总神经平面内技术穿刺示意图

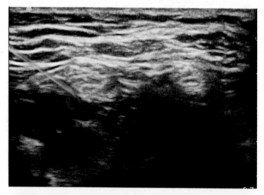

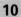

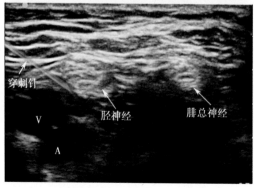

穿刺针

V

A

胫神经

腓总神经

图 10-142　胫神经穿刺示意图

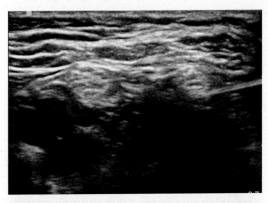

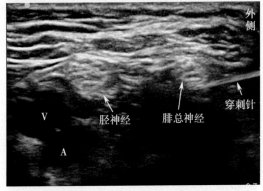

图 10-143　腓总神经穿刺示意图

五、注意事项

1. 该处与腘血管毗邻，注意针尖与血管的关系，避免血管损伤及血管内注射致局麻药中毒。

2. 选择性阻滞胫神经或腓总神经，穿刺点尽量选择在神经分叉的远端，适度注射局麻药，注意神经的包裹情况，避免扩散到不需要阻滞的神经周围。

（肖建民　张志刚）

第十章

●●●●

超声引导血管穿刺技术

第一节 超声引导血管穿刺技术基础

一、概论

本章介绍的血管穿刺技术主要包括动脉及中心静脉穿刺技术。传统定位方法包括动脉主要依靠操作者触觉，静脉则依靠体表解剖标志定位。穿刺成功与否主要取决于操作者经验、穿刺技术及患者的解剖结构。临床上经常遇到穿刺困难的患者，反复穿刺可引起血肿、血胸、气胸等并发症，甚至因损伤动脉形成巨大血肿导致患者死亡。

超声引导血管穿刺技术已有十多年临床应用经验，随着便携式超声发展，超声引导动脉及中心静脉穿刺技术已成为临床常规应用技术，明显提高了穿刺成功率，降低并发症发生率。目前，一些国家已将超声引导作为中心静脉穿刺置管的标准方法。

二、适应证

所有血管穿刺置管技术均可在超声引导下进行，临床上主要用于：

1. 中心静脉、周围静脉穿刺置管。
2. 动脉穿刺置管。
3. 颈内静脉透析治疗。
4. 经股动脉、桡动脉介入治疗。
5. 长期输液、化疗。
6. 胃肠外营养治疗。

三、禁忌证

1. 穿刺点局部有创伤、感染或肿瘤。
2. 血管栓塞。
3. 凝血功能障碍（相对禁忌证）。

四、超声血管成像临床优势

1. 穿刺前显示拟穿刺血管位置走向、管腔通畅度、有无解剖变异及其与周围血管组织器官关系。
2. 明显提高穿刺成功率，降低并发症发生率。
3. 减少操作次数，降低因反复穿刺所致损伤。
4. 穿刺过程中实时显示穿刺针、导引钢丝及导管走向及其在血管腔内位置。

五、超声图像上动静脉鉴别

在超声图像上，动静脉均表现为无回声黑色管状结构，正确识别可有效提高动静脉穿刺成功率。目前临床上常采用以下方法进行鉴别

1. 解剖位置　有时会发生变异，因此掌握拟穿刺血管及其周围的解剖结构对正确识别动静脉至关重要。
2. 搏动　动脉搏动明显，静脉一般无搏动，但可随相邻动脉一起搏动，在超声图像上不易区分，应结合其他方法加以鉴别。
3. 加压　探头加压时静脉易被压闭，而动脉不易。特殊情况除外，如消瘦患者或动脉位置表浅时动脉亦可被压闭，而肥胖患者静脉有时也不易被压闭。
4. 静脉瓣　静脉内有时可见静脉瓣（图 11-1）。

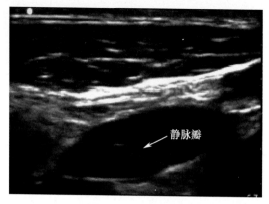

图 11-1　静脉瓣图

5. 体位　体位变化可改变静脉充盈状态，对动脉影响不大。

6. 彩色超声多普勒及多普勒频谱　动静脉频谱特征不同。彩色血流特点：①血流方向朝向探头，显示为红色；②血流方向背向探头，显示为蓝色（图 11-2）；③出现血流不稳时，显示为红蓝混合色。

动脉频谱呈明显波浪状，高低交错，声音高亢尖锐，与动脉搏动一致；静脉频谱为较平坦波形变化，幅度不大，声音低沉缓和（图 11-3）。

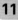

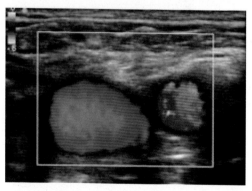

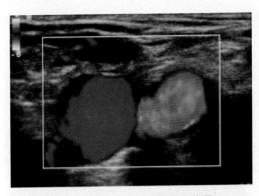

图 11-2 股动脉、股静脉血流图

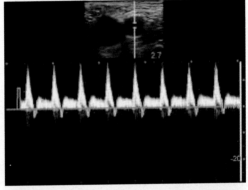

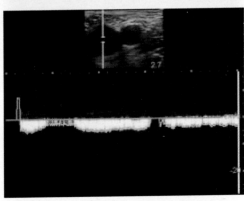

图 11-3 股动脉、股静脉频谱图

六、超声引导血管穿刺方法

1. 纵向扫描平面内技术是指超声探头长轴、血管长轴、穿刺针均位于同一平面内的超声引导穿刺方法(图11-4)。其优点为穿刺过程中穿刺针全长及行进途径均始终直观地显示在超声影像中，穿刺全程可见，并发症少；其缺点为穿刺过程中易丢失目标血管而误入其他相伴行血管。

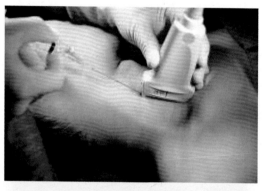

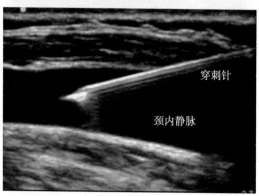

图 11-4　纵向扫描平面内技术穿刺示意图

2. 横向扫描平面外技术是指超声探头长轴与血管长

轴及穿刺针垂直的穿刺方法（图 11-5）。其优点为穿刺针易于从血管壁正中穿入血管，减少血管侧壁损伤可能；穿刺过程中能始终监测伴行血管情况，避免误穿。其缺点为穿刺过程中仅可见穿刺针尖（超声影像上表现为一后方伴有明显高回声亮点），无法看见穿刺针全程；针尖位置不易被识别，容易造成穿刺过深，穿透血管甚至损伤深层组织器官。

11

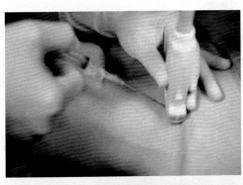

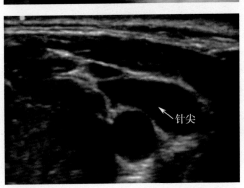

针尖

图 11-5　横向扫描平面外技术穿刺示意图

任何一种医学方法、医学技能都可能出现相关并发症，超声引导下血管穿刺也会失败，甚至会发生严重并发症。这就要求我们平时多做模拟训练，加强手眼协调性配合，在操作前熟悉拟穿刺血管解剖结构，选择合适超声探头。

第二节　超声引导颈内静脉穿刺置管

一、局部解剖

颈内静脉是颈部最粗大的静脉干，从颅底颈静脉孔内续于乙状窦，伴随颈内动脉下降，初在该动脉后侧，后达其外侧，下行后与颈总动脉（偏内）、迷走神经（偏后）共同包裹于颈动脉鞘内。

颈内静脉上段位于胸锁乳突肌胸骨肌腹内侧，中段在胸锁乳突肌两个肌头后方，下端位于胸锁乳突肌胸骨肌腹、锁骨肌腹与锁骨构成的颈动脉三角内。颈内静脉末端后方是锁骨下动脉、膈神经、迷走神经和胸膜顶，在胸锁关节后方与锁骨下静脉汇合成头臂静脉，汇合处的夹角称为静脉角，左侧有胸导管注入，右侧有右淋巴导管注入。继续下行与对侧头臂静脉汇合成上腔静脉注入右心房。

因右侧颈内静脉较粗，并与右头臂静脉、上腔静脉几乎成一直线，且接近右心房，右侧胸膜顶又低于左侧，再者为避免损伤胸导管，故临床上多选右侧颈内静脉穿刺（图11-6）。

二、超声解剖

颈内静脉位置表浅，选用高频线阵探头即可。

1. 横向扫描下解剖结构　将探头放置于胸锁关节上方，平行于锁骨，与颈动脉三角垂直放置（图11-7），可获得颈内静脉、颈总动脉横截面超声图像，颈总动脉表现为圆形搏动无回声结构，颈内静脉表现为椭圆形或梭形无回声结构，探头加压时管腔可被压扁，甚至闭锁（图11-8）。

11

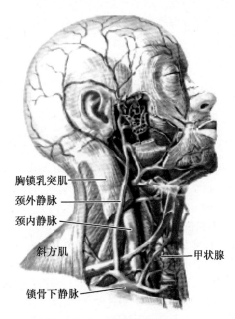

胸锁乳突肌

颈外静脉

颈内静脉

斜方肌

锁骨下静脉

甲状腺

图 11-6　颈部静脉解剖图

11

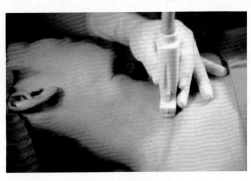

图 11-7　短轴位示意图

　　颈总动脉内侧为甲状腺和气管，颈内静脉上方被胸锁乳突肌覆盖，其外侧为前斜角肌。颈总动脉一般位于颈内静脉内侧。但颈总动脉和颈内静脉位置关系也存在变异,少数患者颈内静脉位于颈总动脉上方甚至内侧(图 11-9)。开启彩色多普勒模式,可验证动静脉(图 11-10,图 11-11)。

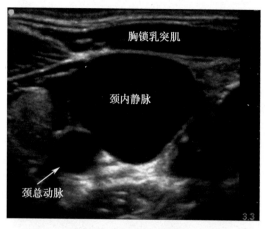

胸锁乳突肌

颈内静脉

颈总动脉

图 11-8 短轴位扫描图

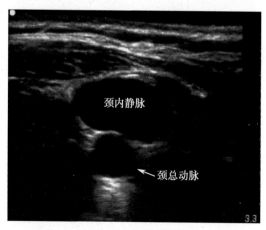

颈内静脉

颈总动脉

图 11-9 短轴位扫描图

11

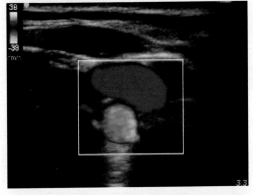

图 11-10 颈部血管血流图

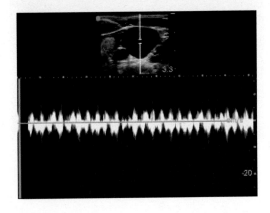

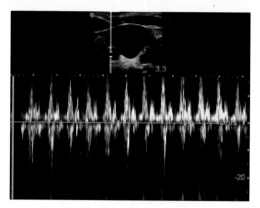

图 11-11　颈部血管频谱图

2. 纵向扫描下解剖结构　采用横向扫描技术，确认颈内静脉影像后，将颈内静脉横截面图像置于屏幕正中位置，以探头中点为圆心，旋转 90°，使横向扫描变化为纵向扫描（图 11-12），可见颈内静脉图像为管状无回声结构（图 11-13）。仔细扫查，可见静脉瓣。缓慢向内移动探头，可见颈总动脉纵向图像。开启彩色多普勒模式，可验证动静脉（图 11-14）。

11

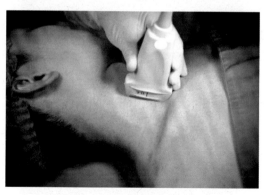

图 11-12　长轴位示意图

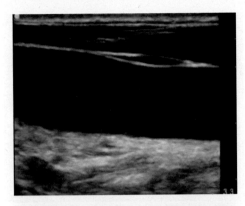

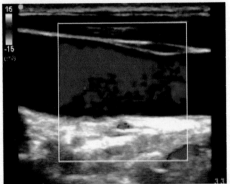

图 11-13 长轴位血流图

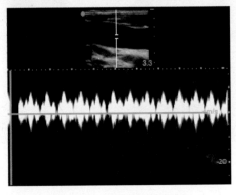

图 11-14 颈内静脉频谱图

三、操作方法

1. 体位　患者平卧、去枕、头转向对侧，颈伸展，必要时肩后垫高，头低 15°～20°，充血性心衰或肺动脉高压者可平卧。

2. 器材　高频线阵探头、无菌袖套、耦合剂、中心静脉穿刺包。

3. 操作步骤　分横向扫描平面外技术和纵向扫描平面内技术。

（1）横向扫描平面外技术

1）常规消毒铺巾，探头套无菌袖套，涂抹无菌耦合剂。

2）将探头短轴位垂直于颈动脉三角放置，获得颈内静脉横截面超声图像，用按压、多普勒频谱等方法确定为颈内静脉。

3）将颈内静脉图像调至屏幕正中位置，局麻后穿刺针沿超声探头中点刺入（图 11-15）。在穿刺过程中，探头需轻微向头端或足端倾斜寻找针尖。

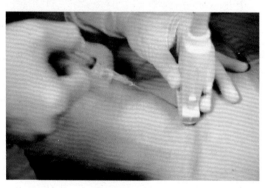

图 11-15　短轴位平面外技术穿刺示意图

4）针进静脉后，回抽静脉血，即可按常规操作（图 11-16，图 11-17）。

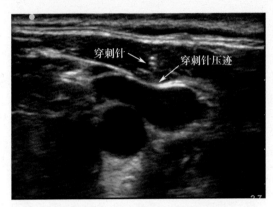

图 11-16 颈内静脉穿刺示意图

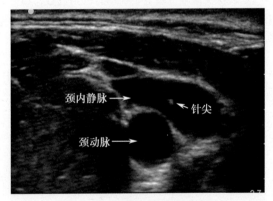

图 11-17 颈内静脉穿刺示意图

5）置入导丝和导管后，需用超声再次扫描验证导丝和导管位置。

（2）纵向扫描平面内技术

1）常规消毒铺巾，探头套无菌袖套，涂抹无菌耦合剂。

2）获得颈内静脉纵截面超声图像，用按压、多普勒频谱等方法确定为颈内静脉。

3）局麻后从探头头端进针（图 11-18，图 11-19），
超声下可清晰显示针尖压迫血管前壁造成的切迹。

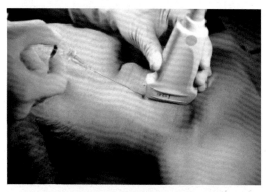

图 11-18　长轴位平面内技术穿刺示意图

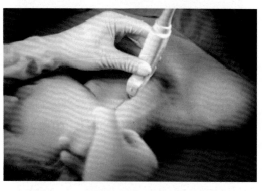

图 11-19　长轴位平面内技术穿刺示意图

4）针进静脉后（图 11-20），回抽静脉血，即可按
常规操作。

5）置入导丝和导管后，需用超声再次扫描验证导
丝和导管位置（图 11-21，图 11-22）。

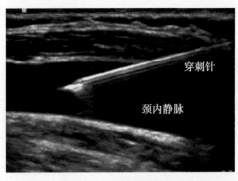

图 11-20 颈内静脉穿刺针示意图

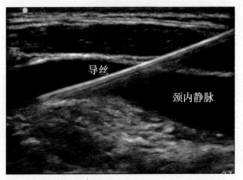

图 11-21 颈内静脉穿刺导丝示意图

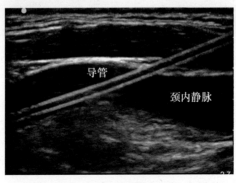

图 11-22 颈内静脉穿刺导管示意图

四、注意事项

1. 静脉易被超声探头和穿刺针压迫而塌陷，增加穿刺困难，因此超声探头应轻触皮肤。

2. 若进针已超过静脉深度还未抽吸到血液，应缓慢边吸边退，直至回抽出血液。

3. 应特别注意深面椎动脉及胸膜，避免损伤。

第三节　超声引导锁骨下
静脉穿刺置管

一、局部解剖

锁骨下静脉起自第一肋外缘，由腋静脉延续而成，至胸锁关节后方与颈内静脉合成头臂静脉，近胸骨角右侧，两条头臂静脉汇合成上腔静脉。

锁骨下静脉前面有锁骨和锁骨下肌，后上方有锁骨下动脉，动脉之间有前斜角肌隔开，臂丛内侧束在其中穿过，下方为第一肋，内后方为胸膜顶。在锁骨中点以内，锁骨下静脉被锁骨覆盖，在锁骨中点及其外侧，锁骨下静脉和锁骨下动脉分别从锁骨下缘穿出（图 11-23）。

11

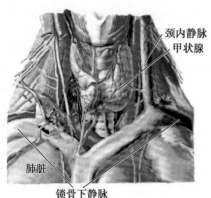

颈内静脉
甲状腺

肺脏

锁骨下静脉

图 11-23　锁骨下静脉解剖图

二、超声解剖

选择高频线阵探头，深度调节至 3~5cm。将探头平行锁骨置于锁骨下方，探头尾端向足端倾斜（图 11-24），可获得锁骨下静脉纵截面超声图像，其表现为管状无回声结构。

在静脉深部，可扫查到同样表现为管状无回声结构的锁骨下动脉（图 11-25）。开启彩色多普勒频谱功能，验证动静脉（图 11-26，图 11-27）。低血容量及慢阻肺患者，锁骨下静脉管腔随呼吸变化较大，甚至在吸气时完全闭陷。

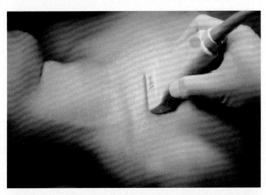

图 11-24　横向扫描示意图

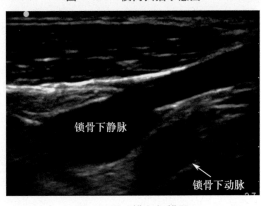

锁骨下静脉

锁骨下动脉

图 11-25　横向扫描图

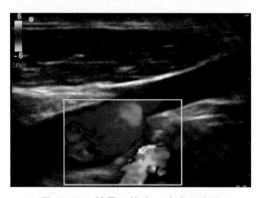

图 11-26 锁骨下静脉、动脉血流图

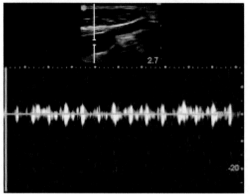

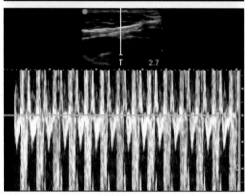

图 11-27 锁骨下静脉、动脉频谱图

三、操作方法

1. 体位　患者平卧、去枕、头转向对侧，颈伸展，必要时肩后垫高，头低 15°~20°，充血性心衰或肺动脉高压者可平卧。

2. 器材　高频线阵探头、无菌袖套、耦合剂、中心静脉穿刺包。

3. 操作步骤

（1）常规消毒铺巾，探头套无菌袖套，涂抹无菌耦合剂。

（2）将探头平行锁骨置于锁骨下方，探头尾端向足端倾斜，获得锁骨下静脉纵截面超声图像及其周围结构。

（3）开启多普勒频谱功能，确定锁骨下静脉。

（4）选择锁骨下静脉最宽直径截面为穿刺目标。一般采用平面内技术，穿刺点选择在探头外侧平面中间，测量皮肤与锁骨下静脉距离，设计穿刺路径（图11-28）。

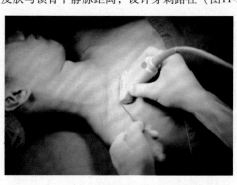

图 11-28　横向扫描平面内技术穿刺示意图

（5）皮肤局麻后，穿刺针从探头外侧皮肤进针，注意始终保持穿刺针与探头在同一个扫描切面上。

（6）随穿刺针进入，可见穿刺针及针尖压迫血管壁形成切迹。此处静脉压力低，管壁较厚，针尖刺透静脉壁时，常需压低针尾，以防刺透静脉后壁，导致损伤。

（7）回抽有血后，置入导丝，用超声扫查导丝是否在血管内（图 11-29）。

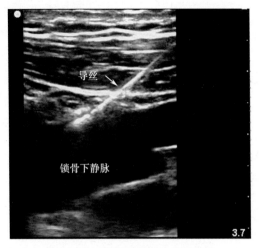

图 11-29　锁骨下静脉导丝示意图

（8）置入导管后，再次用超声扫查锁骨下静脉及同侧颈内静脉，确认导管位置，以免导管上行进入颈内静脉（视频 11-1）。

视频 11-1　超声引导锁骨
下静脉穿刺置管

四、注意事项

1. 初学者如因操作不熟练致穿刺针尖显示不清，可在注射器内抽吸适量生理盐水，边进针边注射生理盐水，以确定针尖位置。

2. 超声引导下锁骨下静脉穿刺角度非常大，如针尖显示不清切勿盲目进针，以免损伤胸膜及肺脏。

第四节 超声引导股静脉穿刺置管

一、局部解剖

股静脉伴股动脉上行，在腹股沟韧带深面延续为髂外静脉，股静脉上段位于股三角内。股三角位于股前部上1/3，为底在上、尖朝下三角形凹陷，底边为腹股沟韧带，外侧边为缝匠肌内侧缘，内侧边为长收肌内侧缘。股三角内有股神经、股动脉及其分支、股静脉及其属支和腹股沟淋巴结等。在股三角内股动脉居中，外侧为股神经，内侧为股静脉。随着股神经、股动脉和股静脉下行，三者位置关系逐渐由外、中、内变为前、中、后关系（图11-30）。

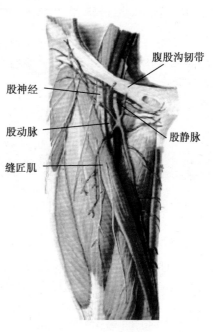

图 11-30 股静脉解剖图

二、超声解剖

选择高频线阵探头，深度调节至 3～4cm，短轴位置于腹股沟韧带区域，由外向内开始扫描（图 11-31）。股动脉表现为搏动圆形无回声结构，股静脉一般位于股动脉内侧，呈椭圆形无回声结构（图 11-32）。

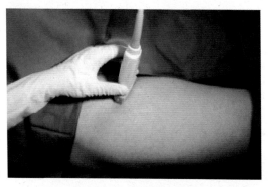

图 11-31　短轴位示意图

11

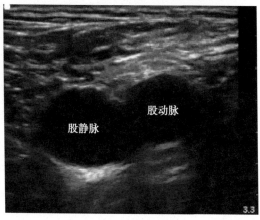

图 11-32　短轴位扫描图

探头加压时，股静脉管腔明显缩窄甚至被压闭。开启多普勒模式，可根据血流和频谱验证动静脉（图11-33，图11-34）。探头向足端继续移动，可见股静脉逐渐走行至股动脉下方甚至外侧。

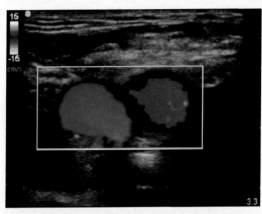

图11-33　股静脉、股动脉血流图

11

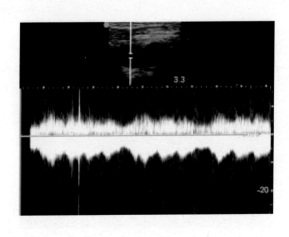

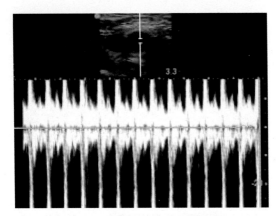

图 11-34　股静脉、股动脉频谱图

三、操作方法

1. 体位　患者仰卧位，置管侧下肢略外展外旋。

2. 器材　高频线阵探头、无菌袖套、耦合剂、中心静脉穿刺包。

3. 操作步骤

（1）常规消毒铺巾，探头套无菌袖套，涂抹无菌耦合剂。

（2）短轴位置于腹股沟韧带区域，显示股静脉、股动脉。

（3）探头向足端平移，选择静脉管腔充盈、与股动脉并行排列时股静脉横截面为穿刺目标。

（4）将股静脉横截面图像调至屏幕正中，开启 M-MODE 模式，准确定位股静脉中线。

（5）采用平面外技术，在探头外侧中点位置局麻，沿超声探头中点刺入（图 11-35，图 11-36）。

（6）在穿刺过程中，探头需轻微向头端或足端倾斜寻找针尖，也可将探头变化为长轴位置寻找穿刺针（图 11-37）。

（7）针进入静脉后，回抽静脉血，即可按常规操作（图 11-38）。

（8）置入导丝和导管后，需用超声再次扫描验证导丝及导管位置（图 11-39）。

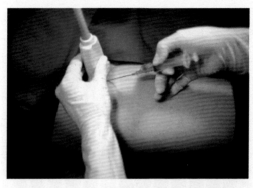

图 11-35 短轴位平面外技术穿刺示意图

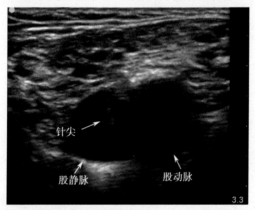

针尖

股静脉

股动脉

3.3

图 11-36 股静脉穿刺针示意图

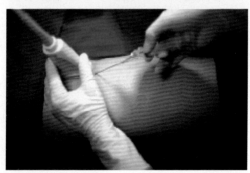

图 11-37 长轴位平面内技术穿刺示意图

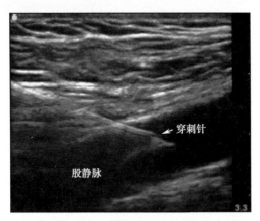

图 11-38　股静脉穿刺针示意图

11

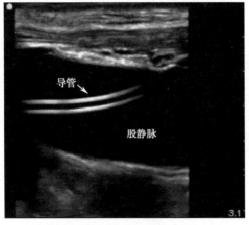

图 11-39　股静脉导管示意图

四、注意事项

1. 静脉易被超声探头和穿刺针压迫而塌陷，增加穿刺困难，因此超声探头应轻触皮肤。

2. 若进针已超过静脉深度还未抽吸到血液，应缓慢边吸边退，直至回抽出血液。

第五节 超声引导动脉穿刺置管

一、概述

动脉穿刺技术是一种常用操作技术,能够获得较为全面的血流动力学信息,正确性相对较高,有利于深入和全面地了解病情,尤其适用于危重患者的诊治。常用动脉穿刺部位包括桡动脉、肱动脉、足背动脉、股动脉等,其中以桡动脉最为常用。下面以桡动脉为例来介绍一下超声引导动脉穿刺技术。

二、局部解剖

桡动脉为肱动脉终支之一,在桡骨颈高度分出。于起点不远处发出桡侧返动脉,经外上髁前面上行,参与肘关节动脉网组成。本干先行于肱桡肌深面,后经肱桡肌腱和桡侧腕屈肌腱之间下行,在该处位置表浅,可触及搏动,桡动脉下段在桡骨茎突尖端处斜过拇长展肌和拇短伸肌腱深面转至腕骨外侧缘,沿舟骨和大多角骨背面下行至手背。桡动脉在桡腕关节稍上方发出掌浅支入手掌,与尺动脉末支吻合构成掌浅弓(图 11-40)。

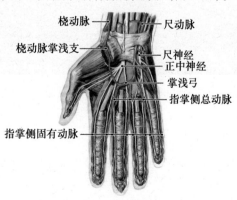

图 11-40 桡动脉解剖图

三、超声解剖

选用高频线阵探头。根据探头与上肢方向，探头与上肢长轴平行放置称纵向扫描，探头与上肢长轴垂直放置称横向扫描。

1. **横向扫描下解剖结构**　将超声探头与桡动脉长轴垂直置于腕横纹处（图 11-41），在桡侧寻找桡动脉横截面图像，其表现为搏动圆形无回声影像（图 11-42）。开启多普勒模式，通过观察血流颜色及频谱特征，进一步验证桡动脉（图 11-43）。

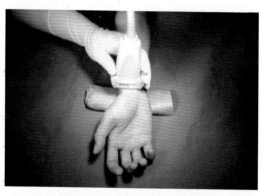

图 11-41　横向扫描示意图

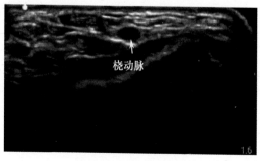

图 11-42　横向扫描图

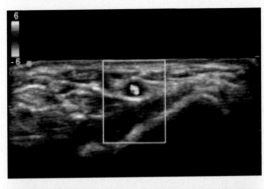

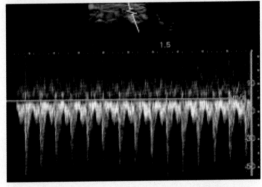

图 11-43　横向扫描血流、频谱图

2. 纵向扫描下解剖结构　采用横向扫描技术，确认桡动脉影像后，将桡动脉横截面图像置于屏幕正中位置，以探头中点为圆心，旋转 90°，使横向扫描变化为纵向扫描（图 11-44，图 11-45），可见桡动脉图像为搏动管状无回声结构（图 11-46）。开启多普勒模式，观察血流颜色及频谱特征，进一步验证桡动脉（图 11-47）。

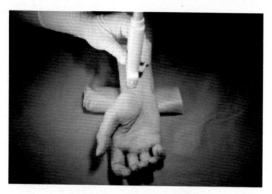

图 11-44 纵向扫描示意图

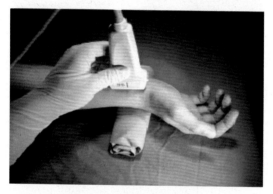

图 11-45 纵向扫描示意图

11

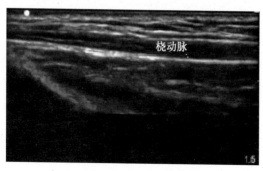

图 11-46 纵向扫描图

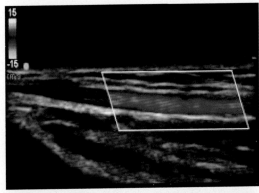

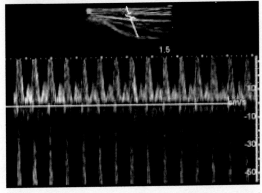

图 11-47 纵向扫描血流、频谱图

四、操作方法

1. 体位 患者仰卧位，穿刺侧手臂外展，手腕置于
软衬垫上，腕部伸直掌心向上，手和手腕固定在轻度背
屈位。

2. 器材 高频线阵探头、无菌袖套及耦合剂、肝素
液、压力监测系统、一次性动脉穿刺针。

3. 操作步骤 分纵向扫描平面内技术和横向扫描平
面外技术。

（1）横向扫描平面外技术

1）直接穿刺法

A. 常规消毒铺巾，探头套无菌袖套，涂抹无菌耦合剂。

B. 获得桡动脉横截面超声图像，确认桡动脉通畅，向近端平移探头，观察桡动脉走行过程中无迁曲及狭窄等。

C. 将桡动脉横截面图像调至屏幕正中，开启 M-MODE 模式，准确定位桡动脉中线。

D. 采用平面外技术，在探头外侧中点位置局麻。

E. 与皮肤呈 5°~10° 夹角进针，沿超声探头中点刺入（图 11-48，图 11-49），穿刺过程中轻微向远端倾斜探头，使穿刺针到达桡动脉中央位置，实时追踪针尖，并不断微调引导。

F. 待观察到针尖进入动脉（图 11-50），尾部有血溢出，即可置入导管。

G. 使用超声确认导管位置。

2）穿透法

A~D 同直接穿刺法。

E. 与皮肤呈 5°~10° 夹角进针，沿超声探头中点刺入，穿刺针直接刺透桡动脉，拔出穿刺针芯。

F. 导管连接内含肝素盐水注射器，边回退导管边观察回血情况。

G. 一旦有动脉血溢入注射器内，边注射盐水边置入导管。

H. 使用超声确认导管位置。

11

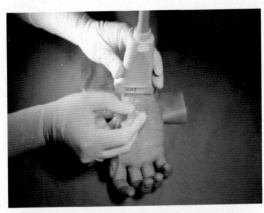

图 11-48 横向扫描平面外技术穿刺示意图

11

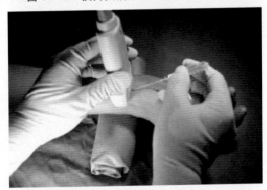

图 11-49 横向扫描平面外技术穿刺示意图

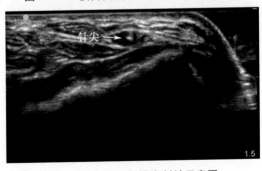

针尖 →

1.5

图 11-50 横向扫描穿刺针示意图

（2）纵向扫描平面内技术

1）常规消毒铺巾，探头套无菌袖套，涂抹无菌耦合剂。

2）获得桡动脉纵截面超声图像，确认桡动脉通畅。

3）采用平面内技术，在超声探头远端中间位置局麻。

4）与皮肤呈 5°~10° 夹角进针（图 11-51，图 11-52），保持穿刺针与探头切面重合，可观察到穿刺针进入桡动脉（图 11-53）。

5）当穿刺针尾端有血溢出，目视针尖及部分导管进入动脉后，固定穿刺针，置入导管。

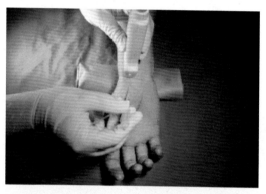

图 11-51　纵向扫描平面内技术穿刺示意图

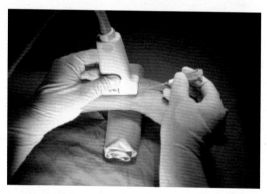

图 11-52　纵向扫描平面内技术穿刺示意图

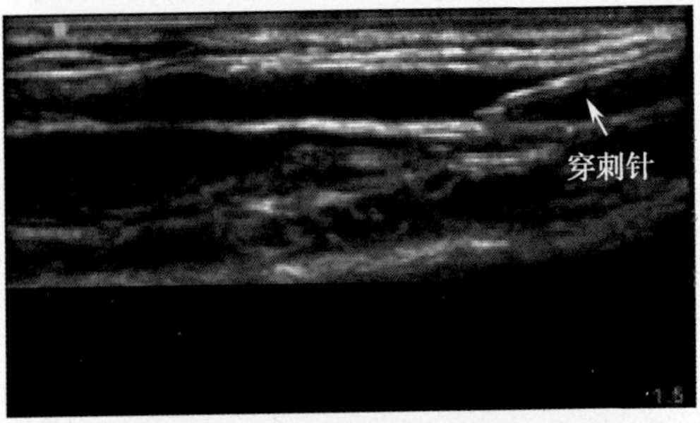

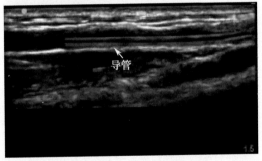

图 11-53　纵向扫描穿刺针示意图

6）使用超声确认导管位置（图 11-54）。

图 11-54　纵向扫描导管示意图

五、注意事项

1. 桡动脉距离皮肤较近。采用短轴平面外技术穿刺时，针尖进入动脉前，需移动、倾斜探头，使针尖位于动脉正上方；待针尖进入血管后，及时压低针尾，在继续进针过程中，及时探查针尖在动脉内影像。

2. 桡动脉管径较细。采用长轴平面内穿刺时，需仔细调整针尖与管腔于同一切面内，待针尖完全进入血管一段距离后，再置入导管。

（肖建民　李　鹏）

第十二章

超声引导腰-硬联合麻醉

一、概述

传统的腰-硬联合麻醉以髂嵴连线和椎间隙为骨性标志，采用盲穿的手法凭经验逐层穿刺。对于某些肥胖、脊柱畸形、背部手术史等患者，往往需要重复穿刺或改用其他麻醉方法。超声引导腰-硬联合麻醉技术实现了椎管内麻醉的可视化，它可以快速确定中线，准确定位椎间隙；容许操作者预先观察椎管解剖、识别有无畸形、预测靶目标深度、确定进针的最佳位置和进针轨迹；大幅度提高穿刺的一次成功率，减少反复穿刺或者多个位置穿刺的概率；提高了患者的舒适度。

二、局部解剖

成人脊椎呈现四个弯曲，颈曲和腰曲向前，胸曲和骶曲向后。典型椎骨包括椎体及椎弓两个主要部分。椎体的功能是承重，两侧椎弓从外侧向后围成椎孔，起保护脊髓的作用。每一椎板有 7 个突起。椎弓根上下有切迹，相邻的切迹围成椎间孔，供脊神经通过。位于上、下两棘突之间的间隙是椎管内麻醉的穿刺位置。

相邻两节椎骨的椎弓由三条韧带相互连接，从外向内的顺序是棘上韧带、棘间韧带及黄韧带。黄韧带的宽度约等于椎管后壁的 1/2，腰部最坚韧厚实。棘间韧带是比较薄弱的韧带，连接上下两棘突。棘上韧带连接自第7颈椎到骶骨棘突，腰部最宽。老年钙化使棘上韧带坚硬如骨，甚至无法经正中线穿刺。脊髓上端自枕骨大孔开始，成人终止于第1、2腰椎之间，平均长度为42~45cm。因此，成人在第2腰椎以下的蛛网膜下腔只有脊神经根，即马尾神经。所以，行脊麻时多选择第2腰椎以下的间隙，以免损伤脊髓。

三、超声解剖

成人选用低频凸阵探头，深度调节至7~12cm。儿童可选用高频线阵探头，深度调节至3~6cm。采用与脊柱平行放置的纵向扫描方式（图12-1）。将探头放置于脊柱中线骶骨位置，骶骨表现为高回声结构，其深面为无回声声影。向头端纵向移动探头，在骶椎和L_5棘突之间，可见骨性结构连续性中断影像，即为$L_5 \sim S_1$间隙（图12-2）。继续向头端纵向移动探头，可见$L_5 \sim L_3$棘突及棘突间隙。棘突表现为月牙状高回声结构，深面为无回声声影。两棘突之间即为棘突间隙。根据计数定位$L_{3\sim4}$棘突间隙。透过棘突间隙，可观察到深面强回声线性结构的硬膜及无回声结构的椎管（图12-3），有时可发现椎管内的马尾神经，其表现为搏动的强回声结构。黄韧带在硬膜的浅面，表现为一高回声的线性结构，高回声的黄韧带与强回声的硬膜之间的低回声区域为硬膜外腔。在椎管的深面，可见一粗大的强回声结构，为前方硬膜和后纵韧带的复合体影像。临床实践证实，其为辨识椎管的重要标志（图12-4）。向任意一侧横向移动探头，由内向外显示的骨性标志依次为椎板间隙、关节突、横突根部（图12-5）。关节突表现为一个连续的、强回声的波浪线，中间没有间隙（图12-6）。在此位置将探头稍微向中线倾斜，可得到椎管的影像，这种方式称旁正中倾斜纵向扫描（图12-7）。与正中纵向扫描方式相比较可发现，椎管显露更清晰，其上方覆盖的骨性结构更少，对于设计穿刺路径更容易。

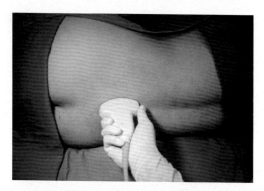

图 12-1　纵向扫描示意图

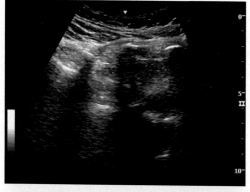

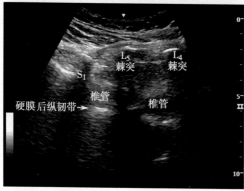

图 12-2　L$_5$~S$_1$ 间隙超声图

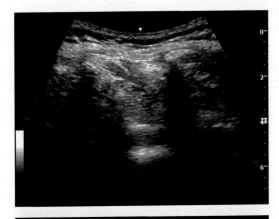

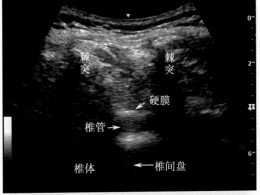

图 12-3　腰椎椎管超声图

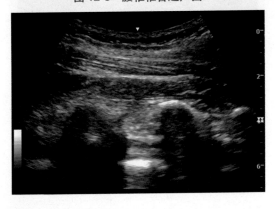

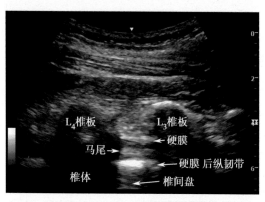

图 12-4　复合体影像超声图

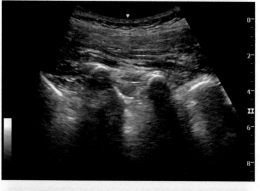

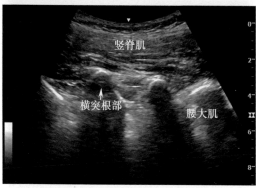

图 12-5　纵向扫描腰椎横突根部超声图

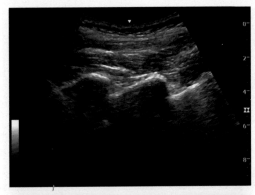

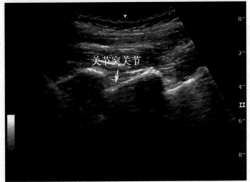

图 12-6　纵向扫描腰椎关节突关节超声图

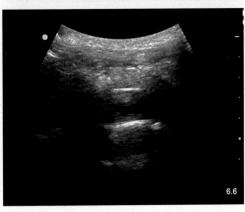

12

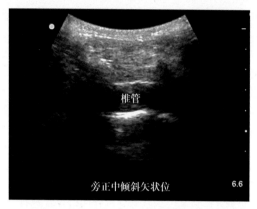

图 12-7　旁正中倾斜扫描腰椎椎管示意图

四、操作方法

1. 体位　患者侧卧位，低头屈膝屈髋，大腿尽量贴近腹壁，使腰背部弓成弧形。

2. 器材　画线笔、低频凸阵探头、无菌袖套及耦合剂、腰-硬联合麻醉包。

3. 操作步骤　分纵向扫描实时引导平面外技术和纵向扫描定位非引导穿刺技术。大多数情况下，实施腰麻多采用实时引导平面外技术。硬膜外穿刺时，在进针过程中，需一手控制探头，一手持针操作，对于操作者来讲，难度较大，控制穿刺针的能力会大幅度降低，所以，在临床应用中，建议采用超声定位非引导穿刺技术。

（1）纵向扫描实时引导平面外技术

1）将探头放置于脊柱中线骶骨位置，显示高回声结构的骶骨，向头端纵向移动探头，识别 $L_5 \sim S_1$ 间隙。继续向头端纵向移动探头，定位 $L_{3\sim4}$ 棘突间隙。

2）透过棘突间隙，观察黄韧带、硬膜及椎管的结构。将探头向下位横向移动，识别椎板、关节突，然后

259

探头稍微向中线倾斜，观察黄韧带、硬膜及椎管的结构。

3）操作者根据预先观察到的椎管解剖，比较正中和旁正中两种扫描图像的清晰度，确定进针的最佳位置和进针轨迹，使用画线笔标记探头位置。

4）常规消毒铺巾，探头套无菌袖套，涂抹无菌耦合剂。

5）将探头放置于标记位置，显露硬膜外腔及椎管。

6）采用平面外技术（图 12-8），穿刺点局麻，使用 20G 穿刺针作为笔尖式腰麻穿刺针的引导针进行穿刺，超声实时追踪引导针的运行轨迹。此时穿刺针在超声图像上显示为一个高回声的亮点，起初显示在屏幕的亮点，被认为是穿刺针针尖。

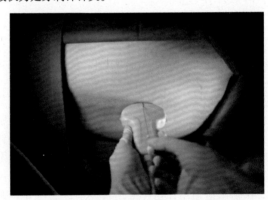

图 12-8　纵向平面外技术穿刺示意图

7）继续进针的过程中需持续追踪针尖，当接近黄韧带后，将笔尖式腰麻针从引导针的针芯中导入继续穿刺，实时追踪穿刺针，突破黄韧带及硬膜，可在椎管内观察到穿刺针针尖（图 12-9）。

8）拔出穿刺针针芯，可见脑脊液流出，缓慢注入局麻药（视频 12-1）。

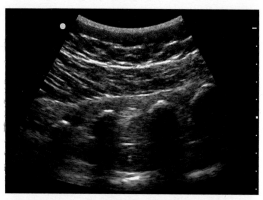

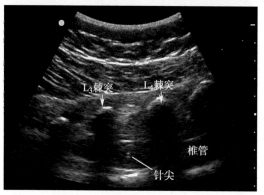

图 12-9　$L_{3\sim4}$椎管内穿刺针示意图

（注该患者女性，体重 130kg）

视频 12-1　超声引导

蛛网膜下隙阻滞

（2）纵向扫描定位非引导穿刺技术：扫描方法同纵向扫描实时引导平面外技术。当显示清楚黄韧带及椎管的最佳图像后，将图像放置于显示屏正中位置，使用画线笔标记探头位置标记探头的长轴和短轴的中点，用画线笔分别连接长轴和短轴的两点为线，两条连线的交叉点即为穿刺点（图 12-10）。穿刺过程同传统方法。

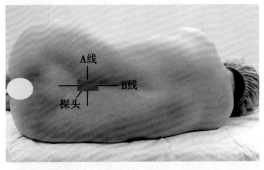

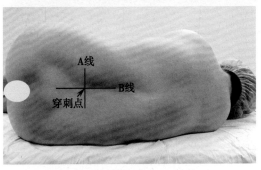

图 12-10　超声定位示意图

五、注意事项

1. 超声引导下的椎管内麻醉实现了可视化。成功的操作需要高度的手巧、手眼协调能力及将二维信息转换成 3D 图像的构思能力，同时，了解超声的基础知识，熟悉断层解剖也非常重要。

2. 纵向扫描定位非引导穿刺技术时，扫描确认穿刺位置后，患者须保持体位，因为小的体位变动都会导致穿刺点的改变。

（肖建民　郭洪庆）

第十三章

超声技术在麻醉监测中的应用

近年来国内超声技术的快速推广，使超声技术在麻醉领域有了广泛的用武之地，超声监测为我们提供了越来越多的临床关键信息，成为了像监护仪一样重要的麻醉监测工具。（视频 13-1）

视频 13-1　床旁超声监测在围术期的应用

一、心脏超声

1. 包括体表心脏超声（TTE）和经食管心脏超声（TEE）两种监测方法。

（1）TTE 常用胸骨旁、心尖、剑突下、胸骨上窝等四个声窗进行快速扫查，可以发现心脏和心包腔的异常。

（2）TEE 有 20 个标准切面，不过已有指南提出针对危重患者麻醉监测，只使用 6 个"focus"切面就可以达到监测、诊断和决策的要求。

1）与 TTE 相比，TEE 具有较少受体型和体位限制、图像更清晰、盲区更少对心肌节段分析更便捷等优势。

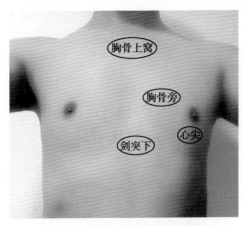

图 13-1　TTE 探头放置体表位置

2）TEE 需要将超声探头放入被监测者的食管，创伤较 TTE 大，且只能用于全身麻醉的患者。

（3）需要根据具体情况来选择 TTE 或 TEE，但常用的图像特点是一致的。

2. 心脏超声常用图像

（1）心包积液或占位

1）表现为心包无回声区，随着积液量的增多，通常伴有右室游离壁塌陷、右房压力升高，甚至出现心脏摆动。

2）临床上可以发现心包填塞的症状。

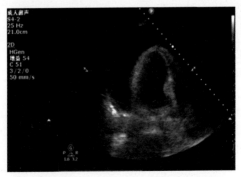

图 13-2　心包积液胸骨旁切面

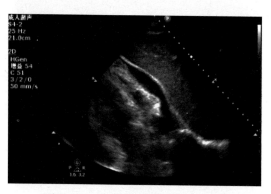

图 13-3　心包积液剑突下四腔心切面

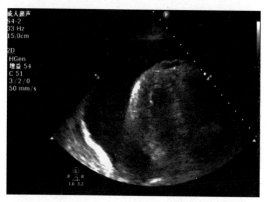

图 13-4　心包积液心尖四腔心切面"钟摆征"

（2）室壁运动异常

1）可以表现为室壁运动幅度减低、不协调、消失、矛盾运动等，常伴有正常心室节段室壁运动代偿性增强。

2）常提示缺血性心肌病、心肌梗死或心肌炎。

（3）左心室收缩功能异常：从视觉上可以用心室收缩末和舒张末内径变化及室壁增厚来判断室壁的收缩和舒张功能，也可以借助 M 型超声来测量 FS 值和 EF 值。

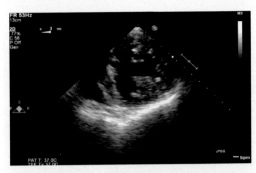

图 13-5　TEE 左室短轴切面

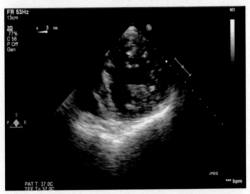

图 13-6　TEE 左室短轴室壁动度减弱

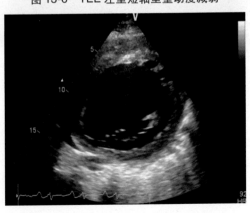

图 13-7　TEE 左室扩大弥漫性活动减弱

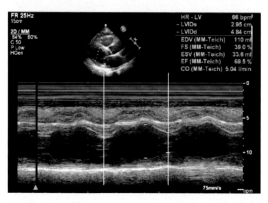

图 13-8　胸骨旁长轴 M 型超声测量左心功能指标

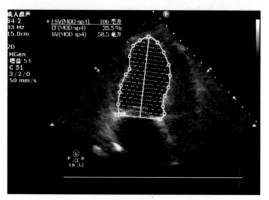

图 13-9　辛普森法测左心功能指标

（4）评估容量状态：收缩末期左室前后壁几乎贴近，称为"接吻征"、高度提示左室充盈欠佳、容量不足，多见于低血容量性休克和其他因素导致的血管张力降低引起的相对性容量不足。

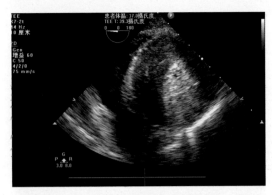

图 13-10　左室收缩末期"接吻征"1

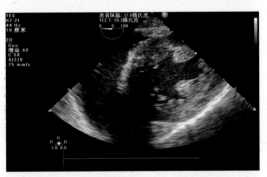

图 13-11　左室收缩末期"接吻征"2

（5）肺栓塞

1）肺栓塞直接在肺动脉主干及左右分支内探及较大栓子，可以直接诊断肺栓塞。

2）通常直接看到栓子的时间窗较小，由于超声受肺部气体的影响，肺动脉主干以远的部分不能显像，所以多结合临床并借助右室扩大、室间隔左偏呈D字形、三尖瓣反流、肺动脉高压等间接征象来诊断。

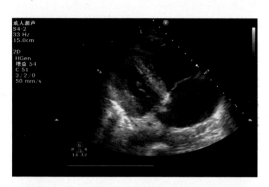

图 13-12 TTE 心尖四腔心右室右房扩大

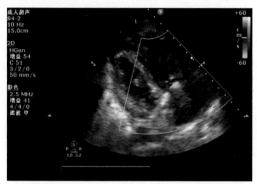

图 13-13 TTE 心尖四腔心三尖瓣反流

13

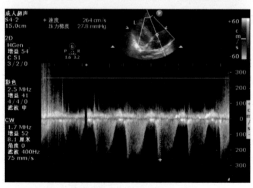

图 13-14 连续多普勒测三尖瓣口
反流速度估测肺动脉压力

二、肺部超声

1. 将探头置于目标肋间隙，于胸壁软组织下可见一条随呼吸滑动的高回声线，即为胸膜线，其后可见与之平行、等距、回声强度不断衰减的多条线（A 线）。胸膜线随呼吸往复运动的图像称为"胸膜滑动征"，M 型超声表现为肋骨下方随呼吸向探头方向往复运动的高回声线，即"沙滩征"。超声图像上与 A 线垂直的称为 B 线。

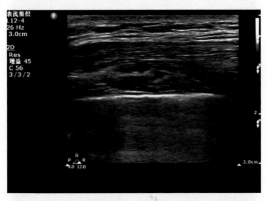

图 13-15　正常胸膜滑动征（探头平行于肋间隙）

13

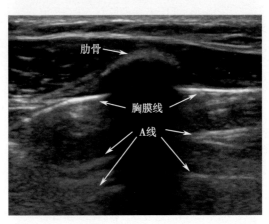

图 13-16　正常胸膜征像（探头平行于肋间隙）

2. 肺部超声常用图像

（1）胸腔积液

1）表现为胸膜腔无回声区，脏、壁层胸膜分离。

2）超声能检测到的最少液体量为 20ml，敏感度高于胸部 X 线检查。

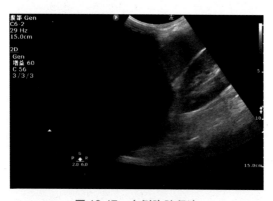

图 13-17　左侧胸腔积液
（可见脾、膈肌和肾）

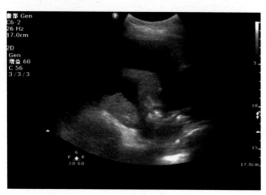

图 13-18　大量胸腔积液并肺实变
（可见肺分叶）

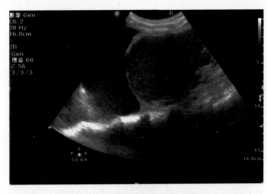

图 13-19　右侧大量胸腔积液
（可见肝脏和膈肌）

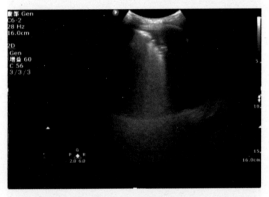

图 13-20　肺不张和萎陷

（2）气胸　表现为胸膜滑动征消失，M 型超声下"沙滩征"被"条码征"取代，"沙滩征"与"条码征"的交点称为肺点，提示气胸的边界，可评估气胸的范围。单纯胸膜滑动征消失还可见于呼吸暂停、肺不张、右主支气管插管或胸膜粘连患者。

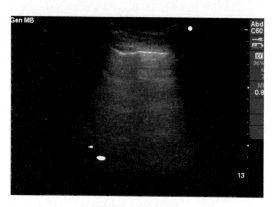

图 13-21　气胸

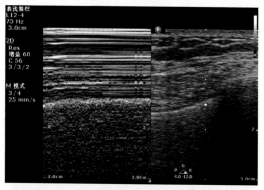

图 13-22　正常胸膜部位的"沙滩征"

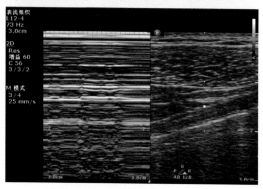

图 13-23　气胸部位的"条码征"

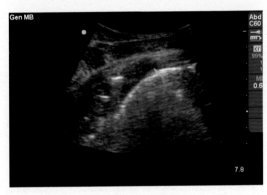

图 13-24 血气胸

（3）肺部炎症可引发胸膜改变，表现为胸膜增厚、不光滑或呈锯齿状改变。

13

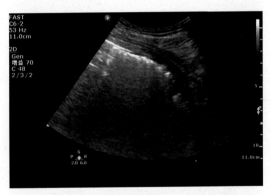

图 13-25 肺部炎症导致胸膜线改变

（4）肺不张或实变 可表现为肝样变、碎片征，大片肺实变时，实变肺组织呈现类似肝实质样软组织回声。小片肺实变表现为不规则的碎片状强回声，即"碎片征"。

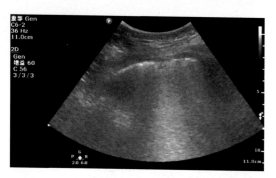

图 13-26　肺萎陷

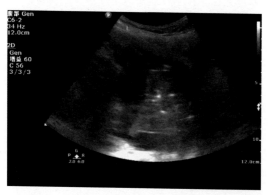

图 13-27　肺"碎片征"

13

（5）"彗尾征"：超声在气体和水的界面上产生强烈的混响表现为 B 线。B 线增多提示肺水肿。B 线间距为 7mm 时，多见于小叶间隔增厚，提示间质性肺水肿。B 线间距≤3mm 时，多见于肺泡性肺水肿。

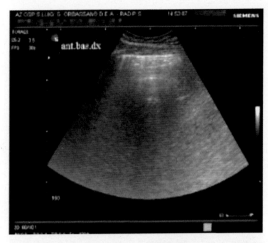

图 13-28　少量 B 线

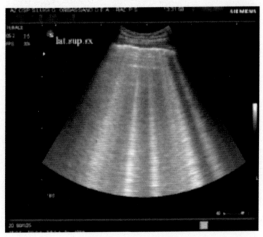

图 13-29　大量 B 线

三、大血管超声

1. 区别动静脉可以通过探头加压的方式来观察，首先被压瘪的是静脉。或利用超声脉冲多普勒血流显像，血流呈搏动样高频信号的是动脉，而血流呈连续性低频信号的是静脉。

2. 大血管超声常用图像

（1）主动脉夹层：表现为主动脉被撕脱内膜（动脉腔内带状较强回声）分为真、假两腔。

（2）下腔静脉：下腔静脉内径及其随呼吸的变异率不但能提供患者容量状态的信息，有时还能评估液体反应性。可用于低血容量性、心源性和梗阻性休克患者的术中容量管理。

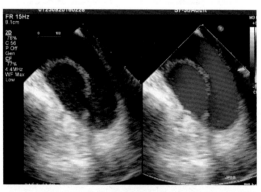

图 13-30　主动脉夹层和破口

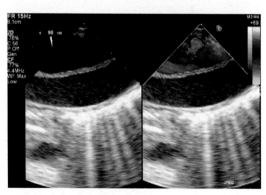

图 13-31　主动脉夹层真腔（有血流显示）
和假腔（无血流显示）

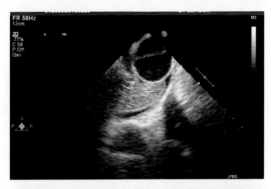

图 13-32　降主动脉内膜片、胸腔积液及肺实变

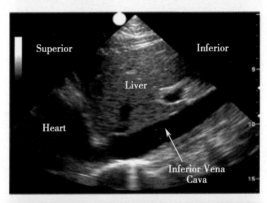

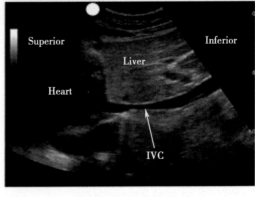

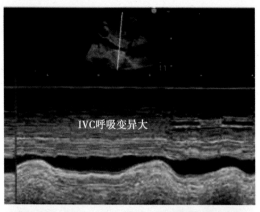

IVC呼吸变异大

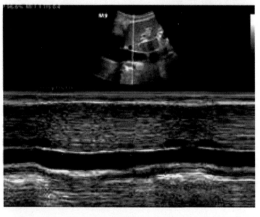

图 13-33　肝下下腔静脉及内径随呼吸的变化

四、腹部超声

1. 多用于探查腹腔脏器的出血，有极高的特异性和准确性，可以借助常用的肝肾隐窝、脾肾隐窝、膀胱直肠陷窝等来观察是否存在未诊断明确的失血。

（1）非常适合复合外伤患者的快速评估和诊断，快捷方便且具有较好的可重复性。

（2）探查部位液性暗区的测量也可以帮助评估失血

量，有助于手术决策和输血管理。

2. 对于疑似饱胃的一些特殊患者的麻醉前评估也具有显著的优势，把超声探头放置在剑突下胃窦部，可以探查胃窦的大小及其内容物的情况，对预防反流误吸有一定的指导意义。

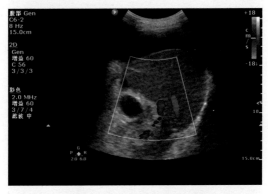

图 13-34 肝周腹腔积液

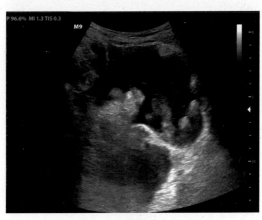

图 13-35 肠周腹腔积液

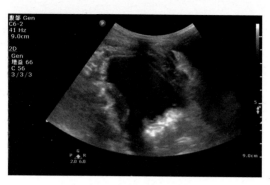

图 13-36　膀胱破裂腹腔积液

五、超声技术应用于麻醉监测的意义

超声监测技术在麻醉中的应用，并不是传统超声的简单模仿，而是传统超声的补充和延伸。麻醉医师借助超声影像技术，结合其独有的临床思维，选择性地对患者进行监测和快速评估，指导围手术期麻醉管理，可以提高麻醉的准确性和安全性，从而使高危外科患者从中获益。

（周金峰）

13

第十四章

麻醉可视技术在气管插管中的应用

临床麻醉领域正朝着精确化、智能化、信息化、可视化的方向发展，其中可视化技术已深入麻醉操作、辅助治疗、麻醉监测与诊断的多个领域。气管插管应用的可视化技术包括纤维支气管镜、可视喉镜、光棒等。

气管插管时麻醉医师最担心的是困难气道，麻醉诱导后气管插管困难，就可能危及患者生命。麻醉气管插管设备经历了普通窥视喉镜、可弯曲喉镜、光导窥视喉镜到现在的可视视频喉镜以及可录音录像的纤维支气管镜的变迁过程，由于一切插管操作过程都在可视下进行，对患者的呼吸道损伤明显减少，大大提高了麻醉插管的安全性。

第一节 纤维支气管镜
引导气管插管

纤维支气管镜引导气管插管是保证气道安全的一种重要技术，尤其适用于困难气道患者的气管插管。纤维支气管镜引导气管插管可经表面麻醉下行清醒气管插管，也可在全麻后行纤维支气管镜引导气管插管，是否需要在全麻下行纤维支气管镜引导气管插管要根据患者情况决定，而麻醉方法对纤维支气管镜引导气管插管影响不大。

一、适应证

1. 颈椎活动受限的患者，如颈椎外伤、强直性脊柱炎等。

2. 张口受限患者，如面部瘢痕等。

3. 病态肥胖患者。

4. 牙齿易损患者。

二、禁忌证

1. 气道活动性出血和不透明的分泌物的患者。

2. 不合作的患者或表面麻醉不佳的患者。

3. 喉或气管内、外的占位性病变已致气道严重狭窄的患者。

4. 急症气道的患者。

三、插管前准备

1. 操作者应详细了解病史和体格检查，对插管难度以及患者耐受程度做好充分估计。

2. 术前访视患者时，应对患者气道充分评估，决定是经鼻还是经口插管，是清醒还是麻醉插管。

3. 术前应向患者说明气管插管目的、意义及安全性，介绍插管过程，以取得患者合作。

4. 常规全身麻醉准备，包括麻醉机、监护仪、麻醉药物、各个型号气管导管等。

5. 调试纤支镜，保证光源明亮，方向控制杆灵活，工作通道通畅。

6. 吸引器处于备用状态。

四、操作方法

1. 经纤支镜引导气管插管操作前需备好阿托品、麻黄碱、糖皮质激素等抢救药物，另外备好可加压供氧的简易呼吸器或者是使麻醉机处于正常备用状态，操作前30分钟应予以阿托品减少分泌物。

14

2. 患者连接监护仪，监测血压、ECG、SpO_2 等，开放静脉通路。若患者焦虑紧张、烦躁不安，可静注咪达唑仑或泵注右美托咪定等镇静药。

3. 患者平卧位，选择较通畅的一侧鼻腔先用 1% 丁卡因或 2% 利多卡因喷雾表面麻醉，再用 1% 丁卡因（或 2% 利多卡因）和麻黄碱混合液浸湿棉球或棉棒放入通畅的一侧鼻腔以收缩鼻甲黏膜血管。若选择经口气管插管，也应完善表面麻醉，自舌背、软腭、舌根、咽、喉、至声门进行喷雾表面麻醉，必要时可经环甲膜穿刺行表面麻醉。

4. 将无菌气管导管套于纤支镜外，纤支镜及导管下段均涂以无菌硅油或液体石蜡，以减少导管与纤支镜的摩擦。

5. 纤支镜插入导管内，前端露出，将纤支镜与导管一起经鼻腔或口腔达咽喉部，喷局麻药，待声门活动减弱后，先插入纤支镜入声门，然后将导管徐徐送入气管内。气管导管推进过程中如遇阻力，多为顶至杓状软骨所致，此时若强行送入，易致环杓关节损伤、脱位，可将气管导管旋转一定角度便可通过声带。

6. 注射气体进入套囊，连接呼吸机或麻醉机，妥善固定气管导管，观察两胸廓的呼吸运动是否对称，用听诊器对比听诊两肺，判断两肺呼吸音是否对称。

五、优点

1. 经纤支镜引导气管插管一般可在患者清醒局麻下进行，操作引起的疼痛及不适较轻，患者可接受，但操作时亦可根据具体情况在全麻下进行。

2. 气管插管在明视下进行，因此可清楚地矫正气管导管位置（视频 14-1）。

视频 14-1　纤支镜下
双腔管定位

3. 插管可在颈椎自然位置下进行，避免头部伸屈活动，对颈椎有不稳定骨折、脱位的病例不会因颈椎伸屈而损伤脊髓。

4. 纤支镜引导气管插管成功率高，避免盲目插管时，由于反复试插，引起黏膜损伤、出血、水肿、喉痉挛等情况的发生。

5. 操作简单、安全，可用于困难气道的处理，且插管准确、快速，为抢救争取时间。

六、注意事项

1. 纤支镜引导气管插管时间短，多数在 2~3 分钟内完成，常见副作用为心率增加，血压升高，极少数人心律失常。一旦插管应用机械通气后，交感神经兴奋症状可在 1 小时内消失。

2. 气管插管困难的患者如需应用全麻或应用肌松药时，为了保证安全，应先在局麻下进行，待看清声门后方可应用。

3. 纤支镜经鼻腔插入时，有时因舌后坠堵住咽部，妨碍观察。此时助手可用器械将舌向前拉起，即能清楚显露声门。

4. 注意防止胃内容物反流、误吸。

5. 对危重患者需要床旁操作，操作者应熟练、迅速，以免加重气道阻塞及缺氧，操作时可供氧。

七、并发症

1. 麻醉药物过敏　应按药物过敏处理，并观察病情取消支气管镜检查。

2. 出血　出血系最常见的并发症。一般出血量小，大多都能自行停止。

3. 喉头痉挛　若喉头痉挛，症状明显，应立即将支气管镜拔除让患者休息，并加大给氧量，以改善缺氧状态。并根据患者情况酌情给予地塞米松，一般能顺利缓解。

14

4. **低氧血症**　支气管镜插管时，若遇患者缺氧发绀明显，应立即终止检查并给氧至缺氧状态改善。

5. **心律失常**　既往有心律失常病史者，最好给予预防心律失常药物，并在给氧的条件下进行。

第二节　可视喉镜下气管插管

视频插管喉镜是一项真正的视频插管技术，通过镜片处使用的高清摄像头观察声门结构。可视喉镜下气管插管的理念和插管方式与经典的直接插管方式完全不同，插管方便快捷，不需口、咽、喉三轴线重叠，对张口度要求较低，迅速成为目前解决困难气管插管的主要工具。

一、视频插管喉镜特点

1. 可自由观察导管视野，准确显示导管放置位置，没有限制。

2. 光学系统被隐藏。外观上没有光导纤维，没有接目镜或可拆分的元件。

3. 使用过普通喉镜的人容易学。终端视频能够显示任何监测的图像，便于团体透明教学。

4. 减少使用直接喉镜所需的力量。也适合有颈部损伤的患者。

二、适应证

1. 外科手术需要气管内麻醉。

2. 呼吸道梗阻的患者。

3. 无自主呼吸的患者。

4. 各种原因所致的新生儿呼吸困难。

三、临床常见可视喉镜的类型特点

1. Airtrap 喉镜

（1）Airtrap 喉镜的镜片设计有两个平行通道，一个光学通道，一个导管引导槽。

（2）光学通道可将声门局部影像通过棱镜和透镜投射到取景窗，其上配有防雾系统，加热时间为30~45s。

（3）镜片头部装有由蓄电池供电的冷光源灯。镜片型号除成人和儿科专用外，另有双腔管和鼻腔插管专用镜片。

2. Pentax 喉镜

（1）整合了导管插入系统的新式喉镜，由一个手柄和一次性使用的镜片组成。

（2）可完全旋转的屏幕使该喉镜在创伤急救及解救被困人员的气道管理中具备独特的优势。

（3）该喉镜易于携带且全身防水。

3. Discopo 帝视内镜

（1）该喉镜适用于口裂较小的患者，患者的张口度大于气管导管的外径即可。

（2）使用该喉镜时无需挑起会厌，对患者刺激小，因此特别适用于合并有高血压或其他心血管疾病的患者。

（3）该喉镜管芯易于消毒再利用，可减少资源浪费。

4. Glidescope 喉镜

（1）可进行从新生儿至成人的气管插管。

（2）和普通喉镜相比，在判断C-L分级后，其还可降低1~2级。它在颈椎损伤、强直性脊柱炎、病态肥胖患者中已成功应用，并取得较好效果。

5. Storz C-Mac 喉镜　该喉镜将摄像系统整合到一个标准普通喉镜镜柄内，拍摄到的图像显示在外设显示屏上，使用者可得到清晰的声门视野。

四、可视喉镜插管的优点

1. 适用于许多普通喉镜插管困难患者，比如颈部活动受限、头外伤、短颈、下颌与前胸组织粘连等。

2. 可视喉镜大大降低了作用于上颌骨和门齿的作用力，从而使牙齿损伤率降到最低。

3. 对于有大量分泌物和出血的气道，也能提供良好

14

的视野。

4. 使用可视喉镜插管时，咽喉部结构始终处于操作者视野之内，因而可降低咽喉部损伤发生率，也可减轻镜片对舌根和咽喉部组织的刺激。

5. 和普通喉镜相比，可视喉镜的摄像头位于镜片前端，从而为声门暴露提供了更为直观的图像。

6. 可视喉镜比纤支镜提供的图像更为清晰，且这些图像可以被储存和提取使用。

7. 操作简单，易于掌握。

8. 适宜气管插管操作的教学。

五、可视喉镜气管插管方法

1. 将喉镜视频影像喉镜显示器放置在左前或右前方向，以便观看。

2. 喉镜片使用前，先用润滑剂润滑。

3. 喉镜片须从舌头中线方向推进到咽喉部。

4. 当喉镜片上的摄像机部分通过上下齿之间，即可将视线转移至显示器，观看会厌是否被挑起，了解整个插管过程。

5. 气管插管的管芯必须先调整成与喉镜片相同的角度（约 50~60°），或者使用专用的气管插管内芯以便顺利进行插管。

6. 气管插管进入声门时，可将管芯后拉约 4cm，同时喉镜片后拉 1~2cm。

7. 慢慢地将气管插管完全送入气管，然后取出喉镜片并依照医院程序进行消毒。

六、视可尼喉镜气管插管

视可尼可视喉镜（shikani optical stylet，SOS）是由一个可塑性材质 J 型镜体和带电池的手柄组成，经体内含聚合光纤用于照明和成像，镜体外有导管固定器和可选择的氧连接器，手柄尾端有目镜和光源开关，SOS 结合了光棒和纤维支气管镜的优点，它既可以单独使用，也可外接电子成像系统。

1. 视可尼可视喉镜的结构特点

（1）SOS 纤维光导束密封于镜杆内，可浸泡或擦拭消毒。

（2）纤维光导束的图像载频达到 30 000，因此成像清晰。

（3）可配备的镜杆有成人与小儿两种型号。成人镜杆适配内径 5.5mm 及以上的气管导管，小儿镜杆适配内径 3mm 以上气管导管。

（4）插管时目镜视野宽阔，可直接观察，也可通过 B-Mount 转换连接显示器。

（5）气管导管固定器可根据导管型号将导管固定在镜杆不同部位。

（6）气管导管固定器还附带接口，在插管时保留自主呼吸的患者可用于吸氧。

2. 视可尼可视喉镜气管插管的优点

（1）SOS 结合了光棒和纤维支气管镜的特点，具有光棒与纤维支气管镜的优点。

（2）用于气管插管时颈部出现的光斑可迅速确定镜杆尖端的位置，使镜杆尖端进入声门的时间缩短，提高了气管插管的效率。

（3）目镜中观察到的声门裂与气管环可有效避免气管导管误入食管，保证气管插管准确到位。

（4）SOS 便于携带，易于清洁，可反复使用。

（5）与困难气道管理的其他措施相比，SOS 易于掌握，便于推广。

3. 视可尼可视喉镜气管插管的缺点

（1）镜杆虽有延展性，但不能像支气管镜一样随意变形，因此插管过程中发现镜杆塑形不理想后需退出喉镜重新塑形后再插管。

（2）插管过程中不能同时进行吸引，因此遇到分泌物污染镜杆尖端后不得不退出喉镜擦拭后再使用。

4. 视可尼可视喉镜插管前准备

14

（1）喉镜准备

1）连接各构件，确认电源工作良好。

2）检查目镜与纤维光导束，镜杆尖端进行防雾处理。

3）根据患者颈部与口腔面部特点对镜杆进行塑形。

4）塑形后的镜杆润滑后套入气管导管，注意镜杆尖端不要超出气管导管。

5）用气管导管固定器将导管与镜杆固定。

5. 视可尼可视喉镜气管插管方法

（1）全麻诱导肌松完善后，将患者头部置于鼻嗅物位。

（2）操作者（右手利者）站于患者左侧近头端，左手垂直上提患者下颌，右手操控 SOS，打开电源开关，将预装了气管导管的 SOS 紧贴患者左侧口角置入口腔。

（3）操控 SOS 使镜杆进入口腔深部，直至左侧颈部出现光斑，此时固定 SOS 与患者口角的位置，右手操控手柄使镜体远端向患者颈部中线轻轻滑动，直至感到落空感和光斑位于颈部中线甲状软骨下。

（4）操作者保持左右手位置不变，通过 SOS 目镜可清楚地看到声门，直视下继续置入 SOS 使之通过声门并见到气管环，固定位置，操作者离开目镜，用左手将气管导管推入气管的同时右手使 SOS 沿患者口咽部生理弧度退出。

（5）气囊充气，听诊双肺确认无误后，接呼吸机机械通气。

6. 视可尼可视喉镜气管插管注意事项：

（1）由于设计的局限，SOS 不能边插管边吸引，因此为防止分泌物模糊视野，酌情使用干燥剂和插管前充分吸引口咽部。

（2）初学者容易过分依赖目镜直视下寻找声门，而且通常由于置入过深而进入食管，此时可以在直视下边退边寻找声门。

14

（3）对于颈部组织肥厚的患者，光斑不易显现，操作者有赖于导管末端由左侧向中线摆动时滑入会厌下方的落空感和目镜直视下的位置确认。

（4）对于伴有颈部病变的患者，SOS 的插管方法应根据病情而定。声门周围疾病如会厌囊肿、肿瘤等，插管时应使用类似纤维支气管镜的插管方法，即通过目镜边观察边缓慢推进喉镜。此类患者不宜通过颈部光斑快速引导的插管方法。

第三节　光棒引导下气管插管

光棒（light wand）又称为发光导丝、光索、光导管，是一根可弯曲的金属导管，前端装有光源，尾部连接有电池和（或无）开关。这种装置既经济便携，又能解决绝大多数的困难插管问题。

一、适应证

1. 正常气道患者。
2. 牙齿严重缺损的患者。
3. 喉头位置较高，直接喉镜暴露声门困难的患者。
4. 颈椎活动受限的患者。
5. 张口受限的患者。
6. 小下颌患者。

二、禁忌证

1. 对上呼吸道异物、肿瘤、息肉、咽后壁脓肿、插管通路上存在易碎的脆弱组织等患者。
2. 颈部结构明显异常、过度肥胖、颈部瘢痕等。

三、光棒插管前准备

1. 患者心理准备　如需清醒气管插管，插管前应与患者充分沟通，取得患者合作。
2. 麻醉术前准备　手术室内准备手术的患者，插管

14

前应常规准备全麻诱导药物、麻醉机、连接好各种监测等。

3. 给氧和通气的设备或装置　如在手术室外插管，插管前应备好简易呼吸器、可加压供氧面罩、氧源等设备。

4. 吸引装置　无论手术室内或室外插管，都要备好吸引装置。

5. 适合管径的气管导管　根据患者情况准备适当的气管导管。

6. 光棒准备

（1）光源充足的光棒：检查光棒开关能否正常应用，灯泡是否损坏。

（2）各种润滑剂如石蜡油、利多卡因凝胶或达克罗宁等。

（3）将光棒插入气管导管内，灯泡距离气管导管前端出口处约 3~5mm，导管及光棒均涂擦无菌润滑剂。

（4）再将光棒前端 5~7cm 处折弯成一定的角度，后端衔接口与气管导管轻轻固定，备用。可选用以下折弯方法利于插管。

1）方法一：患者头后仰，下颌骨颏角至舌骨的距离即为光棒前端折弯的长度。

2）方法二：患者去枕平卧，从门齿向侧面做一条与手术床的垂直线（门齿线），再从甲状软骨的最高点（喉结）做一条与手术床的垂直线（甲状软骨线），两条垂直线之间的距离即为光棒折弯的长度。

3）有研究表明，40~60° 的弯曲度是光棒使用的最佳角度，此角度不仅颈部透光性良好，还能够降低气管插管的难度。

4）光棒折弯长度和角度并不是固定的，应个体化，根据患者头颈活动度、张口度、下颌前伸能力、甚至体位做适度微调。

7. 喉镜和多种镜片　备好电源充足的喉镜及多种镜

14

片，光棒插管困难时可协助气管插管。

8. 口咽或鼻咽通气道　通气困难时置入使患者通气通畅。

9. 应急气道如喉罩等　插管前备好喉罩，有条件的医院可备好食管气道联合插管装置等。

10. 评估患者　操作之前观察好患者甲状软骨和气管的位置，术前传统的预测插管困难程度的方法并不适用于光棒插管。

四、麻醉方法

1. 正常气道　全麻快速诱导。

2. 没有通气困难，仅插管困难　清醒插管或快速诱导（短效肌松）。

3. 困难气管插管　表面麻醉和清醒插管。

五、插管方法

1. 患者去枕平卧位　也可在颈部垫一个小垫，使头轻度后仰，便于患者张口向前上方轻提下颌，使上下门齿间距离增大，为光棒插管创造充足的空间。

2. 关掉或调暗灯光　利于观察颈前光斑。

3. 左手推开下颌，右手执笔式握住光棒手柄部分持光棒气管导管进入口腔，将套好气管导管的光棒顺着咽喉部自然弧度轻柔的顺势插向喉腔深部。

4. 把持光棒位于口咽中线，将光棒向顺时针方向旋转 15～20°，目标是使光棒尖端的亮点出现在较甲状软骨偏深的水平、气管与肌肉之间的间隙位置。

5. 轻柔的向逆时针方向旋转（此时通常无法转向逆时针，会受到阻挡）的同时后撤光棒，向逆时针方向旋转的阻力消失时通常光线可以有瞬间照亮气管。

6. 调节光斑最亮处位于喉结下正中环甲膜处呈倒三角或向气管延伸时，右手持光棒保持不动，左手轻轻旋转导管进入气管内（视频 14-2）。

14

视频14-2　光棒引导
下气管插管

六、注意事项

1. 导管内外及光棒表面均需充分润滑。

2. 光棒前端不应超过气管导管开口，且下送时切忌暴力，防止损伤呼吸道。

3. 使用前认真检查，光棒导芯反复折弯易发生断裂，光棒灯泡上的小帽也可能脱落。

4. 重复使用需严格消毒，避免交叉感染。

5. 仔细观察光棒在颈部形成光斑的特点、位置以及与甲状软骨和气管的远近关系，动态调节，寻找可以照透气管的最佳位置，一定要动态寻找，因为有时插入食管时光斑也很亮，但在气管内一定比食管更亮。

6. 右手持光棒遇到阻力不要盲目粗暴向前，要灵活的改变位置和方向，注意提下颌的方向，尽量向前上方提下颌，不要让上下门齿咬住光棒，这样操作时光棒在牙齿、咽部都不会遇到阻力，只有这样才能感受到光棒前端传来的阻力。

7. 选择合适的导管型号，尽量避免过粗。

8. 在不熟悉的情况下尽量降低室内光线强度后操作，尤其对于一些体重超重或颈前部有肿物的患者。

七、光棒插管优缺点

1. 优点

（1）光棒插管操作简单，成功率高。

（2）光棒插管时，只要将光棒弯成合适的形状，可不需要头颈部配合，利用颈部软组织透光的原理，只要在环甲膜处见到光斑，即可顺利将气管导管置入气管内。

（3）遇到困难时，除重新检查调整光棒折弯长度和角度外，采用托下颌、提舌、适当调整头位或用喉镜辅助等方法均能有效提高插管成功率。

（4）光棒插管安全，并发症少。

（5）光棒位于导管内，并不直接接触口咽腔粘膜，只要熟悉上呼吸道解剖，操作轻柔，并不易引起并发症。

（6）比直接喉镜插管对血流动力学影响小。

（7）不用考虑血液及分泌物的影响。

2. 缺点

（1）过度肥胖或颈部瘢痕的患者不能在颈前看到清晰的光斑。

（2）需要在较暗的环境中完成气管插管操作，不能将其用于上呼吸道病变患者如肿瘤、囊肿、息肉、咽后脓肿和创伤的患者。

（3）清醒患者可能发生咬伤操作者或损坏设备。

八、插管过程中遇到的问题原因及处理方法

1. 光棒进入会厌谷

（1）原因：折弯长度不够、折弯角度太大、舌下坠、会厌形态异常等。

（2）处理：应退出后重新检查确定折弯长度和角度，或通过托下颌或应用直接喉镜协助抬高会厌，置入光棒后通过观察颈部光斑，调整送入气管。

2. 光棒进入食管

（1）原因：折弯部分太长、角度太小或插入过深。

（2）处理：应退出后重新调整折弯长度和角度，或将患者头部后仰，同时将光棒慢慢后退，使光棒滑入声门。

3. 光斑位于颈部两侧

（1）原因：光棒方向不对，持光棒的部位较高。

（2）处理：把持光棒约后三分之二位置，插入前应

14

记住光棒前端方向，进入口内后尽量使光棒保持向前、正中的位置，也可用左手在门齿水平持光棒协助，即双手持光棒。

4. 光棒位置正确但气管导管推进困难或滑入食管

（1）原因：喉头过高过硬，导管偏硬、润滑不够或光棒折弯导致太软等。

（2）处理：应退出光棒重新检查，或喉镜观察确定导管位置，或将光棒从一侧绕过会厌进入声门。

（毕燕琳　刘军超）

14

第四篇

疑难危重患者
麻醉技术

一、概述

1. 大部分手术患者术前心血管功能正常或基本正常，但是部分患者可能合并心血管系统疾病，如非紫绀型或紫绀型先天性心脏病、心脏瓣膜病、冠心病、心肌病或大血管疾病，此类患者行心脏、大血管手术或者行非心脏手术，术前评估不同。

2. 同为心脏病，其严重程度不同，对麻醉和手术的耐受也各异。

（1）房间隔缺损或室间隔缺损未伴肺动脉高压，心功能较好（Ⅰ、Ⅱ级）者，其对麻醉和手术的耐受与无心脏病者并无明显差别。

（2）有些心脏病患者，由于其难以耐受血流动力学波动，如需进行择期非心脏手术，则以先行心脏手术，待情况改善后再行非心脏手术为宜，重度二尖瓣狭窄便属于这种情况。

（3）对心脏病患者常需根据其病理生理情况作进一步的检测、评估，采取适当措施以减小麻醉和手术的危险性。

1）择期手术：术前一日；急诊手术：麻醉前。了解既往有无心脏病病史，平日是否规律服药治疗。

2）体格检查有无心脏听诊区杂音，应用美国麻醉医师学会（American Society of Anesthesiologists，ASA）分级，根据麻醉前患者病情和体格情况，对患者进行 ASA 分级，如系急诊手术，在分类顺序之前冠一"急"（或"E"）字，以示麻醉风险大于择期手术。

3）心功能测定　对心功能评定目前最适用者仍是根据心脏对运动量的耐受程度来衡量。最简单而实用者则为根据心脏对运动量的耐受程度而进行的心功能分级。一般分为 4 级，详见表 15-1；心功能分级与心功能检查之间存在对应关系如表 15-2 所述。

表 15-1　心功能分级及临床意义

级别	屏气试验	临床表现	临床意义	麻醉耐受力
Ⅰ级	>30s	能耐受日常体力活动，活动后无心慌、气短等不适感	心功能正常	良好
Ⅱ级	20~30s	对日常体力活动有一定的不适感，往往自行限制或控制活动量，不能作跑步或用力的工作	心功能较差	如处理正确，适宜，耐受仍好
Ⅲ级	10~20s	轻度或一般体力活动后有明显不适，心悸、气促明显，只能胜任极轻微的体力活动或静息	心功能不全	麻醉前应充分准备，应避免增加心脏负担

15

续表

级别	屏气试验	临床表现	临床意义	麻醉耐受力
Ⅳ级	10s以内	不能耐受任何体力活动，静息时也感气促，不能平卧，有端坐呼吸、心动过速等表现	心功能衰竭	极差，一般需推迟手术

表 15-2　心功能分级与心功能检查之间关系

心功能分级	Ⅰ	Ⅱ	Ⅲ	Ⅳ
射血分数 EF	>0.55	0.5~0.4	0.3	0.2
静息时 LVEDP（mmHg）	正常（≤12）	≤12	>12	>12
运动时 LVEDP（mmHg）	正常（≤12）	正常或>12	>12	>12
CI [L/（min.m²）]	>2.5	约2.5	约2.0	约1.5

注：二尖瓣正常时，PCWP=LVEDP

二、麻醉前检查

麻醉前检查时心脏评估的基础是病史、体征和心电图。

（一）病史

1. 对近期（2个月内）有充血性心力衰竭以及正处于心力衰竭中的患者，不宜行择期手术；急症手术当属例外，有急症手术本身即是为了改善患者的心力衰竭而进行的，例如对有心力衰竭的妊娠高血压综合征孕妇施行终止妊娠的手术便属于这种情况。

2. 心肌梗死后心肌愈合主要发生在心肌梗死后 4～6 周。一般人群的围手术期心肌梗死发生率为 0.7%、冠心病为 1%、陈旧性心肌梗死者为 6%、新近发生心肌梗死者为 6%～37%，因此心肌梗死后 6 周内只宜实施急症手术。由于心肌梗死治疗方面的进步，并且不同患者心肌梗死的范围对心功能的影响不一，现在认为心肌梗死后 6 个月内实施择期手术并非禁忌，应根据患者目前的心肌缺血和心功能情况具体做出评估后决定。

（二）体格检查

应注意从颈、胸、心、腹等部位寻找有无心衰的表现。如有特殊情况，可做进一步相应检查，如心脏超声检查。如合并肺部疾患，可行动脉血气分析、肺功能检查。

（三）心电图

心电图结果显示心律失常是麻醉前评估中较常遇到的问题，其临床意义主要在于引起心律失常的原因及其对血流动力学的影响。

1. 对麻醉处理有影响的心律失常

（1）心房颤动

1）最常见于风湿性心脏病、冠心病、高血压性心脏病和慢性肺心病等心脏疾病，可导致严重的血流动力学紊乱、心绞痛、昏厥、体循环栓塞和心悸不适。

2）如不宜进行或尚未进行药物复律或电复律治疗，麻醉前宜将心室率控制在 90 次/分以内。

（2）传导阻滞

1）左束支传导阻滞多提示有弥漫性心肌损害，常见于动脉硬化高血压、冠心病患者。无症状的右或左束支传导阻滞，一般不增加麻醉危险性。

2）Ⅰ度房室传导阻滞一般不增加麻醉方面的困难。Ⅱ度房室传导阻滞Ⅰ型（或称莫氏Ⅰ型）较多见，但较少引起症状，Ⅱ度Ⅱ型（莫氏Ⅱ型）几乎均属于器质性病变，易引起血流动力学紊乱和阿-斯综合征，对Ⅱ度房室传导阻滞以防止其转变为更严重的心律失常。

15

3）心率<50次/分的莫氏Ⅰ型、莫氏Ⅱ型、Ⅲ度房室传导阻滞以及慢性双束支传导阻滞（右束支伴左前或左后分支传导阻滞），术前应考虑安装心脏起搏器。

（3）早搏：偶发房性早搏或室性早搏在青年人多属功能性，一般无需特殊处理。

1）40岁以上的患者，房、室性早搏发生或消失与体力活动量密切相关者，应考虑合并器质性心脏病的可能。

2）如室性早搏系频发（>5次/分），或呈二联律、三联律或成对出现，或系多源性，或室早提前出现落在前一心搏的T波上（R on T），易演变成室性心动过速和心室颤动，需对其进行治疗，择期手术宜推迟。

（4）窦性心律不齐：多见于儿童，一般无临床重要性。

1）窦性心律不齐是由于自主神经对窦房结节奏点的张力强弱不匀所致，迷走神经张力较强时容易出现窦性心律不齐，当心率增速时，心律多转为匀齐。

2）如见于老年人则可能与冠心病有关，或提示患者可能有冠心病。

3）对窦性心动过缓宜分辨其原因，注意有无药物（如β-肾上腺素受体阻滞剂、强心苷类药物）的影响。一般多见于迷走神经张力过高，如无症状，多不需处理。如为病态窦房结所致，则宜作好应用异丙肾上腺素和心脏起搏的准备。窦性心动过缓时出现的室性早搏可在心率增快后消失，不需针对室早进行处理。有主动脉瓣关闭不全的患者如出现心动过缓则可增加血液返流量而加重心脏负担。

（5）室上性心动过速：较多见于无器质性心脏病患者，亦可见于器质性心脏病、甲状腺功能亢进和药物毒性反应。

1）对症状严重或有器质性心脏病或发作频繁者，除病因治疗外，在麻醉前宜控制其急性发作，在发作控制后宜定时服药预防其发作。

15

2）阵发性室性心动过速一般认为属病理性质，常伴有器质性心脏病，如发作频繁且药物治疗效果不佳者，麻醉时需有电复律和电除颤的准备。

（四）对心脏氧供需平衡的评估

应注意运动量、运动极限与心绞痛发作之间的关系，心绞痛、冠心病治疗用药情况，24 小时动态心电图、心脏平板运动试验可提供有价值的信息。怀疑合并心脏病者，术前应行超声心动图检查，以明确心功能、肺动脉压、心脏残留病变等情况，必要时请心内科会诊。

（五）禁食指南

传统的成人术前禁食时间为 8 ~ 12 小时，禁饮时间为 4 小时，这种禁饮食时间没有考虑到流质和固体实物胃排空时间的差别，以至于患者常出现口渴、饥饿、焦虑、低血糖等不良反应，从而增加血流动力学不稳定的心脏病患者麻醉诱导风险。

建议手术麻醉前禁饮食时间如下表 15-3。

表 15-3　手术麻醉前建议禁饮食时间

食物种类	禁饮食（h）
清饮料	2
母乳	4
牛奶和配方奶	6
淀粉类固体食物	6
脂肪类固体食物	8

15

三、手术室内术前准备

（一）器械准备

除了常规的麻醉机、监护仪外，合并心血管疾病的患者应该特别注意准备除颤仪在可备用状态，以防紧急时应用。

（二）麻醉前评估的结果

1. 根据患者的具体情况，确定患者是否处于合适的手术时机，如何时手术、禁食起始时间等。

2. 填写术前访视单，并制订麻醉及围手术期处理方案，应包括是否需要特殊麻醉、监测设备、辅助治疗；是否需要自体输血、备特殊血液用品如血小板、凝血因子等；手术后有无特殊监护需要、有无转入 ICU 必要、有无术后进行机械辅助通气需要；有无术后镇痛需要等。

3. 近代麻醉的发展是多种药物联合应用，尽量发挥药物相互作用的有利方面，避免不利影响。一般而言，大部分药物将被持续用至术前；某些药物在剂量上有所调整，如抗高血压药、胰岛素；某些药物应在术前停用，如单胺氧化酶抑制药（术前 2~3 周停用）、左旋多巴（手术当日停用）、锂剂（术前 2~3 天停用）、阿斯匹林（术前 1 周停用）等。

（三）心血管药物准备

根据患者心血管疾病的种类不同，准备稀释后的血管活性药，如多巴胺（1mg/ml）、盐酸去甲肾上腺素（8~20μg/ml）、阿托品（0.1~0.2mg/ml）、盐酸去氧肾上腺素（50~100μg/ml）等，还应该准备肾上腺素、硝酸酯类药物（如爱倍、硝酸甘油等）、胺碘酮等以备必要时应用。

四、麻醉方法

麻醉处理要注意对心功能的维护、支持，尽可能保持氧供/氧需的平衡。

（一）神经阻滞

术前合并心肺疾病的患者，尤其是老年患者，全身麻醉时围麻醉期并发症发生率明显增加，近年来神经阻滞逐渐增加。此类患者必要时行有创动脉压监测，保证重要脏器的灌注，防止低血压、低灌注造成的严重并发症。

（二）椎管内神经阻滞

应注意分次给药，防止血管扩张导致的低血压。合并心脏病的产妇实施硬腰联合神经阻滞或硬膜外神经阻滞时，若发生仰卧位低血压综合征可导致严重并发症。必要时行有创动脉压监测。

（三）全身麻醉

选用对心血管影响轻微的镇静、镇痛药，麻醉诱导时少量分次给药，维持血流动力学平稳。

先天性心脏病的麻醉风险主要与心功能及是否合并肺动脉高压有关。房缺或室缺患者如心功能Ⅰ～Ⅱ级、无心力衰竭病史，能较好地耐受一般手术；如伴有肺动脉高压，则死亡率显著升高，除非急诊手术，一般应暂缓手术。

已实施手术矫正的室间隔缺损或法洛四联症患者，仍可能存在残留的影响。室间隔缺损患者残留肺动脉高压、右室功能障碍、心功能不全等，部分患者可能因希氏束损伤而出现完全性房室传导阻滞。法洛四联症患者术后大多数残留右室功能障碍、左束支传导阻滞、右室流出道梗阻或肺动脉分支狭窄，可能诱发右心功能不全和心律失常，少数患者残留室缺或左室功能障碍。

五、麻醉中注意事项

1. 麻醉过程中窦性心动过速经常可见，其临床意义决定于病因，如精神紧张、激动、体位改变、体温升高、血容量不足、体力活动、药物影响、心脏病变等，应分析具体原因，并予以相应评估和处理。发热、血容量不足、药物、心脏病变引起的窦性心动过速，主要处理病因，有明确指征时采用降低心率的措施。

2. 已安装永久型或临时性起搏器的患者应明确起搏器的型号、性能、安装时间等，注意中心静脉穿刺可能造成电极移位、起搏失败。安装永久起搏器的患者，手术前应请专科医师会诊，判断起搏器运行状况，并调整为非同步起搏状态，以防术中干扰信号诱发意外起搏，

15

术后重新评估起搏器功能。

3. 长期应用利尿药和低盐饮食患者，有并发低血钾、低血钠的可能，术中易发生心律失常和休克，术中应定期行血气分析，及时补充钠和钾。

（袁　莉　张建华）

15

第十六章

心脏病患者非心脏手术麻醉

心脏病患者施行非心脏手术时，麻醉和手术的并发症及死亡率显著高于心脏正常患者。心脏意外事件发生除与心脏病本身的病理生理改变、心脏功能状态有关外，也与患者年龄、脏器功能、手术大小、麻醉管理、监测条件及各种异常情况及时判断和处理能力有关。国外资料统计表明，41~50岁手术患者有不同程度心脏病变的约为6%；51~60岁为23%；61~70岁为45%；71~80岁为100%，随着年龄增长心脏病变发生率显著增高，行非心脏手术的心脏病患者也将显著增加。

一、非心脏手术术前心血管评估

（一）临床评估

1. 心血管风险评估见第十五章。

2. 非心脏手术的危险因素

（1）年龄因素：新生儿麻醉危险性比成人高7倍，大于80岁均为高危麻醉。

（2）高度危险因素

1）不稳定心绞痛：围手术期心肌梗死率约28%。

2）近期心肌梗死病史：心肌梗死后7~30天，围手术期心肌再梗死率为20%~30%。

3）充血性心力衰竭失代偿，EF<35%。

4）严重心律失常：如高度房室传导阻滞、室上性心动过速、有症状的室性心律失常、房颤房扑伴过快心室率。

5）严重瓣膜病变。

（3）中度危险因素

1）稳定型心绞痛。

2）有陈旧性心肌梗死病史或只有病理性 Q 波。

3）有充血性心力衰竭病史或目前存在代偿性心力衰竭。

4）需胰岛素治疗的糖尿病。

（4）低度危险因素

1）75 岁以下老年患者。

2）心电图异常：如左心室肥厚、束支传导阻滞、ST-T 异常。

3）非窦性节律：如房颤、心室率<100 次/分。

4）有脑血管意外病史。

5）高血压未有效控制。

（5）风险评估：对高危因素患者，除急症外均需先行内科治疗，待心功能改善后再行择期手术。

（二）体能状态的评估：代谢当量 MET 评估

表 16-1　不同体力活动时的能量需要（METs）

体力活动	METs
休息	1.00
户内行走	1.75
吃、穿洗漱	2.75
平地行走 100~200m	2.75
轻体力活动（如用吸尘器清洁房间等）	3.50
整理园林（如耙草、锄草等）	4.50
上楼或登山	5.50

16

续表

体力活动	METs
参加娱乐活动（如跳舞、高尔夫、保龄球、双打网球、投掷垒球、足球）	6.0
参加剧烈体育活动（如游泳、单打网球、足球、篮球）	7.5
重体力活动（如搬运重家具、擦洗地板）	8.0
短跑	8.0

1MET 是休息时的氧消耗。良好的体能状态，体能活动一般可大于 7METS；中等体能状态为 4~7METS。若 METS 小于 4 则提示患者体能状态差。

通过患者活动情况，对低氧的耐受能力，可以用来衡量患者的心功能。1~4METS 属于高危患者，4~7METS 可耐受中等手术，7METS 可耐受大手术。

（三）手术相关风险评估

根据手术危险性级别分为高度危险手术，心脏病发生率>5%；中度危险手术，心脏病发生率>1%，<5%；低度危险，心脏病发生率<1%。各种手术危险分级如下：

表 16-2　非心脏手术危险程度分级

高危	中危	低危
开放性主动脉手术	胸、腹腔内手术	内镜手术
外周血管手术	颈动脉内膜剥脱术	活检手术
	血管内主动脉瘤修复	体表手术
	头颈手术	白内障手术
	骨科手术	乳腺手术
	前列腺手术	

16

（四）Goldman 心脏危险指数评分

1. Goldman 多因素心脏危险指数如表：

表 16-3　Goldman 多因素心脏危险指数

	项目内容	记分
病史	心肌梗死<6 个月	10
	年龄>70 岁	5
体检	第三心音、颈静脉怒张等心力衰竭症状	11
	主动脉瓣狭窄	3
心电图	非窦性节律、术前有房性期前收缩	7
	持续室性期前收缩>5 次/分	7
一般内科情况	PaO_2<60mmHg，$PaCO_2$>50mmHg，k^+<3mmol/L，Bun>18mmol/L，Cr>260mmol/L，SGOT 升高，慢性肝病征及非心脏原因卧床	3
腹内、胸外或主动脉外科		3
急诊手术		4
总计		53 分

2. Goldman 心脏危险指数积分意义评估如表：

表 16-4　心脏危险指数积分与围手术期
心脏并发症、心脏原因死亡的关系

心功能分级	总分数	心因死亡（%）	危及生命的并发症*（%）
I	0~5	0.2	0.7
II	6~12	2.0	5.0
III	13~25	2.0	11.0
IV	≥26	56.0	22.0

*指非致命心肌梗死、充血性心力衰竭和室性心动过速

二、围手术期药物治疗

1. 洋地黄类药物　地高辛多用于充血性心力衰竭、房颤或房扑等，改善心脏功能、控制心室率。目前主张在术前 1 天或手术当天停止服用，术中、术后根据具体情况静脉用药。

2. β 受体阻滞剂

（1）长期服用 β 受体阻滞剂的手术患者可继续服用。

（2）术后根据临床情况使用 β 受体阻滞剂。

（3）对于心肌缺血中高危的患者，围手术期开始服用 β 受体阻滞剂。

（4）对于糖尿病、心力衰竭、冠心病、肾功能不全、脑血管意外等危险因素，有 3 项或 3 项以上的患者，术前开始使用 β 受体阻滞剂可能合理。

3. 他汀类药物

（1）近期服用他汀的择期手术患者应继续服用。

（2）血管手术患者围手术期开始服用他汀类药物。

4. α_2 受体激动剂　不推荐非心脏手术患者使用 α_2 受体激动剂预防心脏事件。

5. 血管紧张素转换酶抑制剂　围手术期继续使用血管紧张素转换酶抑制剂和血管紧张素受体阻滞剂是合

16

理的。

6. 抗血小板药物

（1）对于植入药物洗脱支架或裸金属支架后初始4~6周但需要行紧急非心脏手术的患者，应继续双联抗血小板治疗，除非出血的相对风险超过预防支架内血栓形成的获益。

（2）对于植入冠脉支架但必须停止血小板受体阻滞剂才可以手术的患者，在可能的情况下推荐继续使用阿司匹林，术后应尽快开始血小板受体阻滞剂治疗。

（3）对于未植入冠脉支架且非心脏手术不紧急的患者，当可能增加心脏事件的风险超过出血增加风险时，推荐继续服用阿司匹林。

三、麻醉管理

（一）术前准备和监测

1. 一般心脏病患者心功能良好，中、低危择期手术，常规监测血压、脉搏、血氧饱和度、心电图监测心率、心律。

2. 较重患者或一般心脏病患者施行大手术，除常规监测外，有创动脉和中心静脉连续监测动脉压和中心静脉压，监测尿量、体温。

3. 严重心功能不全或心脏病变严重，除上述监测外，应作肺动脉压、肺毛细血管楔压和心排出量的监测，全面评判血流动力学的改变，有利于调整麻醉和指导临床治疗用药。

4. 随时按需进行血气、pH、血液生化和电解质测定。

5. 食管超声心动图（TEE）监测　可监测心室大小改变、收缩效能、新旧心肌异常活动区和急性、慢性瓣膜病变，目前认为用 TEE 可较 ECG 和血压监测更早地发现心肌缺血。

（二）麻醉原则

无论先天性或后天性心脏病，麻醉原则是避免心肌缺氧，保持心肌氧供需平衡。

1. 避免心动过速　心动过速增加心肌氧耗，且会使心肌氧供减少，对有病变心脏不利，应力求预防和积极针对病因处理。

2. 心律失常　心律失常可使心排出量降低，并使心肌氧需增加。

3. 适当前负荷　前负荷是维持血流动力学稳定的基础。避免输血、输液过多心脏前负荷增加，同时也要防止输血、输液不足造成低循环动力。

4. 避免缺氧和二氧化碳蓄积，或 $PaCO_2$ 长时间低于 30mmHg。

5. 及时纠正电解质和酸碱紊乱。

6. 加强监测，及早处理循环功能不全的先兆和各种并发症。

7. 尽可能缩短手术时间并减少手术创伤。

（三）临床麻醉方式选择

1. 神经阻滞麻醉　仅能完成体表，肢体小手术，局麻药中不宜加入肾上腺素。

2. 椎管内阻滞　心脏患者进行非心脏外科手术，椎管内阻滞是否优于全麻一直有争论。连续硬膜外阻滞应分次小量经导管注入局麻药液，阻滞范围应适当控制，术中加强管理，适当补充液体，维持血流动力学相对稳定。术后可保留导管进行镇痛，效果确切，尤其对危重患者有利，对减少心、肺并发症有利。

3. 全身麻醉　心脏病患者进行非心脏手术，全麻是最常采用的麻醉方法。对病情严重、心功能储备差、手术复杂、术中会引起显著的血流动力学不稳定以及预计手术时间长的患者均主张采用气管内全麻。

4. 联合麻醉　硬膜外阻滞基础上加用全麻而形成的联合麻醉对缓和术中应激反应，稳定心率和血流动力学有益，术后可保留硬膜外导管供术后镇痛，可降低危重患者术后呼吸和循环系统并发症。但麻醉和手术期间易发生低血压，麻醉管理难度加大。

16

四、各类心脏病患者非心脏手术麻醉管理要点

心脏病患者由于病变种类和性质不同,其病理生理和血流动力学改变也各不相同。因此,应根据病史、体检和相关检查结果,对心肺功能做出正确的评估,并充分做好术前准备,掌握该类患者的麻醉原则。

(一) 先天性心脏病

1. 掌握危险性指标,心肺受损有较大危险性的临界指标包括:

(1) 慢性缺氧 (SaO_2<75%)。

(2) 肺循环/体循环血流比>2.0。

(3) 左或右心室流出道压力差>50mmHg。

(4) 重度肺动脉高压。

(5) 红细胞增多,HCT>60%。

2. 临床症状较轻的先天性心脏病患者,手术与麻醉的耐受较好,但对下列情况应予高度重视:

(1) 肺动脉高压。

(2) 严重的主动脉瓣或瓣下狭窄及未根治的法洛四联症。

(3) 近期有过充血性心力衰竭、心律失常、晕厥和运动量减少等。

3. 通常发绀型比非发绀型麻醉和手术风险性大

(1) 左向右分流性疾病(动脉导管未闭、室间隔或房间隔缺损)心功能良好,无严重肺动脉高压,麻醉处理和正常人相似。

(2) 右向左分流的患者如法洛四联症等,当肺血管阻力增加或外周血管阻力降低均可加重右向左的分流而使发绀加重。因此,对此类患者气管内麻醉的气道压力不宜持续过高,椎管内麻醉要预防血压下降,全身麻醉药物可选用氯胺酮等,如血压过度下降可选用血管活性药物。

(3) 左心室流出道梗阻的患者,麻醉期间应注意维

持冠状动脉灌注压和心肌正性肌力的平衡，保待氧供和氧需平衡，维待外周血管阻力以保持足够的冠状动脉灌注压，较浅的静脉复合麻醉有益于此类患者。

（二）瓣膜性心脏病

1. 术前评估　了解病因、病理生理。

（1）此类患者麻醉和手术的风险性取决于充血性心力衰竭、肺动脉高压、瓣膜病变性质与程度，以及有无心律失常和风湿活动的存在。

（2）瓣膜性心脏病患者行非心脏手术麻醉前，须注意患者应用利尿药与强心药的情况，并给予相应的调整与处理。

（3）相关科室如心脏外科的会诊。

2. 瓣膜性心脏病患者行非心脏手术麻醉的要点

（1）主动脉瓣狭窄

1）重度狭窄：瓣膜口面积小于 $1.0 cm^2$，或跨瓣压大于 40mmHg 禁止择期手术。

2）维持正常的窦性心律、充足的血容量。患者不能耐受低血压、心动过速。

3）心动过缓是主动脉瓣狭窄患者低血压的原因，治疗应考虑心脏起搏功能。

4）慎用硝酸酯类和外周扩血管药物：左心室容积轻度减少可使心排血量明显下降。

5）心肌缺血处理：增加冠状动脉灌注压，降低氧耗（通常降低心率）。

（2）主动脉瓣反流

1）心率正常或轻度增快可降低反流程度。

2）维持充足的血容量。

3）外周扩血管药物可改善前向血流，降低左心室舒张末期压力。

4）外周动脉收缩药物可加重反流，应避免使用。

5）禁止应用主动脉球囊反搏术。

（3）二尖瓣狭窄

1）重度二尖瓣狭窄患者，心功能较差并多伴有房颤，在未做二尖瓣扩张或瓣膜置换术前不宜施行一般择期手术。

2）左心房压力和容量负荷增加，可致房颤、肺动脉高压。

3）避免心动过速：地高辛、钙通道阻滞剂、β受体阻断药或电复律控制心室率。

4）避免肺动脉高压：缺氧、高碳酸血症、酸中毒、肺不张和拟交感神经类药增加肺血管阻力。吸氧、低碳酸血症、碱中毒、硝酸酯类药、前列腺素 E_1 降低肺血管阻力。

5）维持充足的血容量，避免低血压。

（4）二尖瓣反流

1）心率轻度增快。

2）维持前负荷，降低后负荷。

3）射血分数：注意双向分流可影响心脏功能判定。

3. 瓣膜性心脏病患者行非心脏手术麻醉的要点见表 16-5，可作为麻醉期间的管理目标。联合瓣膜病变患者则根据病变性质、主次、程度综合考虑。

表 16-5　瓣膜性心脏病患者行
非心脏手术实施麻醉要点

病变	心率 (/min)	节律	前负荷	外周血管阻力	心肌变(肌)力	避免
主动脉瓣狭窄	70~85	窦性	增加	不变或增加	不变或减弱	心动过速、低血压
主动脉瓣关闭不全	85~100	窦性	不变或增加	不变或降低	不变	心动过缓

16

续表

病变	心率 (/min)	节律	前负荷	外周血管阻力	心肌变(肌)力	避免
二尖瓣狭窄	65~80	稳定	不变或增加	不变或增加	不变	心动过速、肺血管收缩
二尖瓣关闭不全	85~95	稳定	不变	降低	不变或减弱	心肌抑制

（三）冠状动脉粥样硬化性心脏病

合并冠心病为心脏病患者非心脏手术最多见的情况，术前应根据患者心脏的情况以及心肺功能的代偿情况预测手术与麻醉的危险性，并决定手术与麻醉的方式。

1. 下列情况围手术期心脏病并发症与病死率显著增加：

（1）多次发生心肌梗死。

（2）有心力衰竭的症状与体征。

（3）左心室舒张末压>18mmHg。

（4）心脏指数<2.2L/（min·m²）。

（5）左心室射血分数<40%。

（6）左心室造影显示多部位心室运动障碍。

（7）全身情况差。

2. 心肌梗死后择期手术应延迟至梗死后 6 个月；病情危及生命的急诊手术，必须全面监测血流动力学，尽可能维持循环稳定、调整应激反应、并且保持心肌氧供需平衡；估计可切除的恶性肿瘤，如患者属低危，一般在梗死后 4~6 周可考虑手术，高危患者须在心导管、超声心动图或心脏核素检查后决定是否预先行经皮冠脉成形术，或同时做冠状动脉旁路移植术。

16

3. 围手术期判断心肌缺血的临床评估方法及优缺点比较，见表 16-6。

表 16-6　围手术期心肌缺血的临床估计方法

	心电图	经食管超声心动图	肺动脉楔压
缺血表现	ST-T 段改变	室壁运动顺应性改变	顺应性改变〔高〕
其他用处	心脏节律、传导	容量、收缩性、CO	CO、压力、阻力
创伤程度	低	中	高
局限性	束支或其他传导阻滞	食管病变、技术因素	瓣膜病变、严重
对缺血敏感性	中	高	低
对缺血特殊性	高	中	低
结果分析	容易、可自动	困难、不能自动	中
使用范围	围手术期	术中	围手术期

4. 麻醉期间的药物治疗　麻醉期间除采用阿片类及其他麻醉药维持适宜的麻醉深度外，还须合理应用血管活性药物以稳定血流动力学，避免心肌缺血、心肌梗死等危及生命（表 16-7）。

表 16-7　麻醉期间急性心肌缺血的药物治疗

药物	规格、配方	常用剂量
硝酸酯类		
硝酸甘油（nitroglycerin）	5mg/ml、50mg/250ml	$33\sim300\mu g/min$

续表

药物	规格、配方	常用剂量
硝酸异山梨酯（消心痛）（isosorbide dinitrate）	10mg/10ml、50mg/250ml	33~100μg/min
β 受体阻断药		
艾司洛尔（esmolol）	100mg/10ml、10mg/ml	0.5mg/kg 静注，50~200μg/（kg·min）泵入
美托洛尔（倍他洛克）（metoprolol）	5mg/5ml	0.5~5mg，静注，2 分钟内
拉贝洛尔（柳胺苄心定）（lebetalol）	50mg/10ml、5mg/ml	5~25mg，静注
钙通道阻滞药		
地尔硫䓬（diltiazem）	5mg/ml、1mg/ml	2.5~10mg，静注；2.5~15μg/（kg·min）泵入
尼卡地平（佩尔地平）（nicardipine）	10mg/ml	10~30μg/kg，静注；1~10μg/（kg·min）泵入
硝苯地平（心痛定）	10mg/片	10mg，舌下含服
*抗血栓形成、抗凝		
肝素（heparin）	1000U/ml、100U/ml	2000~5000U，静注

16

注：*使 PT 为正常的 1.5~2 倍

5. 围手术期应力争达到的主要目标：

（1）预防或减轻交感神经系统的活动增强，以降低心肌的耗氧量。吸入麻醉药和 β 受体阻滞药能够预防应激反应和儿茶酚胺释放。若患者手术前应用 β 受体阻滞药，则术中应继续使用并维持至术后。

（2）维持适宜的冠状动脉灌注压。可通过补充液体、应用去氧肾上腺素或降低吸入麻醉药的浓度维持适当的舒张压以保障冠状动脉的灌注。

（四）慢性缩窄性心包炎

麻醉期间要避免动脉压降低、心率减慢和心肌抑制，尤其在诱导期。病情严重者应先解除缩窄的心包才能进行择期手术。

（五）肥厚性阻塞性心肌病

1. 患者在麻醉期间保持窦性节律十分重要。

2. 必须保持心室充盈压高于正常范围，并避免使用增强心肌收缩力的药物。

3. 可采用对外周阻力影响较小的吸入麻醉药加深麻醉，分次小量应用 β 受体阻滞药和（或）去氧肾上腺素提升动脉血压，达到预防和治疗左心流出道阻塞的目的。

4. 一般不宜采用椎管内麻醉，因其可引起血管扩张、血压下降。

（六）心脏传导阻滞

1. 术前安装心脏起搏器的适应证：

（1）完全性房室传导阻滞，当停搏期>3.0秒或基本节律<40次/分。

（2）房室结功能不全，心动过缓已引起临床症状。

（3）急性心肌梗死后持续进行性Ⅱ度房室传导阻滞或完全性房室传导阻滞。

（4）Ⅱ度房室传导阻滞伴有临床症状。

（5）有症状的双束支传导阻滞等。

2. 单纯双束支传导阻滞，患者无症状，一般不必安装临时起搏器，麻醉选择与处理并无困难。

16

（七）预激综合征

1. 诊断　主要依靠心电图，其特征为：

（1）PR 间期缩短至 0.12 秒以下。

（2）QRS 时间延长达 0.11 秒以上。

（3）QRS 波起始部粗钝，与其余部分形成顿挫，及所谓的预激波或 δ 波。

（4）继发性 ST-T 波改变。

（5）不同的预激综合征患者可仅表现为上述部分特征。

2. 治疗　不需特殊治疗。手术前不给阿托品。伴发室上性心动过速时，治疗同一般室上性阵发性心动过速。可以采用：

（1）刺激迷走神经。

（2）维拉帕米、普萘洛尔、普鲁卡因胺或胺碘酮缓慢静推。

（3）可用美托洛尔等 β 受体阻滞药长期口服预防室上性阵发性心动过速发作。

（4）药物不能控制，心脏电生理检查确定旁路不应期短或房颤发作时心率达 200 次/分左右时，可用射频、激光或冷冻法消融，或手术切断旁路。

（帅训军　秦培娟）

16

第十七章

心肌病患者的麻醉

心肌病（cardiomyopathy，CM）是一种原因不明的心肌疾病，可分为原发性心肌病和继发性心肌病。原发性心肌病包括扩张型心肌病（dilated CM，DCM）、肥厚型心肌病（hypertrophic CM，HCM）、限制型心肌病、致心律失常型右心室心肌病、未定型心肌病（左心室致密化不全，心尖气球综合征）。继发性心肌病，包括缺血性心肌病、中毒性心肌病及儿茶酚胺心肌病。

第一节　心肌病概述

一、心肌病的病因及病理学

1. 原发性心肌病　致病基因累及心肌细胞、肌纤维膜、肌小节、核膜和线粒体等；致病基因多向性，如扩张型心肌病（DCM）致病基因可与肥厚型心肌病（HCM）及其他遗传性疾病的突变基因相互重叠。

2. 继发性心肌病　感染；免疫介导的心肌损害（免疫标志物；已知多个抗心肌抗体）。

二、诊断方法

1. 心电图、超声心动图。

2. CT、心血管磁共振成像。

3. 心血管造影、核素心肌扫描。

4. 心肌活检。

5. 遗传学诊断：家系成员的筛选和 DNA 检测。

三、治疗

1. 对症处理。

2. 药物治疗　神经激素阻断药：β-受体阻断药（降低心脏交感活性，抑制转化生长因子，减少胶原合成）。

3. 非药物治疗　心脏再同步化（CRT）；左心室辅助装置（LVAD）；心脏转律除颤起搏器（ICD）；室间隔乙醇消融（alchohol septal ablation，ASA）。

4. 基因治疗（实验阶段）。

第二节　肥厚型心肌病患者的麻醉

肥厚型心肌病（HCM），又称原发性肥厚型主动脉瓣下狭窄（IHSS），为遗传性疾病，可能与常染色体显性遗传有关，55% 的病例呈家族聚集性发病；也是基因多态性疾病，已被鉴定的致病基因 18 个，约 400 个位点突变。儿茶酚胺代谢异常，高血压、高强度运动为其伴发因素。

肥厚型心肌病分为梗阻性和非梗阻性两种类型。对于梗阻性心肌病，心脏间隔（将心脏分为左右两个部分的隔膜）会增厚而且侵入左心室，形成的肿块会阻碍左心室将血液泵往全身，从而导致患者出现胸痛、眩晕、气短和昏倒等症状。

一、发病率

1. 肥厚型心肌病发病年龄可以来自于所有的年龄段，ACC/BSC（美/欧心脏病学会，2003）报道成人 HCM 患病率为 0.2%。

2. 肥厚型心肌病是儿童和青少年心源性猝死的最常见病因。

17

3. 主要症状　晕厥，心绞痛，非持续性室速，充血性心力衰竭。常并发冠心病。

4. 多数 30 岁前发病或猝死，死因主要是心力衰竭和心律失常。

二、病理生理特征

1. 心脏肌肉异常增厚，室间隔非对称性肥厚，比室壁肥厚明显，且凸向左室腔。

2. 梗阻性的肥厚型心肌病

（1）影响心脏二尖瓣，导致血液在此瓣膜处反向渗漏；并伴二尖瓣叶肥厚，于左心室收缩期前凸（超声可看到 SAM 征），关闭减慢和反流，从而导致左心室容量缩小、流出道狭窄。

（2）左心室肌肉异常增厚导致其内腔缩小，左心室血容量降低；而且增厚的肌肉可能硬化，所导致的直接结果就是心室更加难以放松，进一步影响容血量。

（3）左室流出道与主动脉瓣间压力差异常增大（>50mmHg 为手术治疗适应证）。

（4）心室内腔体积减小引起心脏和肺部血管压力增加，受损害的心脏肌肉细胞也会发生相应变化，进而干扰心脏电信号，发生心律不齐。

1）心电图表现：左室高电压，心室（尤其左室）肥厚，常见室性早搏、房颤、深 Q 波（室间隔肥厚）。

2）由于危险的心律不齐，一部分患者甚至可能出现心脏骤停的情况。

三、心肌肥厚的诊断标准

室间隔厚度≥15mm；室间隔/左室后壁比≥1.3。

四、麻醉方式选择

（一）硬膜外阻滞麻醉

不推荐使用硬膜外麻醉，因为可使血管床扩张，使心脏前、后负荷均降低，加重流出道梗阻。

（二）全身麻醉

1. 麻醉前准备

（1）术前应对心功能进行详细评估，HCM 患者麻醉手术十分危险，宜选择对循环影响轻微的药物。

（2）有昏厥发作史的患者要注意是否为隐匿型梗阻，除术前详细询问病史外，必要时可行运动负荷及药物诱导实验。

（3）术前应常规行超声心动图检查以评估心功能状况。

（4）围手术期给予适量的β-受体阻滞剂（如心得安等）或钙离子通道阻滞剂（如异搏定等），以缓解内源性和外源性儿茶酚胺所引起的梗阻程度，改善心功能。

（5）术前访视，医患沟通；应给予适量的镇静药（咪唑安定），以消除患者紧张和恐惧情绪。

（6）阿托品可加快心率导致心搏量减少，应避免应用。可给予东莨菪碱降低交感神经兴奋性。

2. 麻醉诱导　全身麻醉宜选择对循环影响轻微的药物，力求做到诱导期循环平稳，避免应激反应，同时要保持适当的前后负荷和控制心率。

（1）可选用苯二氮䓬类或依托咪酯。

（2）挥发性麻醉药可减轻气管插管刺激引起的交感神经兴奋，可在气管插管前吸入。

（3）氯胺酮增加心肌收缩力，加重梗阻，不宜使用。

3. 麻醉维持　关键在于减轻左室流出道梗阻，减小压力阶差。

（1）应选择对心肌抑制较轻的药物，尽量维持正常的全身血管阻力。

（2）宜选用挥发性吸入麻醉药。七氟烷对循环系统有轻度抑制作用，且与剂量相关，但七氟烷可以使各种血流动力学参数保持在稳定水平且易于调节。

（3）非去极化肌松剂对循环无影响，但泮库溴铵可增加心率和心肌收缩力，不宜使用。

17

五、术中监测

1. ECG、SpO_2、尿量等常规监护。

2. 有创动脉压　了解即时血压及指导使用血管活性药物。

3. 中心静脉压　指导术中输血输液。

4. 经食管超声心动图可评价心室收缩和舒张功能、瓣膜形态和功能和左室流出道的疏通效果，对麻醉处理有较大的指导意义。

六、麻醉处理

1. 低血压处理

（1）使用 α-受体激动药，如去氧肾上腺素、甲氧胺、去甲肾上腺素，升高血压并减低左室流出道压力。

（2）一般不使用 β-受体激动药，如异丙肾上腺素、多巴胺、多巴酚丁胺、麻黄碱等。

2. 高血压处理

（1）增加吸入麻醉药物浓度，加深麻醉。

（2）不宜使用血管扩张药物，如硝普钠、硝酸甘油，因能降低全身血管阻力，增加左室流出道梗阻，导致严重的低血压。

3. 容量管理

（1）肥厚型心肌病患者多表现为充血性心衰的症状，但从超声心动图上可以观察到其左室容量相对不足。换言之，该类患者充血性心衰的症状不是因为体内的水过多，而是其左室顺应性差引起的。

（2）左室顺应性差引起左房压增高，进而引起肺静脉淤血，而肺静脉淤血导致肺间质水多，然后出现充血性心衰的症状。再严重一些时，水进入肺泡就会出现泡沫样痰。

（3）肥厚型心肌病患者容量相对不足时左室流出道的梗阻会加重，因此，应结合患者实际情况适量适速补液。

17

4. 维持满意的窦性心律、心率、防止心律失常

（1）肥厚型心肌病患者左心室舒张功能障碍，心室充盈与心房收缩有关，窦性心律消失使左心室充盈减少，进而诱发充血性心力衰竭。

（2）出现影响血流动力学的异位心律时，需积极治疗以恢复窦性心律，保持房室顺序传导，保证心室舒张期充分充盈。

（3）忌心率增快。一旦出现心率增快必须立刻处理，可先加深麻醉，另外可选用普萘洛尔、美托洛尔、艾司洛尔。

（4）对略慢于 60 次/分的窦性心律，或偶发室早，若血流动力学平稳，无需处理。

（5）室性与室上性心律失常可用异搏定及胺碘酮。

（6）新发生的房颤可采用同步直流电复律，若不能转窦性心律，应用 β-受体阻滞剂控制心律。

5. 对于肥厚型心肌病患者围手术期处理，麻醉医师要给予足够重视，认真细致的做好术前准备，合理选用麻醉方式及药物，避免加重左室流出道梗阻的因素，加强术中监测，以保证术中患者安全。

第三节　扩张型心肌病患者的麻醉

扩张型心肌病（dilated CM，DCM）以心室扩大和收缩功能障碍为特征，是心力衰竭的第三位发病原因。

一、扩张型心肌病发病率

1. 扩张型心肌病可能和病毒、细菌药物中毒代谢异常所致的心肌损伤有关，其中病毒性心肌炎被认为是最主要的原因。

2. 扩张型心肌病是最为常见的一种心肌病，其患者一般见于 20~60 岁的成人，男性患这种疾病的可能性会更高一些。

3. 高达一半的 DCM 都可能是遗传原因，故又称为

17

"家族性扩张性心肌病"。20%～35%呈家族性发病或有基因特变。

4. 扩张型心肌病还有可能是很多其他疾病的并发症，比如冠心病和高血压。

5. 5年病死率15%～50%，死因主要是心力衰竭和心律失常。

二、扩张型心肌病病理生理变化

1. 扩张型心肌病会影响心房和心室。

（1）扩张型心肌病一般是自左心室开始，表现为此处的心肌开始扩张并变薄，导致左心室内腔变大。

（2）扩张问题会逐渐扩展至右心室，如果病情恶化，扩张问题还会进一步涉及两个心房。

（3）一旦心脏腔室扩张，心脏向全身输血的能力降低，心脏就会进一步扩张腔室以应对，这会导致心脏更加衰弱甚至发生心力衰竭。

2. 常有并发疾病　冠心病、反复心肌梗死、慢性酒精中毒、胶原性疾病、类肉瘤、特发性炎症等。

3. 辅助检查

（1）ECG：左室高电压，左束支传导阻滞，S-T段、T波异常，病理性Q波。

（2）X线胸片：肺动脉高压，双室扩大。

（3）心脏超声　左室射血分数<40%～45%；左室扩张，左室、左房压可增高；重者双室心力衰竭，二、三尖瓣返流。

（4）经食管超声心动图　心室壁血栓形成、脱落和栓塞症。

4. 常死于顽固性心力衰竭、严重心律失常或栓塞症。

三、扩张型心肌病临床表现及诊断标准

1. 临床表现　扩张型心肌病心力衰竭的症状一般包括感觉乏力、腿脚浮肿和气短；扩张性心肌病还可能导

17

致心脏瓣膜问题、心律不齐和心脏内部血液凝块。

2. 主要诊断标准　左室射血分数<45%和（或）左室短轴缩短分数<25%（收缩障碍）；左室舒张末期内径大于正常上限的117%（左心室扩张）。

四、麻醉方式选择及麻醉管理

1. 选择全身麻醉或硬膜外麻醉不是争论的重点，重点在于既要维持血流动力学稳定，又不能加重心脏负担；维持心肌氧供/氧需平衡。扩张型心肌病患者一旦于术中或术后出现心衰或心律失常，一般的诊疗手段很难逆转。

2. 麻醉前准备

（1）术前应对心功能进行详细评估，β-受体阻滞剂减慢心率，可能产生心肌抑制，但长期使用能改善远期预后，可在内科医师指导下谨慎使用。

（2）术前应常规行超声心动图检查以评估心功能状况。

（3）术前访视，医患沟通，可消除患者的紧张和恐惧情绪，有助于稳定患者心功能。

3. 麻醉诱导

（1）扩张性心肌病患者麻醉诱导十分危险，诱导前常需要泵入多巴胺进行循环支持，以缩短诱导后低血压的时间。

（2）全身麻醉宜选择对循环影响轻微的药物，可以应用对心血管作用轻微的依托咪酯、阿片类药物、非去极化肌松药等药物，力求做到诱导期循环平稳，避免应激反应，同时要保持适当的前后负荷、控制心率。

（3）由于心肌变性、坏死、纤维化，扩张性心肌病患者地高辛耐受差，宜用小剂量维持治疗。

4. 麻醉维持

（1）扩张型心肌病患者术中易出现严重的循环抑制和低血压，麻醉药的扩血管作用可以降低心脏后负荷，血压常难以维持，因此应积极应用血管活性药物预防和处理血管扩张导致的低血压，血管活性药物首选多巴酚

17

丁胺。

（2）如果采用硬膜外麻醉，一定要少量多次给药，同时注意补液速度，血压下降可以使用去氧肾上腺素小剂量给予，避免血压波动过大，加重心脏负担。

（3）全身麻醉宜选用挥发性吸入麻醉药。七氟烷对循环系统有轻度抑制作用，与剂量相关。

（4）非去极化肌松剂对循环无影响，可以使用。术中保证通气，充分给氧，避免二氧化碳蓄积。

（5）术中液体管理务须精细，努力维持出入量平衡。若手术时间长或失血量较多，应注意补充液体并积极适量输血，保持血红蛋白在 100g/L 以上。

（6）围手术期抗凝治疗。由于扩张型心肌病患者易形成心腔内附壁血栓伴心腔内血液瘀滞，应当用华法令抗凝。如果发现附壁血栓应积极使用肝素抗凝，而后可换用华法令抗凝。

五、术中监测

1. ECG、SpO_2、尿量等常规监护。

2. 有创动脉压　了解即时血压及指导使用血管活性药物。

3. 中心静脉压　指导术中输血输液。

4. 经食管超声心动图可评价心室收缩和舒张功能、瓣膜的形态和功能，对麻醉处理有较大的指导意义。

第四节　心肌病患者
麻醉的注意事项

17

1. 心肌病患者术后往往是各类心脏事件高发时期，仍需给予充分关注。

2. 对于严重心肌病的患者，可适当延长机械通气时间，同时积极利尿，镇痛，控制血压，纠正电解质异常，为拔管脱机创造良好外部环境。

3. 麻醉医师术后仍需密切关注术后患者的恢复情

况，为术后医疗团队（例如 ICU）提供必要的信息和帮助。

4. 并发心肌病的手术患者并不多见，但因其病情特殊，麻醉手术风险比较大。不同类型心肌病的病理生理改变差异很大，围麻醉期处理原则也各不相同。

5. 基本原则　维持心肌氧供/氧需平衡。

6. 基本措施　维持合适有效循环血容量，避免心率过快。

7. 肥厚性心肌病　避免心肌收缩力增强和心脏负荷减少。

8. 扩张型心肌病　避免心肌抑制和心脏负荷增加。

9. 麻醉实施前，对合并心肌病患者的病史和病情应有充分了解，做好相应的物质和精神准备，并与其家属充分沟通，留有适当文字资料。

（袁　莉　杨洪光）

17

第十八章

后天瓣膜心脏病患者的麻醉

在中国，风湿性心脏病是引起心脏瓣膜病的主因，瓣膜退行性改变等非风湿性心脏病是次要原因。四组瓣膜病中以左心系统的二尖瓣最常受累，占 95%~98%，主动脉瓣次之，占 20%~35%。三尖瓣和肺动脉瓣多为继发性关闭不全，狭窄罕见。

一、瓣膜病的病理生理与病情评估

心脏瓣膜病变的共同起始点都是通过瓣膜的血流发生异常引起心腔的容量和压力负荷异常，进一步导致心输出量下降。在功能代偿期，机体通过神经、体液调节，尚能维持有效的心排出量；在功能失代偿期，则会出现心律失常、心肌缺血和心力衰竭，导致心输出量不能有效维持。

（一）二尖瓣狭窄

1. 正常成人二尖瓣瓣口面积为 $4~6cm^2$，$1.5~2.0cm^2$ 为轻度狭窄，$1.0~1.5cm^2$ 为中度狭窄，$<1.0cm^2$ 为重度狭窄。

2. 二尖瓣狭窄最主要的病理生理是舒张期血液由左房进入左室受阻，进而导致左心室舒张末期容积（LVEDV）减少，每搏量减少；左房压升高，肺循环淤血。

（1）长期肺淤血可致肺动脉压升高、右室负荷增加、右心室扩大和三尖瓣相对关闭不全，严重时产生右心衰竭和体循环淤血。

（2）左房扩张可导致传导异常，从而发生房颤。房颤时，左房血流减慢，左房附壁血栓形成；心房收缩功能丧失而使 LVEDV 减少 20%，若心室率超过 100 次/分，则会因舒张期缩短加重左室充盈不足，发生低血压，而左房压持续升高可诱发急性肺水肿。

3. 轻度狭窄时，休息状态左房压、肺动脉压及心排出量均在正常范围，运动时均轻度上升，所以对麻醉影响很小。中度狭窄时，运动或麻醉可使左房压及肺动脉压显著上升，左房压升高至 18mmHg 时可出现肺淤血，24~30mmHg 时可发生肺水肿。严重狭窄时，休息状态左房压及肺动脉压即显著升高。

（二）二尖瓣关闭不全

1. 二尖瓣关闭不全时，左室收缩期血液除向主动脉射出外，部分血液反流回左房，因此左房容量和压力增高，左房扩大时，易发生心房纤颤。晚期左室功能下降，反流加剧，肺循环淤血，可引起肺动脉高压、右室后负荷增加及全心衰竭。

2. 急、慢性二尖瓣关闭不全的病理生理有很大的不同。

（1）急性二尖瓣关闭不全时，由于发病急而左房、左室尚未代偿性扩大，容易出现左心功能不全，可早期出现肺水肿。

（2）慢性二尖瓣关闭不全时，只要维持左心功能，左房与肺静脉压有所缓解，临床症状较轻。

（三）主动脉瓣狭窄

1. 正常成人主动脉瓣口面积为 3~4cm^2。主动脉瓣狭窄时，左心室收缩压升高，可高达 300mmHg，跨主动脉瓣压差增大，从而保证相对正常的每搏输出量和主动脉收缩压，但左心室心肌做功增加，使左心室肌及室壁逐渐增厚。

2. 早期，左心室舒张末期压力（LVEDP）和 LVEDV 增高，而收缩末容积保持相对正常。晚期或狭窄

18

严重到瓣口面积 $0.7 \sim 0.9 cm^2$ 时，可出现心脏扩大和左室肥厚，导致 LVEDP 和 LVEDV 升高，最终导致左心室收缩末容积和射血分数下降，每搏输出量降低。

3. LVEDP 和 LVEDV 增高导致心肌做功和氧需增加，而 LVEDP 升高造成冠状动脉灌注压下降，心肌供氧减少。这些因素使得患者即使在不并发冠心病的情况下也特别容易发生心肌缺血和猝死。

4. 正常人 20% 的左心室充盈有赖于左心房收缩。主动脉瓣狭窄患者左心室顺应性下降、舒张压增高使左心室舒张早期充盈减少，舒张晚期心房收缩可提供高达 40% 的心室充盈量。因此主动脉瓣狭窄患者一旦出现房颤，病情将快速恶化，左房压超过 $25 \sim 30 mmHg$ 可导致肺水肿，常会出现猝死。

（四）主动脉瓣关闭不全

主动脉瓣关闭不全主要表现为舒张期血液由主动脉反流到左心室，导致左心室容量负荷增加和有效的前向心排量下降。早期左心室收缩力增加，左心室出现肥厚、扩张，但心排量基本正常。如果长期的左室容量负荷过重，可使左心室明显扩张，最终出现左心衰竭。

二、术前准备

1. 心理准备　术前要对患者详细地讲述病情、风险以及麻醉相关的有创操作，使其了解麻醉当天可能发生的事情，有充分的心理准备；同时鼓励患者，使之建立信心，减少术前焦虑和紧张。

2. 术前治疗

（1）加强营养支持治疗，改善全身状况。心力衰竭或肺水肿的患者应用强心利尿药，使循环维持在满意状态后再接受手术。

（2）重视呼吸道感染或局部感染的积极防治。

（3）长期使用利尿药可能发生电解质紊乱，特别是低血钾，术前应予以调整。

（4）术前治疗药物可根据病情酌情使用，洋地黄、

18

正性肌力药和利尿药可用至手术前日,降压药和 β 受体阻滞剂用至手术日晨。

三、常用麻醉药物

(一) 常用心血管药物

由于心脏手术的麻醉及手术过程中血流动力学改变常非常急剧,如不能迅速用药即可延误时机,可根据需要在麻醉前准备最常用的心血管用药 (表 18-1)。

表 18-1　心血管用药

药名	配制	常用剂量
肾上腺素	体重×0.03mg/50ml	$0.01 \sim 0.03\mu g/$ (kg・min) 兴奋 β 受体,$0.03 \sim 0.15\mu g/$ (kg・min) 兴奋 β 和 α 受体,$>0.15\mu g/$ (kg・min) 兴奋 α 和 β 受体
异丙肾上腺素	$5\mu g/ml$	$0.02 \sim 0.5\mu g/$ (kg・min),单次注射 $2 \sim 5\mu g$
多巴胺	体重×3mg/50ml	$1 \sim 3\mu g/$ (kg・min) 兴奋 DA_1 受体,$3 \sim 10\mu g/$ (kg・min) 兴奋 β_1、β_2 和 DA_1 受体,$>10\mu g/$ (kg・min) 兴奋 α 和 β_1、β_2、DA_1 受体
多巴酚丁胺	体重×3mg/50ml	$1 \sim 20\mu g/$ (kg・min)
去氧肾上腺素	$100\mu g/ml$	$0.15 \sim 0.75\mu g/$ (kg・min),单次静脉注射 $40 \sim 200\mu g$
去甲肾上腺素	$4\mu g/ml$	$0.05 \sim 0.4\mu g/$ (kg・min),单次静脉注射 $0.05 \sim 0.4\mu g/kg$
氯化钙	$100mg/ml$	$15 \sim 20mg/kg$ 缓慢静脉注射

18

续表

药名	配制	常用剂量
艾司洛尔	10mg/ml	0.5mg/kg 单次静脉注射 维持量 50~300μg/(kg·min)
利多卡因	10mg/ml	1~2mg/kg 单次静脉注射 维持量 15~30μg/(kg·min)
胺碘酮	7.5mg/ml（150mg/20ml） 12mg/ml（600mg/50ml）	3mg/kg 缓慢静推或泵入， 维持量成人 24~60mg/h
硝酸甘油	体重×0.3mg/50ml	1~5μg/(kg·min)
硝普钠	500μg/ml，需遮光	0.1~8.0μg/(kg·min)
前列腺素 E1		初始剂量 0.05μg/(kg·min)， 最大剂量 0.4μg/(kg·min)
毛花苷丙	0.4mg/20ml	单次静脉缓慢注射或泵入 0.2~0.4mg

（二）麻醉前用药

1. 术前用药　原则是在不影响患者呼吸循环功能的前提下，给患者充分镇静，可术前 30 分钟肌内注射吗啡 0.12~0.15mg/kg 及东莨菪碱 0.005mg/kg。如病情较重可减半。

2. 注意血流动力学的稳定　常规服用心脏药物至手术当日，避免停药引起血流动力学的波动。

18

四、麻醉管理

（一）麻醉处理原则

1. 二尖瓣狭窄

（1）避免心动过速：二尖瓣狭窄最大的威胁即为心动过速，因为回心血量过多，左房排出受阻极易产生肺水肿及心力衰竭。甚至因肺部感染、发热、激动等因素导致心动过速，发生急性肺水肿，需急诊手术进行二尖瓣连合处分离术才能控制肺水肿。因此，麻醉过程应尽量避免心动过速，严格控制输液，密切监测血流动力学变化。

（2）扩血管药虽能降低体血管及肺血管阻力，但LVEDP也明显下降，使心每搏量下降。但术后出现肺血管阻力上升及右室衰竭或低心排出量时，仍可应用扩血管药（如硝普钠）以改进血流动力学。

（3）发生低血压时，尽管血容量不足，但扩容治疗要慎重。

（4）缩血管药物应避免使用纯 α 肾上腺激动药，可选用肾上腺素或麻黄碱等双重药物。

（5）因长期肺淤血或纤维化，使肺胸顺应性明显降低，瓣膜置换后常需要机械通气治疗数小时。

2. 二尖瓣关闭不全

（1）麻醉过程应尽量维持较快的心率以维持心排出量。

（2）避免体血管阻力增加，应用扩血管药可减少二尖瓣血液回流。

（3）因心肌收缩性受损，对心肌抑制药极为敏感，尽量避免应用强效吸入麻醉药。

（4）当射血分数在40%以下，预示有严重的心功能不全，二尖瓣置换术后极易发生心室功能衰竭，降低后负荷由于血压降低导致冠状动脉血流进一步减少反而加重心肌损害，所以，血管扩张药难以奏效，常需用主动脉内球囊反搏降低左室后负荷和提高冠状动脉灌注。

18

3. 主动脉瓣狭窄

（1）维持正常心率及心律

1）主动脉瓣狭窄患者的心排出量主要靠心率来维持，心动过速缩短左室射血时间，心动过缓减少射血次数，使心排出量锐减，加重肥厚的心肌血液灌流不足，因此维持正常心率及心律以利心室充盈极为重要，将心率维持在 60~80 次/分，在增加左室射血时间的同时增加了冠状动脉的灌注时间，对此类患者最有利。

2）积极治疗快速室上性心律失常，因为心动过速和有效心房收缩的丧失均可导致病情的严重恶化。瓣膜置换后对心房退化或丧失窦性节律者应安放起搏器。

（2）慎用扩血管药物：当心排出量减少，需要增加体循环血管阻力以维持血压，所以应用扩血管药非常危险，因为周围血管扩张，将降低 LVEDV 导致每搏量下降，可以产生急剧而严重的低血压，损害脑及冠状血流灌注。对中度或严重主动脉瓣狭窄患者，可因此产生心绞痛、昏厥及猝死。同样，在诱导前出现心绞痛，主要给纯氧吸入，硝酸甘油对解除本病的心内膜下缺血的效应，也较单纯冠心病患者为差。

（3）诱导应慢：麻醉诱导时因患者血流动力学发生改变，诱导用药速度应减慢，可小量分次给药。

4. 主动脉瓣关闭不全

（1）适当增快心率：主动脉瓣关闭不全患者反流量决定于瓣口直径、舒张期长短和主动脉与左室压力差三个因素，因此，心率增快可减少舒张期血液回流，还可改进心内膜下血流。

（2）增加心排出量：转机前应通过增加心肌收缩力、增加心率、减低后负荷及维持较高的左室前负荷来增加心排出量。

（3）主动脉瓣关闭不全是主动脉内球囊反搏的禁忌证，因为舒张压增高可增加反流量。

（二）麻醉诱导

瓣膜病患者通常都有明显的血流动力学改变和心功

能受损，麻醉诱导必须缓慢而谨慎。麻醉诱导前连接心电图、脉搏血氧饱和度，并在局麻下建立桡动脉有创监测。诱导药的选择以不过度抑制循环、不加重血流动力学紊乱为前提。

1. 对于病情轻到中度的患者可采用咪达唑仑、依托咪酯、芬太尼诱导；肌松剂可根据患者心率进行选择，心率不快者可用泮库溴铵，偏快者可用阿曲库铵、哌库溴铵等。

2. 对病情重、心功能Ⅲ～Ⅳ级患者，可采用依托咪酯、芬太尼进行诱导，根据血流动力学情况缓慢加药。

（三）麻醉维持

可采用吸入麻醉，也可采用以静脉药物为主的静吸复合麻醉。对于心功能较差的患者，以芬太尼和舒芬太尼等阿片类药物为主，复合丙泊酚、异氟醚或七氟醚等。需加强麻醉深度监测，预防术中知晓。对于心功能好的患者，可以吸入麻醉为主。在体外循环前、中、后应及时追加静脉麻醉药防止麻醉过浅。

1. 二尖瓣狭窄手术

（1）体外循环前麻醉管理

1）前负荷：一方面保持足够的血容量，另一方面又要严控输入量；此类患者体位改变对回心血量影响显著，应缓慢改变体位。

2）心率：60～80次/分较理想，防止心动过速，也要防止心动过缓；房颤伴心室率过快，可选用洋地黄控制心率。

3）避免缺氧、酸中毒、高碳酸血症或使用氧化亚氮等可引起肺循环压力升高的因素。

4）除非血压显著下降，一般不用正性肌力药；有时为保证主动脉舒张压，可适量应用血管加压药。

（2）体外循环后麻醉管理

1）人工瓣膜置换后，二尖瓣跨瓣压差降低，左心室充盈改善，但因左室长期处于容量减少状态，容量过负荷或心动过缓可致左室过度扩张。

18

2）在维持足够心排量的前提下尽量降低 LVEDP，适当使用强心药物增强心肌收缩力，维持适当的心率，减少左室大小和室壁张力。

3）部分慢性房颤患者在体外循环后转复为窦性心律，应给予胺碘酮等抗心律失常药物或给予心房起搏维持窦性心律。

2. 二尖瓣关闭不全手术

（1）前负荷：适当的左室前负荷非常重要，但超负荷可使左房压升高，导致心力衰竭和肺水肿。

（2）心率：应维持在正常甚至较快水平，否则容易引起左室容量负荷增加，反流量增加，前向心排量减少。

（3）后负荷：降低血压有助于减少反流，术中防治高血压。

（4）可能需要使用正性肌力药物支持左心室功能。

3. 主动脉瓣狭窄手术

（1）体外循环前麻醉管理

1）前负荷：左室的心排量对于左室前负荷十分依赖，适当的前负荷对于维持正常每搏量非常重要，不恰当的使用硝酸甘油等扩血管药物会引起严重的心肌缺血或脑缺血；但超负荷可使左室舒张末容量和压力进一步升高，导致心力衰竭。

2）心率：最好维持在 60~80 次/分，心率过快或过慢都不能很好耐受。相对而言，稍慢的心率（50~60 次/分）优于较偏快的心率（90 次/分）。

3）后负荷：左室后负荷大部分来自狭窄的瓣膜，血压下降对于减小左室后负荷作用甚微。而冠脉灌注对舒张压却非常依赖，加上主动脉瓣狭窄患者左室肥厚，舒张末压升高，极易发生心内膜下缺血，术中应避免血压下降。麻醉诱导时，要准备好去氧肾上腺素等 α 受体激动剂，积极纠正低血压。

4）尽量维持窦性心律，左室肥厚顺应性差影响左室充盈，房颤可使病情恶化。

（2）体外循环心肌保护及心脏复跳时麻醉管理

1）存在心肌肥厚的患者，体外循环期间，心肌保护十分重要，要保证主动脉阻断期间停搏液有效的灌注。

2）心脏复跳时易出现顽固性室颤，因此复跳时要求复温完全，充分排气，维持电解质、酸碱平衡和冠状动脉灌注压，必要时使用利多卡因、胺碘酮等抗心律失常药物。如果仍无法恢复正常节律，可采用温血半钾停跳液进行温灌注一次后再行复跳。

4. 主动脉瓣关闭不全手术

（1）前负荷：保证足够的前负荷，瓣膜置换前避免使用静脉扩张药物。

（2）心率：保持较快的心率有助于增加前向心排量，90 次/分的心率最为合适。

（3）后负荷：降低血压有助于降低反流量，改善心内膜下血供。

（4）心肌收缩力：对于左室明显扩张、甚至收缩功能不全的患者给予 β 受体激动剂增强心肌收缩力。主动脉球囊反搏在瓣膜置换前属于禁忌证。

五、经食管超声心动图（TEE）在心脏瓣膜病术中监测中的应用

TEE 作为术中监测项目在心脏瓣膜置换术中具有重要临床价值。TEE 可以在开胸前补充诊断，协助选择手术方案；TEE 在麻醉后，瓣膜置换前评价瓣膜功能，心室舒缩功能，检查心房内血栓，测量瓣环直径，升主动脉内径、钙化程度；置换术后即刻评价人工瓣膜和心室功能，了解有无瓣周漏，在发现瓣周漏后准确定位其位置，便于术中及时解决，在体外循环停机前了解心腔内气体残留情况。

（丁泽君　徐堂文）

18

第十九章

冠状动脉旁路移植术的麻醉

冠状动脉旁路移植术（CABG，俗称冠脉搭桥术），就是在冠状动脉狭窄的近端和远端之间建立一条通道，使血液绕过狭窄部位而到达远端，改善狭窄部位心肌血供。

一、麻醉处理原则

冠状动脉旁路移植术麻醉及围手术期血流动力学管理的原则为维持心肌氧的供需平衡，因此必须做到：

1. 降低心肌耗氧 通过降低心肌收缩力、心室壁张力、心率等因素降低心肌氧耗。

（1）可使用麻醉性镇痛药物降低交感神经兴奋性以及使用 β 受体阻滞药物来降低心率。

（2）动脉血压对心肌氧的供需平衡起双重作用。血压升高增加氧耗，但同时也增加冠脉的灌注压力，从而增加心肌的血供。术中、术后血压的波动对心肌氧的供需平衡极为不利，围手术期应维持血压稳定，维持血压 110/60～130/80mmHg（或参考基础血压波动不超过±20%）为佳。

（3）心肌收缩力对确保心排出量至关重要，对术前无心肌梗死病史、心功能尚好的患者，适度抑制心肌收缩力明显有利于维持心肌氧的供需平衡。

2. 增加心肌供血和供氧

（1）增加冠状动脉的血流量及氧含量，其取决于冠状动脉灌注压及心室舒张时间。冠心病患者由于冠状动脉狭窄或堵塞，其自动调节压力范围的下限大幅上扬，故围手术期血压应维持在略高水平，合并高血压者尤甚，尤其避免心率增快时血压下降。可使用硝酸酯类和钙离子通道拮抗剂来扩张冠状动脉，防止痉挛。

（2）增加氧含量，在维持足够血容量的同时，必须注意血红蛋白的含量，维持适当血细胞比容。即使无心肌缺血的老年患者对失血的耐受性也较差，此时应维持血红蛋白>100g/L。

二、术前病情评估

对冠心病患者心脏状况的评估首先要熟知冠脉系统解剖、患者冠状动脉确切病变部位及阻塞程度，了解患者心功能状态及是否同时合并瓣膜疾病，了解近期发生心肌梗死情况及心绞痛类型。

1. 心绞痛　了解患者有无心绞痛病史及其分类，WHO分型：①稳定劳累型心绞痛，胸痛发作与心肌耗氧量增加有固定关系，诱发的劳动强度相对固定。②不稳定型心绞痛，提示病情较严重。疼痛发作时心电图ST段抬高，疼痛消失则ST段恢复正常。发作时冠状动脉痉挛常合并室性心律失常。

2. 心脏功能

（1）病史：患者是否有心肌梗死病史、慢性心力衰竭病史、有无心脏扩大等。

（2）左心室射血分数（left ventricular ejected fraction，LVEF）<50%的患者麻醉危险性增加，麻醉中可能需要使用正性肌力药物。

（3）发生过一次心肌梗死但尚无心力衰竭者其射血分数（EF）常在40%~55%；当EF在25%~40%时，绝大部分患者心功能为Ⅲ级；EF<25%时则心功能为Ⅳ级。

（4）左心室舒张末期压力（LVEDP）>18mmHg常表明左心室功能很差。

19

3. 心电图

（1）注意休息时有无异常心电图出现，是否需要药物治疗。

（2）约有 1/3 冠心病患者的心电图是正常的，采用 24 小时动态心电图观察记录和 ST 段分析，可提高术前心肌缺血检出率。

（3）有病理性 Q 波出现表明有陈旧性心肌梗死，注意心电图有无心律失常、传导异常或心肌缺血表现。

4. 冠状动脉造影

（1）了解冠状动脉病变的具体部位及严重程度。

（2）约 55% 人群的窦房结血运是由右冠状动脉供给，其余 45% 的人群由左回旋支供给。

（3）供给窦房结的动脉堵塞可引起窦房结梗死并引起房性心律失常。

（4）90% 人群房室结血运是由右冠状动脉供给，另 10% 由左回旋支供给。

（5）后壁心肌梗死常并发Ⅲ度房室传导阻滞。

5. 超声心动图

（1）超声心动图可清晰地观察到冠脉血管堵塞后出现的节段性心室壁运动异常（SWMA）、心室舒张和收缩顺应性变化，测定射血分数（EF），并可诊断左心室附壁血栓。

（2）EF 值可评估术后发生低心排综合征的危险度，正常或大于 50% 时危险度低，25%~50% 之间中等危险度，小于 25% 具有较高的危险度。

（3）负荷超声心动图可监测冠心病患者在负荷状态下冠状动脉的储备能力，即逐渐增加心脏负荷，诱导心肌缺血来出现节段性室壁运动异常，并可准确鉴别 SWMA 是否具有存活性。心肌存活性的判断对缺血性心脏病的治疗决策具重要意义。

6. 其他并存疾病

（1）冠心病患者常合并周围血管病变。

（2）颈动脉狭窄的患者应先施行颈动脉内膜剥脱

19

术，然后再考虑 CABG。

（3）如患者有腹主动脉或髂动脉病变，围手术期须使用主动脉内球囊反搏时则不宜经上述血管放置。

（4）冠心病患者合并糖尿病较多见，由于患者的自主神经张力发生改变，手术的应激反应、低温及儿茶酚胺药物的应用均使胰岛素药效下降，血糖控制不稳定。手术前住院治疗应尽量将血压控制在正常范围，注意患者因为恐惧紧张导致血压显著升高。

7. 术前药物使用情况　冠心病患者术前用药包括：硝酸酯类、控制血糖类、抗凝类、抗高血压类药物，特别是钙通道阻滞剂和 β 受体抑制剂；重症患者还使用抗心力衰竭类、抗心律失常类、正性肌力药物等。

三、麻醉前准备

1. 器械及用具准备　麻醉机、监护仪、除颤器、中心静脉导管、测压装置等都应在麻醉前准备好。

2. 做好困难气道处理准备　冠心病患者合并肥胖者较多，应按照困难气道准备。

3. 药物准备　麻醉诱导药和各种急救药如多巴胺、去氧肾上腺素、阿托品、利多卡因等药物应备好。稀释硝酸酯类药物，待患者入手术室后即刻泵注。

4. 术前用药

（1）术日晨可用地西泮 5~10mg 口服，或咪达唑仑 5~10mg 肌内注射，吗啡 0.05~0.2mg/kg 和东莨菪碱 0.2~0.3mg 肌内注射。对心脏储备能力低下的患者吗啡用量应适当减少。东莨菪碱慎用于 70 岁以上老人，因可能引起精神异常。

（2）不应停用钙通道阻滞药、β 受体阻滞药和硝酸酯类药物。

（3）术前用药应稍偏重，使患者安静嗜睡，无焦虑、紧张，对周围一切漠不关心；心率慢于 70bpm，血压较在病房低 5%~10%；无胸痛、胸闷等心血管相关症状。

19

四、麻醉方法

（一）麻醉诱导

根据患者心功能及血流动力学情况可选择下列药物作为诱导药物：

1. 咪达唑仑　用量每次静注 0.05~0.25mg/kg。
2. 依托咪酯　用量每次静注 0.3mg/kg。
3. 丙泊酚　静注 1.5~2.5mg/kg。
4. 芬太尼　静注 3~5μg/kg。
5. 舒芬太尼　静注 0.1~0.3μg/kg。
6. 罗库溴铵　静注 0.6mg/kg，1 分钟后可施行气管内插管。
7. 维库溴铵　静注 0.08~0.12mg/kg，3 分钟后可施行气管内插管。

麻醉诱导须在心电图和直接动脉测压的监侧下，缓慢、间断地给药，避免血压心率在插管前后剧烈波动。

（二）麻醉维持

1. 麻醉方法选择　目前用于冠脉搭桥术的麻醉方法以静吸复合麻醉为主。

2. 麻醉药物的选择

（1）静脉麻醉药及给药方式：镇静药通常选用咪达唑仑分次静注 0.05~0.1mg/kg，丙泊酚 2~5mg/（kg·h）或 TCI 输入血浆浓度 0.5~3.0μg/ml。镇痛药可使用芬太尼，分次静注总量一般不超过 30μg/kg。舒芬太尼，静脉输注 0.3~1.0μg/（kg·h）或 TCI 输入血浆浓度 0.3~0.8ng/ml。肌松药可选用哌库溴铵或维库溴铵。

（2）吸入麻醉药：异氟烷维持浓度 1.0%~1.5%，七氟烷维持浓度 1.5%~2.5%。

五、麻醉中的监测

（一）心电图监测

CABG 麻醉中持续心电图监测主要作用有两项：

1. 通过 V_5 导联监测 ST 段变化了解心肌缺血的

情况。

2. 通过 Ⅱ 导联及时发现心率的变化和心律失常。

（二）经食管超声心动图（TEE）监测

心肌缺血的最早表现为心肌舒张功能受损及节段性心室壁运动异常。在监测心肌缺血上 TEE 优于心电图，还可以监测心室充盈压、心输出量、心脏容积，能及时诊断血容量不足及心肌抑制的程度而指导治疗。

（三）心肌耗氧量监测

1. 心率收缩压乘积（RPP）　　RPP＝心率×动脉收缩压。最好维持在 12 000 以下。在相同的 RPP 值时，心率增快比压力增加更易引起心肌缺血。

2. 三联指数　　三联指数＝心率×动脉收缩压×肺毛细血管楔压（PCWP）。维持在 150 000 以下。

（四）肺动脉导管在监测中的应用

肺动脉导管监测指标：通过连续血流动力学监测系统 Vigilance Ⅱ 在术中可持续监测 CO、CI、SvO_2、RVEF 和 RVEDV。了解患者瞬间的血流动力学的压力和容量变化，并可通过仪器计算测出其指数及氧代谢变化指标。同时可间接反映左心状况。

（五）动脉压力波形心排出量监测（APCO）

APCO 是通过 Flotrac 传感器连接患者的桡动脉通路，在 Vigileo 监测仪上得到血流动力学的监测指标。通过患者的外周动脉压力信号连续计算出患者的连续 CCO、CCI、SV、SVV、SVR 和 $ScvO_2$ 等血流动力学指标；即时监测的 SVV 显示心脏对液体治疗的敏感性，直接反映循环前负荷状态。

六、麻醉中管理

（一）呼吸管理

麻醉过程中既要防止过度通气，导致冠状动脉痉挛的可能，同时避免通气不足，造成 CO_2 蓄积。

（二）循环管理

1. 维持血流动力学相对稳定状态，心率维持在 50～

19

90 次/分，既保障手术要求，又不使心肌耗氧量增加。体外循环前心率慢于 70 次/分，停机和术后心率一般不超过 90 次/分。

2. 避免疼痛刺激对循环的影响及诱发心肌缺血。如加深麻醉后仍不奏效，可考虑使用 β 受体阻滞药（艾司洛尔或美托洛尔）或者钙通道阻滞药（地尔硫䓬、维拉帕米或尼卡地平）处理。

3. 心功能不全者，酌情使用正性肌力药物。

4. 重症患者则需设置肺动脉漂浮导管（PAC）或浅动脉传感器监测血流动力学，以指导治疗。

5. 血流动力学不能维持者使用主动脉内球囊反搏（IABP），必要时设置体外膜氧（ECMO）支持循环。

（三）　内环境管理

术中监测血气分析、电解质、酸碱平衡、血糖和血红蛋白等。主要指标要求：$PaCO_2$ 在 30～40mmHg，钾离子在 4～5mmol/L，碱储备保持在正常值的正值范围内，乳酸不超过 2.5mmol/L，血糖值不高于正常值上限的 0.5 倍，术后血红蛋白不低于 100g/L。

（四）　麻醉中血管活性药物的应用

1. 扩血管药

（1）硝酸酯类如硝酸甘油、单硝酸异山梨酯等。麻醉诱导后首先以硝酸甘油 0.5μg/（kg・min）的剂量输入，然后酌情调整剂量；

（2）在用硝酸酯类控制血压无效的情况下，可短时间加用硝普钠，用法：0.2～2μg/（kg・min），其目的是为了降压，当血压得到控制后即刻停药；

（3）前列腺素 E1 可用于冠脉远端狭窄和病情较重的患者。

2. 钙通道阻滞药

（1）地尔硫䓬 5～10μg/（kg・min）。

（2）尼卡地平 3～12μg/（kg・min）。

3. β 受体阻滞药

（1）艾司洛尔先静脉缓慢注入 0.5～1.0mg/kg，维

19

持剂量为 0.05mg/（kg·min）。

（2）美托洛尔：5~10mg 缓慢静脉注射。

（五）体外循环（CPB）的管理

体外循环后并行辅助循环的管理，维持动脉压、血糖及电解质的稳定，掌握好停机指征，脱机困难或不能脱机者心脏辅助等，应注重以上各环节协调。如出现血压过高，可采用硝酸甘油等降低外周血管阻力，防止组织灌注不良，将 MAP 保持在 60~90mmHg。

（六）非体外循环冠状动脉旁路血管移植手术（Off-pump CABG，OPCABG）管理

1. OPCABG 增加了血管吻合搬动心脏对血流动力学的影响

（1）吻合前降支时，左心室受压变形，右心室间接受压，但对血压影响较小，轻度头低位即可达到血流动力学平稳。

（2）吻合后降支时，心脏抬高近乎垂直，右室游离壁被压到室间隔上，右室变形，舒张受限，但二尖瓣环形态基本正常。采用 30°头低位或加用血管升压药物。

（3）吻合回旋支对心脏影响最大，左右心室同时受压，可采用 30°头低左侧位，使右室流出道增大，必要时加用升压药物。

（4）经上述体位变换及药物无法达到理想血流动力学状态时，告知外科医师重新调整心脏位置。

2. 心率控制　通常将心率控制在 50~90 次/分比较合适。如心率较快，可用 β 受体阻滞药控制，但要注意其对心功能的抑制。

3. 心肌缺血的监测和治疗

（1）迅速判断引起急性缺血的原因，及时处理。

1）麻醉不平稳，血流动力学波动大。

2）手术者搬动心脏或手术固定器压迫心脏过紧。

3）移植后的血管内有气泡栓塞或吻合口不通畅。

（2）急性缺血的心电图表现

1）ST 段改变：在 V_5 导联 ST 段可降低 0.4mV 以

19

上，Ⅱ导联 ST 段降低一般为 0.1mV 左右，或伴有 U 波倒置。ST 段降低的导联常见于 $V_4 \sim V_6$、Ⅰ、Ⅱ 或 aVL 导联。

2）T 波改变：急性心内膜下或心外膜下心肌缺血，心前区导联面向心内膜下心肌缺血时，T 波对称高尖，在心前区导联可高达 1.0～1.5mV。常见于 $V_4 \sim V_6$、Ⅰ、Ⅱ、aVL 导联，T 波对称倒置。

（3）心肌缺血的预防和治疗

1）麻醉诱导后，即开始持续泵注硝酸酯类或钙通道阻滞药。

2）术者对心脏的搬抬和固定器的压迫，常使部分冠脉血流严重受阻，心肌发生缺血，表现为血压急剧下降，心电图 ST 段急剧上抬，有的可表现为单向曲线。此时，应停止使用一切麻醉药，加快硝酸甘油等药物的注入速度，并将患者置于头低脚高位，并及时告知手术者停止操作将心脏恢复原位，必要时建立体外循环。

4. 心律失常的原因和治疗

（1）心律失常的原因

1）术前应用利尿剂，造成隐匿性低钾血症和低镁血症。

2）心肌梗死区域累及心脏传导系统。

3）术者操作对心脏造成的机械性刺激。

4）低体温。

（2）心律失常的治疗

1）监测动脉血气分析和电解质测定，调整血钾、血镁在正常范围。

2）当出现室性期前收缩时，可静注利多卡因 1mg/kg。

3）在切开心包和搬抬心脏前，可预防性用药，静注利多卡因 0.5～1mg/kg。

4）当发生室上性、室性心动过速或室颤时，应立即施行心脏电复律。

5. CPB 准备　非 CPB 冠状动脉旁路血管移植手术均

19

有转为体外循环下 CABG 的可能，所以无论患者病情如何，OPCABG 期间都要作好体外循环的准备。

6. 血液回收 做好血液保护。

（七）肝素化效果监测和拮抗

1. OPCABG 阻断已游离的乳内动脉或大隐静脉前静注肝素 1mg/kg，10 分钟后监测 ACT 值≥300 秒。

2. CPB 期间监测全血激活凝血时间（ACT）保持>480 秒。

3. 测 ACT/每小时 1 次，预防游离血管内凝血，如 ACT 值<300 秒，应酌情补充 1/3~1/2 量肝素。

4. 最后一个吻合口完成后静注鱼精蛋白 1mg/kg，拮抗肝素，鱼精蛋白剂量=肝素总量 mg×1.5。

（八）温度的管理

1. 术中中心温度<36℃ 可造成术后一系列问题，CPB 复温应将鼻咽温恢复到 37℃、肛温 36.5℃ 才可停机。

2. 手术中，所输入的液体和血液要预先加温。

3. 有条件时可用加温毯辅助保温和升温，以保持患者温度始终>36.5℃。

七、特殊情况的处理

（一）重症心功能不全患者的处理

1. 冠心病患者的麻醉强调维持心肌氧的供需平衡，应使这类患者入手术室时处于浅睡眠状态，无焦虑、紧张，表情淡漠。

2. 麻醉诱导的药物选择和给药速度至关重要。

3. 对于急症和重症心功能不全的患者 CABG 方式，目前认为在 CPB 下手术比较安全。

4. 合理应用血管扩张药和正性肌力药物。

5. 完善的监测是减少围手术期并发症的重要措施。

（二）急诊 CABG 的麻醉处理

1. 维持好呼吸，用纯氧通气，努力提高动脉血氧分压。

19

2. 维持循环稳定，用正性肌力药增加心肌收缩力，同时补充血容量。

3. 纠正代谢性酸中毒。

4. 酌情使用利尿药。

5. 注意大脑的保护。

6. 患者对麻醉药的需要量很少，要控制用量，肌松药则要足量。

（三）围手术期心肌梗死

1. 围手术期心肌梗死发生的原因

（1）术前焦虑，多发生在没有术前心理干预的重症患者，有的在麻醉诱导前突发心绞痛致室颤。

（2）低氧、高碳酸血症和长时间低血压。

（3）手术操作使心脏长时间异位。

（4）移植血管吻合口不通畅、被移植血管远端血流不畅和凝血原因等造成的血管内血栓形成。

（5）各种原因导致的移植血管痉挛。

2. 处理同急诊 CABG 的麻醉处理。

（四）主动脉内球囊反搏（IABP）应用

1. 适应证

（1）急性心肌梗死并发心源性休克，多巴胺用量大或同时使用两种以上升压药血压仍下降，心脏指数 < 2.0L/（min·m^2），尿量 < 30ml/h，左心房压 > 20mmHg。

（2）不稳定型或变异性心绞痛持续 24 小时。

（3）顽固性严重心律失常药物治疗无效者。

（4）有严重的冠状动脉病变如左主干狭窄 > 70%、冠脉多支或弥漫性病变。

（5）经皮冠状动脉血管成形术失败后转行冠状动脉搭桥术。

2. 禁忌证

（1）重度主动脉瓣关闭不全。

（2）主动脉夹层、主动脉窦瘤。

（3）凝血功能障碍。

（4）严重周围血管病变。

19

（5）脑出血急性期、严重贫血、不可逆的脑损伤、不可逆的心室衰竭终末状态等。

（五）体外膜肺氧合（ECMO）的应用

1. 应用 ECMO 对心功能极差的极危重患者行 CABG 手术，可以有效支持呼吸循环、降低心脏做功，可以减少血管活性药物的应用，对恢复组织灌注和有氧代谢作用明显，能保障手术的顺利平稳进行。

2. 如有 ECMO 适应证，患者需要心肺支持，应尽早应用，以减少休克的损伤程度，促进心肺衰竭早恢复。

（曹玺　付鹏）

19

第二十章

妊娠合并心血管疾病患者的麻醉

第一节　妊娠期高血压疾病患者的麻醉

妊娠期高血压疾病是妊娠期严重威胁母子安全的疾病之一，其临床特征为妊娠期出现浮肿、高血压、蛋白尿，严重时可发生抽搐或昏迷，并发心力衰竭、肾衰竭、胎盘早剥或弥漫性血管内凝血。其病因尚未明确，终止妊娠往往是治疗本病最有效的手段。

一、诊断及分期

（一）妊娠期高血压

妊娠期出现高血压，收缩压≥140mmHg和（或）舒张压≥90mmHg，于产后12周恢复正常，尿蛋白（-），产后方可确诊。少数患者可伴有上腹部不适或血小板减少。

（二）子痫前期

1. 轻度子痫前期　妊娠20周后出现收缩压≥140mmHg和（或）舒张压≥90mmHg伴蛋白尿≥0.3g/24h。

2. 重度子痫前期　血压和尿蛋白持续升高，发生母体脏器功能不全或胎儿并发症。子痫前期患者出现下述任一不良情况可诊断为重度子痫前期。

（1）血压持续升高：收缩压≥160mmHg 和（或）舒张压≥110mmHg。

（2）蛋白尿≥2.0g/24h 或随机蛋白尿≥（++）。

（3）持续性头痛或视觉障碍或其他脑神经症状。

（4）持续性上腹部疼痛，肝包膜下血肿或肝破裂症状。

（5）肝脏功能异常：ALT 或 AST 水平升高。

（6）肾脏功能异常：少尿（24h 尿量<400ml 或每小时尿量<17ml）或血肌酐>106μmol/L。

（7）低蛋白血症伴胸水或腹水。

（8）血液系统异常：血小板呈持续性下降并低于$100×10^9$/L；血管内溶血、贫血、黄疸或血 LDH 升高。

（9）心力衰竭、肺水肿。

（10）胎儿生长受限或羊水过少。

（11）孕 34 周以前发病。

（三）子痫

子痫前期基础上发生不能用其他原因解释的抽搐。

（四）妊娠合并慢性高血压

妊娠 20 周前收缩压≥140mmHg 和（或）舒张压≥90mmHg，妊娠期无明显加重；或妊娠 20 周后首次诊断高血压并持续到产后 12 周以后。

（五）慢性高血压并发子痫前期

慢性高血压孕妇妊娠前无蛋白尿，妊娠后出现蛋白尿≥0.3g/24h；或妊娠前有蛋白尿，妊娠后尿蛋白明显增加或血压进一步升高或出现血小板减少$<100×10^9$/L。

二、产科术前治疗

（一）降压治疗

1. 降压治疗来预防子痫、心脑血管意外和胎盘早剥等严重母胎并发症。

（1）收缩压≥160mmHg 和（或）舒张压≥110mmHg 的高血压孕妇应降压治疗。

20

（2）收缩压≥140mmHg 和（或）舒张压≥90mmHg 的高血压患者可使用降压治疗。

2. 降压过程力求下降平稳，不可波动过大，且血压不可低于 130/80mmHg，以保证子宫胎盘血流灌注。

3. 如口服药物血压控制不理想，可使用静脉用药，常用有：拉贝洛尔、尼卡地平、酚妥拉明、硝酸甘油等。

（二）硫酸镁防治子痫

1. 硫酸镁是子痫治疗的一线药物，也是重度子痫前期预防子痫发作的预防用药。

2. 硫酸镁在解决了全身小动脉痉挛这一关键问题的同时，具有一定呼吸循环系统的抑制作用。

3. 使用注意事项

（1）膝腱反射存在。

（2）呼吸≥16 次/分钟。

（3）尿量≥25ml/小时或≥600ml/24 小时。

（4）镁离子中毒时停用硫酸镁并静脉缓慢推注(5~10 分钟) 10%葡萄糖酸钙 10ml。

（5）对循环系统的作用主要是负性肌力和血管扩张作用。

4. 如患者同时合并肾功能不全、心肌病、重症肌无力等，则硫酸镁应慎用或减量使用。

（三）镇静药物的应用

1. 地西泮 10mg 肌内注射或者静脉注射（>2 分钟）可用于控制子痫发作和再次抽搐。

2. 苯巴比妥控制子痫时肌内注射 0.1g。

3. 冬眠合剂由氯丙嗪 50mg、哌替啶 100mg 和异丙嗪 50mg 三种药物组成。

（四）利尿治疗

1. 子痫前期患者不主张常规应用利尿剂，仅当患者出现全身性水肿、肺水肿、脑水肿、肾功能不全、急性心力衰竭时，可酌情使用呋塞米等快速利尿剂。

2. 甘露醇主要用于脑水肿。

3. 甘油果糖适用于肾功能有损伤的患者。

20

4. 严重低蛋白血症有腹水者应补充白蛋白后再应用利尿剂效果较好。

三、麻醉前评估

1. 大多数产科手术属急诊性质，麻醉医师应首先详细了解产程经过，对母胎情况作出全面估计。评估要点：包括孕妇保健和麻醉史、相关的产科病史，气道、心脏和肺脏检查情况，基础血压的测量以及椎管内麻醉后背部的体格检查。

2. 术前检查项目　血常规、尿常规、凝血功能检查、肝肾功及电解质、尿蛋白检测。必要时检查血气分析、BNP、心脏彩超、心功能测定、头颅 CT 或 MRI 检查。

3. 详细了解治疗用药

（1）包括药物种类和剂量，最后一次应用镇静药及降压药的时间，以掌握药物对母胎的作用和不良反应，便于麻醉方式的选择和可能不良反应的处理。

（2）地西泮在新生儿的半衰期较长，可能导致胎儿出生后镇静、肌张力减退、发绀以及对应激的损害。

（3）哌替啶可导致新生儿呼吸抑制、Apgar 评分以及神经行为能力评分降低。一般认为在胎儿娩出前 1 小时内或 4 小时以上给药都相对较安全。

4. 对于高危产妇，术前产科医师、麻醉科医师和多学科综合治疗小组的其他成员之间应有一定的沟通和交流。

5. 预防误吸最好发阶段

（1）全麻诱导期、镇静镇痛药过量或椎管内麻醉阻滞范围过广。

（2）择期剖宫产麻醉前严格禁食禁水至少 6 小时。

四、麻醉管理

1. 对麻醉技术的选择应该做到个体化。

（1）对于大多数剖宫产患者而言，椎管内麻醉要比

20

全身麻醉安全。

（2）无论哪种麻醉方式，都要根据妊娠高血压疾病的病理生理特点进行麻醉准备及管理。

（3）麻醉科医师应熟练掌握各种困难气道的插管和策略。

2. 应准备好面罩、喉罩或声门上通气呼吸装置以及呼吸机维持气道通畅。必要时行手术切开建立人工气道。

3. 术前患者可能已采取限制食盐摄入和液体输入，且可能行利尿治疗，故麻醉前往往存在不同程度脱水、低钠血症和低血容量。红细胞压积增高提示血容量不足。

4. 麻醉力求平稳，减轻应激反应。术中维持血压在合理水平，充分供氧。对于子痫前期患者可监测有创动脉，若出现肺水肿或出现对液体冲击无反应的少尿，可以行中心静脉压监测。

5. 准备好胎儿抢救设施及药品。

6. 无论何种麻醉方式，应始终保持子宫倾斜位（通常是子宫左倾），直到胎儿娩出。

五、麻醉方式选择及实施

（一）椎管内麻醉

1. 对无凝血异常、无 DIC、无休克和昏迷的产妇应首选连续硬膜外麻醉。硬膜外麻醉通过阻滞交感神经，可适度扩张血管，降低血压，可能对产妇有一定益处。因为有出现严重低血压的风险，蛛网膜下腔麻醉历来不被支持用于子痫前期患者。

2. 麻醉注意事项

（1）椎管内麻醉前预先给予 500～1000ml 的晶体液是适当的。

（2）如果收缩压下降幅度超过麻醉前基础值的30%，要增加输液速度并给予小剂量麻黄碱（5mgIV）或去氧肾上腺素（40μgIV）。

（3）剖宫产时需要镇痛达到 T_8 感觉水平，要谨记产妇的麻醉药需要量是降低的。

（4）避免术中深度镇静。

（二）全身麻醉

1. 全身麻醉优点及缺点

（1）优点：诱导迅速，可立即开始手术；保证气道和通气的最佳控制；减少了血容量不足时低血压的发生。

（2）缺点：困难插管发生率高；可能发生反流误吸；可能发生新生儿抑制；浅麻醉时可能有术中知晓。

2. 全身麻醉适应证

（1）对于抽搐频繁难以制止的产妇，可考虑在全身麻醉下使用肌松药以制止抽搐、迅速取出胎儿结束分娩。

（2）有椎管内麻醉禁忌证、术中须抢救和确保气道安全的产妇手术。

（3）严重胎心过缓、大出血、严重的胎盘早剥、脐带脱垂和臀围足先露时。

3. 麻醉诱导

（1）对于饱胃或存在胃内容物误吸危险的患者，评估为困难气道时采用清醒镇静表面麻醉。

（2）评估为"正常"气道时可以采用全麻快速诱导，在诱导时可把环状软骨向后施压于颈椎体上，以期闭合食管来防止误吸，并采取头高足低位，面罩给氧时避免压力过大。快诱导如下：

1）诱导前吸纯氧 3~5 分钟，或深吸气 5~8 次。

2）手术的各项准备措施（如消毒、铺巾）准备好之后开始麻醉诱导。

3）静脉注射丙泊酚 1.5~2.5mg/kg、琥珀胆碱 1~1.5mg/kg 或罗库溴铵 0.6~1.0mg/kg。根据情况可给予降压药来减轻喉镜和插管引起的心血管反应。

4）患者意识消失后，气管内插管。

5）当确认气管导管在气管内后方可开始手术。麻醉维持可采用 50% 的氧化亚氮复合 0.5MAC 吸入性麻醉药，也可采用静吸复合麻醉维持。

6）避免过度通气。

7）胎儿取出后，立即加深麻醉，可适当提高氧化

20

亚氮的浓度，追加咪达唑仑及阿片类镇痛药。吸入麻醉药浓度仍维持低浓度，以免影响宫缩。

4. 困难气道

（1）全身麻醉是产妇死亡的危险因素，子痫前期的产妇全身麻醉的风险包括可能由于喉头水肿引起气管插管困难、误吸胃内容物、直接喉镜和气管插管引起的升压反应以及胎盘血容量的减少。

（2）喉头水肿常常是伴随子痫前期的全身水肿和颜面肿胀的一部分，在用直接喉镜时避免反复尝试，因为这可能会加重现有水肿。

（3）对有凝血功能障碍的子痫前期产妇，任何与直接喉镜相关的创伤都会导致出血，因此选择气管导管时，应该选用比非妊娠妇女常规使用气管导管直径更细的型号，如 6.0~7.0mm。

（4）与非妊娠患者麻醉相比，产科全身麻醉几乎总是含有一种非确定性仓促因素，加上需同时考虑母婴的安全性，故可导致麻醉医师进一步紧张，从而增加气管插管的困难。

六、子痫及其他并发症处理

（一）子痫

1. 一般急诊处理　子痫发作时需保持气道通畅，维持呼吸、循环功能稳定，密切观察生命体征、尿量（应留置导尿管监测）等。避免声、光等刺激。预防坠地外伤、唇舌咬伤。

2. 控制抽搐　硫酸镁是治疗子痫及预防复发的首选药物。当患者存在硫酸镁应用禁忌或硫酸镁治疗无效时，可考虑应用地西泮、苯妥英钠或冬眠合剂控制抽搐。

3. 控制血压　脑血管意外是子痫患者死亡的最常见原因。当收缩压持续≥160mmHg，舒张压≥110mmHg时要积极降压以预防心脑血管并发症。

（二）心力衰竭

1. 子痫前期患者心脏处于低排高阻状态，当有严重高血压或上呼吸道感染时，极易发生心力衰竭，麻醉前应积极治疗急性左心衰竭和肺水肿，快速洋地黄化、脱水利尿，酌情使用吗啡和降压。使心力衰竭控制 24~48 小时，待机选择剖宫产。

2. 麻醉选择

（1）硬膜外麻醉为首选，因为该麻醉可降低外周血管阻力和心脏后负荷，改善心功能。

（2）全身麻醉应选用对心脏及胎儿无明显抑制的药物，麻醉诱导平稳，预防强烈的应激反应。

3. 麻醉管理　麻醉前应根据心力衰竭控制程度，给予西地兰 0.2~0.4mg 维持量，速尿 20~40mg 静注以减轻心脏负担。同时常规吸氧，维护呼吸循环功能稳定。

4. 特殊用药

（1）硝酸甘油可同时扩张动脉和静脉，降低前后负荷，主要用于合并心力衰竭和急性冠脉综合征时高血压急症的降压治疗。起始剂量 5~10μg/min 静脉滴注，每 5~10 分钟增加滴速至维持剂量 20~50μg/min。

（2）酚妥拉明是 α 肾上腺素能受体阻滞剂。用法：10~20mg 溶入 5% GS 100~200ml，以 10μg/min 静脉滴注。必要时根据降压效果调整。

（3）依托咪酯静脉注射 0.2~0.3mg/kg 可用于血流动力学不稳定孕妇的麻醉诱导，但插管反应较强，新生儿评分和硫喷妥钠相似。

（三）HELLP 综合征（hemolysis，elevated liver enzymes，low platelets）

HELLP 综合征是指重度妊娠期高血压疾病妊娠妇女并发心力衰竭、脑出血、胎盘早剥、凝血异常以及溶血、肝酶升高、血小板减少和急性肾衰竭等严重病症，常危及母儿生命。多数发生在产前。

1. 发病机制

（1）红细胞难以通过痉挛的小血管，因而变形、破碎、溶血。

（2）血管内皮受损，血管膜暴露，血小板黏附其上

20

并积聚，因而血小板减少。

（3）重度妊娠高血压疾病患者，肝细胞缺氧，细胞膜受损，肝酶由细胞内释放而升高；肝细胞肿胀，肝细胞膜通透性增加，所以可有肝区疼痛，严重者甚至可致肝被膜下出血及肝破裂的发生。

2. 临床表现

（1）典型的临床表现为乏力、右上腹疼痛不适、恶心和呕吐、头痛，近期出现黄疸、视物模糊。

（2）患者常因子痫抽搐、牙龈出血和右上腹或侧腹部严重疼痛及血尿而就诊，也有呕吐或上消化道出血或便血者。

（3）可并发肝出血或肝破裂、DIC、胎盘早剥等。50%伴重度子痫前期，30%伴轻度子痫前期，20%无妊娠期高血压。

3. 诊断

（1）本病诊断的关键是对有上述临床表现的妊娠期高血压疾病患者保持高度警惕。

（2）HELLP 综合征诊断标准

1）外周血涂片见变形红细胞，网织红细胞增多，血胆红素 ≥20μmol/L，乳酸脱氢酶（LDH）>600U/L，以上任何一项异常均提示溶血。

2）肝酶升高，门冬氨酸氨基转移酶（AST）>70U/L。

3）血小板<100×10^9/L，根据血小板减少的程度将 HELLP 综合征分成 3 型：Ⅰ型，血小板<50×10^9/L；Ⅱ型，血小板（50~100）×10^9/L；Ⅲ型，血小板>100×10^9/L。

4）溶血、肝酶异常或血小板减少三项指标全部符合可诊断为完全性 HELLP 综合征，三项指标中任一项或两项异常诊断为部分性 HELLP 综合征。

4. 治疗原则　早诊断，对症处理，积极治疗子痫前期或子痫。

（1）积极治疗妊娠期高血压疾病：解痉、镇静、降压及合理扩容、必要时利尿为治疗原则。硫酸镁和降压

20

治疗可按重度子痫前期治疗，控制好血压和预防抽搐。

（2）肾上腺皮质激素治疗：可用地塞米松 10mg 或氢化可的松 200mg 加葡萄糖液静脉滴注。应用皮质激素可使血小板计数、乳酸脱氢酶、肝功能等各项参数改善，尿量增加，平均动脉压下降，并促使胎儿肺成熟。

（3）成分输血

1）当血小板<50×10^9/L 行剖宫产术时，可输注血小板，以减少自发性出血。

2）输注新鲜冰冻血浆，补充部分凝血因子，促进血管内皮恢复，使病情缓解。

3）产后 72 小时病情无缓解，甚至恶化或伴有多器官功能障碍时可以用血浆置换疗法。

（4）麻醉和终止妊娠时机与分娩方式

1）因血小板减少，有局部出血的风险，剖宫产宜选择局麻或全身麻醉，全麻时具体药物选择取决于肝肾功能障碍的程度。

2）通常认为 HELLP 综合征是终止妊娠的指征。一旦诊断成立，应尽快结束分娩。

第二节　妊娠合并心脏病患者的麻醉

在我国，妊娠合并心脏病以风湿性心脏病和先天性心脏病为主，前者约占妊娠合并心脏病中的 28.32%，后者约占 36.16%，动脉硬化性心脏病、二尖瓣脱垂、贫血性心脏病均少见，妊娠期特有围产期心肌病亦少见。妊娠合并心脏病的发生率为 1%~2%，但却是围麻醉手术期死亡的第三位原因。

一、先天性心脏病患者的麻醉

（一）左向右分流型

房间隔缺损、室间隔缺损和肺动脉导管未闭等先天性心脏病，心功能Ⅰ~Ⅱ级，一般完全能耐受妊娠期心血管系统的变化，剖宫产麻醉处理同正常人。

20

（二）右向左分流型

1. 法洛四联症占先天性心脏病孕产妇的 5%，畸形包括室间隔缺损、右心室肥厚、肺动脉狭窄和主动脉骑跨。

2. 产程中的疼痛可能会增加肺血管阻力，导致右向左心内分流增加，从而导致肺血流量减少和动脉低氧血症加重；此外伴随妊娠的体循环血管阻力的正常降低，也能增加右向左分流作用，从而加剧动脉低氧血症。

3. 剖宫产麻醉应优先选择全身麻醉，小剂量低浓度的硬膜外麻醉也可以谨慎使用。慎用单次腰麻，因为外周循环阻力的骤降可加剧右向左心内分流和低氧血症。

二、心脏瓣膜疾病产妇的麻醉

由于妊娠期血容量增加、外周循环阻力降低使心排量增加，因此反流性心脏瓣膜病的孕产妇耐受性较好。相反，狭窄性心脏瓣膜病由于妊娠期血容量增加并不能使心排血量增加，因此患者耐受性较差。

（一）二尖瓣狭窄

1. 二尖瓣狭窄是妊娠期心脏瓣膜疾病中最常见的类型。

2. 二尖瓣狭窄的产妇肺水肿、心房颤动和阵发性房性心动过速的发生率增加。

3. 剖宫产的麻醉选择　绝大多数患者可选择硬膜外麻醉，少数病情危重的产妇，可应用全身麻醉。

4. 麻醉处理原则

（1）避免心动过速。

（2）保持体循环压力稳定，必要时用去氧肾上腺素纠正血压。

（3）避免加重肺动脉高压，如动脉低氧血症、通气不足，尤其前列腺素类子宫收缩剂的应用。

（4）应分次、小量、逐步增加硬膜外给药。

（5）在血流动力学监测的指导下，进行合理输液。

（6）避免应用有心肌抑制的药物。

20

（二）二尖瓣关闭不全

1. 二尖瓣关闭不全占妊娠期心脏瓣膜疾病的第二位，此类患者大多能耐受妊娠。

2. 麻醉选择 首选连续硬膜外麻醉或腰硬联合阻滞麻醉，有椎管内禁忌的可选择全身麻醉。

3. 麻醉处理原则

（1）保持较快心率，使二尖瓣反流口相对缩小。

（2）维持较低的外周循环阻力，降低后负荷可有效降低反流量。

（3）避免应用有心肌抑制的药物。

（三）主动脉瓣狭窄

1. 主动脉瓣狭窄是罕见的妊娠期心脏病，多为先天性。

2. 正常时心房收缩提供约20%的心室充盈量，而主动脉瓣狭窄患者则高达40%，因此维持窦性心律极为重要。

3. 麻醉选择 硬膜外阻滞或全身麻醉均可谨慎选用。

4. 麻醉处理原则

（1）避免心动过速和心动过缓。

（2）维持足够的前负荷以保证左心室有充足的每搏量。

（3）避免血压波动过大，术中低血压可用间羟胺或去氧肾上腺素。

（4）避免应用有心肌抑制的药物。

（四）主动脉瓣关闭不全

1. 主动脉瓣关闭不全患者麻醉首选硬膜外，此种麻醉可降低外周血管阻力，降低后负荷，预防左心室容量超负荷。

2. 麻醉处理原则

（1）避免心动过缓，维持心率在80~100次/分。

（2）避免降低前负荷。

（3）避免增加外周循环阻力。

20

（4）避免应用有心肌抑制的药物。

（五）围生期心肌病

1. 围生期心肌病是指既往无心脏病病史，又排除其他心血管疾病，在妊娠最后一个月或产后五个月内出现以心肌病变为基本特征和充血性心力衰竭为主要临床表现的心脏病。

2. 麻醉前准备

（1）围生期心肌病母亲的死亡率可为 30% ~ 60%，需做好充分的术前准备，其内科治疗类似于其他扩张性心肌病，包括优化心脏前负荷、减少后负荷和改善心肌收缩力，必要时应由多学科联合处理。

（2）由于围生期心肌病增加血栓的风险，可采用抗凝治疗。

（3）早期行硬膜外分娩镇痛是必要的，可尽量减少与分娩疼痛有关的心脏负荷。

（4）有创性监测可以为液体治疗、血管活性药物的滴定和硬膜外镇痛药物的诱导提供指导。

3. 麻醉管理

（1）如果出现急性心脏失代偿，产妇可能无力承受分娩压力而需要行剖宫产，可在有创监测指导液体治疗的前提下行硬膜外麻醉。

（2）若椎管内麻醉禁忌，可谨慎选用全身麻醉。全身麻醉可选用依托咪酯、瑞芬太尼等对心血管影响较小的药物。

（3）急性心脏失代偿可能需要静脉给予硝酸甘油或硝普钠，以减少心脏前负荷和后负荷，给予多巴胺或多巴酚丁胺行强心支持。

（六）原发性肺动脉高压

1. 原发性肺动脉高压在年轻女性中多见，产妇死亡率超过 50%，大多数死于产程中和产后早期发生的充血性心力衰竭。

2. 该类患者可行硬膜外镇痛来减轻疼痛引起的肺血管阻力增加。

20

3. 剖宫产时通常建议选择全身麻醉，硬膜外麻醉也可使用，但不推荐使用蛛网膜下腔麻醉，因为它可能引起体循环血管阻力的突然降低。

4. 这些患者全身麻醉的潜在风险包括插管刺激引起的肺动脉压增加、正压通气对静脉回流的不利影响、麻醉药的负性肌力作用等。

（李文燕　孟　岚）

20

第二十一章

颅脑血管疾病风险评估

颅脑血管疾病包括脑出血、颅内动脉瘤、颅脑动静脉畸形、缺血性脑卒中和颈动脉狭窄等，术前进行充分的脑血管评估可降低围手术期相关并发症，改善患者术后转归。由于该领域循证医学证据有限，临床实践中需根据患者具体情况实施个体化麻醉管理。

一、颅内动脉瘤术前评估

颅内动脉瘤患者术前常合并颅内出血、高血压、脑水肿、迟发性脑缺血、电解质紊乱、脑积水、癫痫以及心肺功能异常，对上述合并症进行评估有助于指导术中和术后麻醉管理。

1. 对于术前高血压，建议控制收缩压低于160mmHg，推荐药物：尼卡地平，负荷剂量 0.1～0.2mg，静脉注射，持续输注剂量：0.5～6.0μg/（kg·min）；拉贝洛尔，负荷剂量 0.1mg/kg，持续输注剂量：20～160mg/h，或艾司洛尔 0.5mg/kg，持续输注剂量：0.05～0.30mg/（kg·min）。应避免使用硝普钠。

2. 对所有动脉瘤患者，使用尼莫地平缓解脑血管痉挛，可减少迟发性缺血及改善神经功能。罂粟碱虽能逆转血管痉挛，但不能改变患者预后。

3. 维持正常血容量，可以应用胶体液和晶体液，必要时给予血管收缩药物提升血压以降低脑缺血风险。在局灶性脑缺血后的再灌注期，白蛋白通过逆转脑皮质小静脉内的血液瘀滞、血栓形成以及血细胞黏附，发挥其治疗效应，并且支持其用于急性缺血性脑卒中治疗。

4. 动脉瘤引起的蛛网膜下腔出血常伴有低钠血症，发生率达 30%，给予生理盐水有助于改善低钠血症，并维持正常的血容量。垂体后叶素降低血钠水平，不用于蛛网膜下腔出血患者。

5. 蛛网膜下腔出血可致大量儿茶酚胺释放，甚至儿茶酚胺风暴，易引起心肌损害，应检测肌钙蛋白水平、肌酸激酶及心电图。

6. 蛛网膜下腔出血患者常发生贫血，术前血红蛋白维持在 80~100g/L，对于存在迟发性脑缺血的患者，血红蛋白水平应维持在 120g/L。

7. 谨慎使用术前用药，对于紧张焦虑患者应权衡高血压和出血风险，适当应用镇静剂。

二、脑动静脉畸形术前评估

1. 脑动静脉畸形属于先天性疾病，发病年龄多见于儿童和青少年。除小儿常规评估外，还应注意神经功能状态，有无过敏反应史（药物如鱼精蛋白，食物如鱼虾等），是否应用类固醇激素，有无凝血功能异常，是否合并癫痫发作等。

2. 栓塞动静脉畸形所用的生物胶可能存在潜在过敏反应，甚至过敏性休克、严重支气管痉挛，可在麻醉前静注甲泼尼龙 1~2mg/kg，并准备肾上腺素，以防意外。

三、高血压脑出血术前评估

1. 多为急诊入院手术，麻醉前准备不充分，过去病史往往不能全面了解。应着重了解主要脏器的功能及服药史，若时间及病情允许，应立即查心、肺功能。对 45 岁以上的患者要急查心电图。

2. 术前了解脑出血部位　高血压脑出血好发于壳核、丘脑、桥脑和小脑等部位，其中以壳核最多，占

21

40%左右。若出血多，可积聚成较大血肿或破入脑室或侵入脑干，后果严重，死亡率很高。

3. 判断患者的意识状态和有无颅内高压。

（1）如意识障碍不严重，患者尚能合作者，可考虑局麻加安定镇痛麻醉，避免全麻诱导插管血流动力学波动而加重出血。

（2）对由于昏迷而呼吸抑制或由于呼吸功能障碍而致昏迷者均应予以呼吸支持，防止发生反流误吸，同时注意其他方面的生命支持。

（3）颅内高压需进行紧急处理者，应避免麻醉前用药、麻醉及血流动力学波动使颅内高压进一步恶化。

四、急性缺血性脑卒中介入治疗术前评估

1. 尽量在短时间（一般<30分钟）内完成麻醉评估与准备，避免延误血管内治疗时间窗。

2. 麻醉方式的选择应与神经介入医师密切沟通，采用监护麻醉或全身麻醉。

3. 患者的意识状态、合作程度、循环呼吸状态是选择何种麻醉方式的主要考虑因素。

（1）监护麻醉有利于介入治疗期间神经学评估，但患者易发生误吸、呼吸抑制、体动等风险。

（2）全身麻醉有利于控制气道以及患者制动，但要注意诱导及麻醉维持期间易发生低血压，且术中无法进行神经学评估。

（3）对不合作患者、大部分后循环脑卒中患者以及饱胃患者实施全身麻醉。

五、颈动脉支架手术术前评估

1. 围手术期脑卒中风险与颈动脉狭窄程度及其代偿程度密切相关。术前应注意维持基础血压水平，监测双上臂血压，取较高一侧作为血压测定部位。

2. 注意患者有无锁骨下动脉狭窄，有创动脉血压监测通道应建立在非狭窄侧。

21

3. 评估患者是否合并高血压、冠心病、糖尿病等慢性疾病，详细了解用药情况及控制目标。对于已发生脑梗死的患者应密切注意神经功能状态，有无吞咽困难、饮水呛咳等。

4. 在上述评估基础上，给出脆弱脑功能是否合并脆弱心功能、肾功能的判断，以便设定术中监护标准及术中心、脑、肾共保护的管理方案。

六、卒中高危患者非心脏、非神经科手术

1. 对近期发生脑卒中的患者，若需接受手术，需充分评估。

2. 此类患者因脑卒中打击，脑血管调节功能严重受损，其自主调节和化学调节功能异常，此时患者脑血管流量依靠全身系统血压和灌注压来维持。

3. 脑卒中患者在一个月内严重依赖全身系统血压和灌注压维持，在半年后脑的自主调节功能才逐渐恢复。

4. 近期脑卒中患者手术麻醉中患者易因出血、低血压，导致脑灌注不足，进而可能导致二次脑卒中发生。

5. 择期手术应至少在脑卒中后三个月才考虑进行；对急诊或限期手术，则要视手术的紧迫性和必要性，来权衡利弊。一旦决定手术，则应加强围手术期管理，避免脑灌注不足的发生。

（王奕皓　范金鑫）

第二十一章

颈动脉内膜剥脱术的麻醉

脑血管疾病患者术前有脑缺血症状，且常合并多系统疾病，施行颈动脉内膜剥脱术（carotid endarterectomy，CEA）对麻醉医师是一种挑战，其围手术期致残和死亡率可高达5%，选择正确的麻醉方法及术中正确处理对患者预后十分重要。

一、病理生理基础

1. 缺血性脑血管疾病患者约1/3是由颅外颈动脉硬化闭塞性疾病引起，其主要病理变化是颈动脉壁粥样斑块沉积、增厚，引起颈动脉管腔狭窄，当动脉口径狭窄>50%即可引起脑血流减少。

2. 大量研究证实，颈动脉内膜剥脱术可有效预防脑卒中并降低病死率。

3. 颈动脉内膜剥脱术目前仍是预防和治疗脑梗死的标准手术，特别是老年人，可降低48%的脑卒中率。

二、术前评估与准备

1. 脑血管评估

（1）手术前须了解患者不同状态下的血压，术中及术后调控患者血压确保脑组织灌注。

（2）术前充分了解神经系统功能障碍的临床体征，判断其受累的主要部位。围手术期病残率和死亡率与脑血管疾病的严重程度有直接关系。

（3）急性脑卒中患者行颈动脉内膜剥脱术的并发症及死亡率都很高，如有手术指征，颈动脉内膜剥脱术应在 2~6 周后施行。

2. 心血管评估

（1）术前应评估患者冠状动脉粥样硬化的严重程度。感染和炎性反应是血管粥样硬化性病变的主要原因，颈动脉与冠状动脉常同时被累及。

（2）手术前须了解患者血压控制水平。高血压可使患者围手术期出血性脑梗死的危险性增加，而行颈动脉内膜剥脱术的患者约有 50%~70% 患有高血压病，且术后更易并发高血压病。

3. 其他评估

（1）大多数行颈动脉内膜剥脱术的患者是老年人，手术风险与年龄成正相关。

（2）糖尿病患者在 CEA 围手术期脑卒中发生率为 2.6%，术中需控制血糖在 7.8~10.0mmol/L。

（3）术前常服用多种药物如抗凝药可使患者术中出血时间延长，而服用的心血管类药物应持续至术前以维持病情稳定。

三、术中监测

1. 常规监测

（1）施行 CEA 的患者术中建立的监测项目应包括心电图（ECG）、脉搏氧饱和度（SpO_2）、桡动脉直接测压（ABP）、血气分析等。

（2）全身麻醉患者需监测呼气末二氧化碳 $P_{ET}CO_2$，心功能不全或术中需要多个静脉通路的患者需行中心静脉穿刺置管，并测中心静脉压（CVP），但应穿对侧颈内静脉或锁骨下静脉、股静脉，以避免误穿患侧颈动脉引起粥样斑块脱落。

2. 脑监测　目前尚无有效的手段能发现脑缺血或预测术后脑卒中，术中或术后脑卒中大多数并不是由于颈动脉阻断后缺血所致，而是术中或术后血栓形成所致，而目前并无灵敏监测颅内小栓子的可靠方法。CEA术中特异性监测手段有脑氧饱和度、脑电图（EEG）、脑电双频指数（BIS）、诱发电位、经颅多普勒（TCD）、颈动脉阻断后远心端动脉压等。

（1）近红外光谱脑氧饱和度监测（near-infrared spectroscopy cerebral oxygen saturation）是一种无创、局部脑氧合监测方法，用近红外光穿透脑组织，通过氧合和非氧合的血红蛋白在特异性波长的差异性吸收谱来实时监测脑氧饱和度；对患者基础水平血氧的变化准确定量，还可对局部低灌注予以客观测定。

（2）脑电图（electroencephalogram，EEG）是用电极记录大脑皮层灰质细胞自主电活动，可反映皮层氧供需之间的平衡。局部麻醉下EEG对脑缺血不够敏感，而全身麻醉药可能改变EEG的特征并使其对脑缺血的敏感性提高。

（3）脑电双频指数（BIS）值监测是近年出现的监测方法，是通过测量脑电的频率、波幅和相干性得到的，与意识具有很好的相关性。

（4）诱发电位是体感诱发电位（somatjosensory evoked potential，SEP），可以特异地监测大脑中动脉灌注的感觉皮层功能，而这一区域正是CEA中阻断颈动脉最易累及的区域。SEP波幅与脑血流显示了良好的阈值关系，预测术后神经损伤的功能有一定价值。

（5）经颅多普勒（transcranial Doppler，TCD）是目前应用最为广泛无创脑血流监测方法，通过置于颞窗的探头可观察到大脑中动脉的血流速度变化，继而判断有无脑缺血。

（6）测定脑灌注的一种简便可行的办法就是测量颈动脉阻断后远心端动脉压。颈动脉阻断后远心端动脉压大于60mmHg时很少发生脑缺血，颈动脉阻断后远心端动脉压小于50mmHg时，脑缺血的危险性增加。

四、麻醉选择

1. 全身麻醉

（1）有利于呼吸道管理、保证氧供，同时可以使用有脑保护作用的麻醉药物。

（2）伴有严重心脏疾患等重症患者、CEA 术后二次狭窄的患者麻醉方式仍首选全身麻醉。

（3）局部麻醉患者因麻醉效果不佳、躁动、心脑血管意外等原因也要改为全身麻醉。

（4）全身麻醉过程中维持血流动力学的稳定和能早期进行术后神经功能评估至关重要，因此应选择对循环干扰小、作用时间短的麻醉药。

2. 颈丛神经阻滞

（1）患者能在清醒状态下接受手术，术中能够反复评估神经功能，如意识水平、说话和对侧手握力等，且术后恢复快，医疗费用低。

（2）颈丛神经阻滞下患者的意识可作为监测神经功能的手段，减少使用转流管的机会，从而避免转流管带来的危险。

（3）对于紧张不合作的患者术中可能出现高血压、心率快等增加心脏耗氧量的因素，而使用更多的镇静镇痛药物会增加呼吸抑制的风险。

3. 颈丛神经阻滞复合全身麻醉

（1）术中配合局部麻醉药浸润颈动脉窦减少血流动力学波动。

（2）颈丛神经阻滞可以获得良好的术后镇痛，患者术中血压波动较小。

（3）减少全麻药用量，可以使患者在短时间内苏醒，有利于尽早对患者神经系统进行评估。

五、术中处理

1. 血流动力学　整个围手术期都保持血流动力学稳定，围手术期血流动力学不稳定是造成术后心血管并发症的重要原因。

（1）术前确定基础血压的正常范围，控制血压在基础值水平。

（2）阻断颈动脉时，适当提升血压，维持在基础血压+10%～+20%，以保证脑组织灌注，若血压低于调控范围，可静脉输注苯肾上腺素 0.5～10μg/（kg·min）。

（3）置入转流管后或颈动脉开放后需控制性降压，维持在基础血压-10%～-20%，以防脑组织过量灌注而引起并发症。若血压高于调控范围，微量泵持续静注乌拉地尔（初始速度 2mg/min，维持速度根据患者血压调整）或佩尔地平 2～10μg/（kg·min）。

2. 呼吸调节　全身麻醉控制呼吸的患者，调节 $PaCO_2$ 在 30～35mmHg。$PaCO_2$ 升高可导致脑内窃血，且增强交感神经活性，增加心肌氧耗和诱发心律失常。

3. 抗凝处理　在阻断颈动脉前 5 分钟，静脉注射肝素 5000 单位，避免术后手术部位血栓形成，一般不用鱼精蛋白拮抗。

4. 躁动

（1）选择颈丛神经阻滞麻醉的患者术中躁动的常见原因有：脑血流灌注不足、镇痛不全和疲劳等。

（2）应排除是否有脑缺血现象，若是镇痛不全引起，可嘱外科医师加用局部麻醉。

（3）术中给予小剂量镇静药物时，一定要注意呼吸管理，必要时及早改用全身麻醉。

5. 液体治疗

（1）CEA 术中出血量不大，一般不用输血。

（2）但要保证正常液体需要量和术中损失量，且一定程度的血液稀释对脑缺血也有益处。

（3）行 CEA 的患者常伴有心功能不全，应注意输液速度。

（4）要限制葡萄糖的输入，高血糖对脑缺血可能有不良影响。

六、术后并发症

1. 围手术期脑卒中

（1）如果患者术后出现新的神经功能损害，应立即行脑血管造影。

（2）如果有内膜瓣形成则立即切除，可减轻神经损害程度。

（3）如果发现手术侧颈动脉已再栓塞或有其他技术性问题，应及时进行探查手术。

（4）当患者有突发症状和恶性高血压而怀疑有脑出血可能时，在 1~2 小时之内行探查术。

2. 术后血流动力学不稳定及再灌注损伤

（1）若手术损伤颈动脉压力感受器，影响血压调控机制，可引起术后高血压，一旦出现血压明显升高应及时进行降压处理。

（2）对血管严重狭窄，病变时间长者，应警惕过度灌注综合征发生。

（3）术后严格控制高血压同时，应常规给予甘露醇减轻脑水肿，特别是病史长、高龄、高血压、脑血管重度狭窄患者，以避免脑出血。

3. 术后呼吸功能不全 常见原因包括喉返神经损伤导致的声带麻痹、局部血肿、颈动脉体功能损害和张力性气胸。

（1）颈动脉体功能损害在 10 个月内无法恢复。

（2）施行双侧 CEA 后，患者将完全丧失对缺氧和血压稳定性的反应，术后避免缺氧，必要时可吸入高浓度氧。

（3）应避免使用抑制呼吸的药物，必要时在严密监测下使用。

（王奕皓　卜庆丽）

第二十三章

呼吸系统风险评估

不论选择何种麻醉方式，均应向患者及家属详细了解呼吸系统相关既往病史和现病史，结合查体和实验室报告进行准确评估。

一、病史

1. 急性呼吸系统感染者　包括感冒、喉炎、扁桃体炎及支气管肺炎等，一般在感染得到充分控制 1~2 周后施行择期手术。

2. 慢性呼吸系统感染者　包括慢性支气管炎、支气管扩张、肺气肿、肺纤维化及肺结核等，择期手术前应尽可能控制感染，保持体温正常，必要时雾化吸入，清除气道分泌物，治疗支气管痉挛，改善呼吸功能。

3. 气道高反应性患者　应停止吸烟，使用解除支气管痉挛的药物，选择合适的麻醉方法和药物。

4. 肺心病患者，应注意降低肺动脉压，维护心功能。

5. 困难气道的患者　作好处理困难气道的充分准备。

6. 对肺功能较差患者　如肺活量低于预计值的 60%，通气储量百分比 < 70%，$FEV_1/FVC\% < 60\%$ 或 50%，$FVC < 15ml/kg$、$MVV < 50\%$，屏气试验 < 20 秒，$PaO_2 < 60mmHg$，$PaCO_2 > 45mmHg$，患者术后可能发生呼吸功能不全，应对围手术期的呼吸管理作好充分准备，并与术者取得共识。

7. 拟肺切除手术的术前风险评估

（1）一般建议术前 FEV_1 值 > 2L 可行全肺切除，FEV_1 值>1.5L 可行肺叶切除，但这些数值在不同的个体，年龄，性别和身高基础上差异很大。

（2）ppo-FEV_1%（术后预计 FEV_1%）：预示术后呼吸系统并发症的最重要指标。

1）ppo-FEV_1%计算方法：ppo-FEV_1% = 术前 FEV_1%×（1−切除的功能性肺组织所占的百分数）。

2）估计功能性肺组织的方法：将两肺分为 42 段，右肺上中下叶各有 6、4、12 段，左肺上下叶各有 10 段。

3）ppo-FEV_1%>40% 应作为预计肺切除术后发生并发症的界值。

ppo-FEV_1%>40%的患者术后没有或只有轻微的呼吸系统并发症；严重的并发症多见于 ppo-FEV_1% < 40%的患者；ppo-FEV_1% < 30%的患者术后 100%需要机械通气支持。

8. 哮喘患者

（1）有哮喘史，但数年来未急性发作，亦未使用药物治疗。物理检查和通气试验无明显异常，围手术期一般不会发生支气管痉挛。

（2）经常发生支气管痉挛，需常规预防性地使用支气管扩张药物，但在麻醉前检查时无明显喘息。该类患者需测定肺功能，如果测定数值不低于预测值的 80%或不比以往测定数值差，可在继续抗支气管痉挛治疗时安排择期手术；如肺功能试验显示患者有明显气道阻塞，择期手术前需进行抗哮喘的系统治疗。

（3）有支气管痉挛或哮喘急性发作期，择期手术应延期进行，给予系统药物治疗，直到支气管痉挛消失或全身情况恢复到较佳状态。

二、术前检查与评估

1. 麻醉耐受力估计　麻醉前要重点掌握有关病史和体检，以判断感染程度和肺功能减退程度。

（1）呼吸困难：活动后呼吸困难是衡量肺功能不全的主要临床指标。

0级，无呼吸困难症状。

1级，能较长距离缓慢平道走动，但懒于步行。

2级，步行距离有限制，走一或二条街后需要停步休息。

3级，短距离走动即出现呼吸困难。

4级，静息时也出现呼吸困难。

（2）慢性咳嗽咳痰：术前应做痰细菌培养，并应用相应的抗生素控制感染，以防术后并发弥散性肺泡通气不足或肺泡不张。

（3）感冒：可显著削弱呼吸功能，呼吸道阻力增高可持续达5周，降低细菌感染的抵抗力，可使原有呼吸系统疾病加重。

（4）咯血：急性大量咯血可能导致急性呼吸道阻塞和低血容量，甚至出现休克。如紧急手术，麻醉处理的关键在于控制呼吸道，必须施行双腔支气管插管。

（5）吸烟：患者吸烟>20支/日，并吸烟史>10年，即可认为已经存在慢性支气管炎，麻醉后则容易并发呼吸系统严重并发症。

（6）高龄：老年人易合并慢性呼吸系统疾病，并由此继发肺动脉高压和肺心病，这是高龄老人麻醉危险的重要原因之一。

（7）过度肥胖：体重超过标准体重30%以上者，易并存慢性肺功能减退，术后呼吸系统并发症可增高两倍。

（8）胸部物理检查

1）应注意患者的体形和外貌，极度肥胖、胸廓畸形或脊柱侧弯者肺容积可明显减少，肺顺应性下降，容易发生肺不张和低氧血症。

2）观察皮肤和粘膜的色泽，有无苍白或紫绀。

3）成人平静呼吸时频率超过25次/分钟是呼吸衰竭的早期表现。

4）呼气费力常提示有气道梗阻，注意辅助呼吸肌是否参与呼吸运动。

5）听诊时注意呼吸音的强弱、是否粗糙以及有无啰音，有高音调的喘鸣音提示小气道痉挛。

2. 肺功能估计　通气试验是评估气道疾病、气道收缩反应可逆程度及对药物治疗效果的常用方法。

（1）简易肺功能试验

1）屏气试验：正常人可以持续屏气 30 秒以上，能持续屏气 20～30 秒者麻醉危险性较小；屏气<10 秒者，提示患者心肺代偿功能很差，麻醉手术风险很高。

2）测量胸围：深吸气与深呼气胸围差>4cm 者，一般没有严重肺疾患或呼吸功能不全。

3）吹火柴试验：深吸气后快速吹气，能将 15cm 远的火柴吹熄者，提示肺储备功能良好。

（2）肺功能测验

1）FEV_1 主要反映大气道阻塞程度，但不能说明外周气道的精细变化。

2）FEF25%～75%能较好地反映小气道状态。

3）支气管痉挛时 PEFR 明显降低。

4）流速-容量环是小气道疾病的敏感指标，能够同时评估用力相关部分的呼气和非用力相关部分的呼气。

5）当 FVC<预计值的 50%、FEV_1<2L、FEV_1%<预计值 70%或 MVV<预计值 50%时，有发生术后肺部并发症的中度危险。

6）当 FVC<15mL/kg、FEV_1<1L、FEV_1%<预计值 35%或 FEF25%～75%<14L/s 时，有发生术后肺部并发症的高度危险。

（3）动脉血气分析：动脉血气分析是评价肺功能的常用指标。当 $PaCO_2$ 大于 45mmHg 时，术后出现呼吸系统并发症的危险明显增加。

（4）胸部影像学检查：胸部影像学检查用于发现或排除可引起呼吸功能障碍的胸廓、气管和肺组织的异常情况。

（王奕皓　唐玉茹）

第二十四章

围手术期急性肺水肿

在生理情况下，在肺血管与肺泡、肺组织间隙及肺淋巴管之间的液体渗出与回收，处于动态平衡。因某种原因使上述的平衡失调，从血管内滤过液体的速率超过淋巴管引流的能力，使组织间隙和肺泡积存过多的血管外水，包括气道内液体。由于肺泡充满了液体，严重影响气体的交换而表现出低氧血症，程度严重和/或持续时间过长，常可危及生命。

第一节　肺水肿的生理和病理生理基础

一、影响肺内生理性液体运转的因素

有关影响正常生理性液体运转的因素，主要有肺毛细血管内皮基底膜和肺泡上皮细胞组成的肺泡膜通透性以及肺毛细血管内、肺组织间隙、肺泡内、肺表面张力和淋巴管内等物理力的相互作用和平衡。

（一）肺泡膜通透性

肺泡上皮细胞及其细胞间连接遭到破坏，同时有肺毛细血管内皮通透性增高，则为肺水肿的发生创造了解剖学条件。

（二）肺毛细血管内静水压与胶体渗透压

肺毛细血管内的液体是否能向血管外渗出或转移，决定于多种因素。在毛细血管本身，就存在着毛细血管静水压与胶体渗透压两种相互抗衡的力量。

（三）肺组织间隙的静水压与胶体渗透压

肺组织间隙的静水压为-3～-17mmHg，形成负压的原因还不清楚，可能与大量的淋巴回流对肺组织间隙的"吸引"作用、肺组织不停的机械运动以及肺的弹性回缩有关。正常的胶体渗透压为 12mmHg，它是调节血管内液体滤出的重要因素。

（四）肺泡表面张力

由于肺泡气液界面分子不平衡的力量或分子间的内聚力而产生肺泡表面张力，它使肺泡的表面积趋向减小，肺泡腔向中心收缩。但因肺泡壁内衬有表面活性物质，具有降低肺表面张力、稳定肺泡的功能，同时还能阻抗过多的毛细血管液体滤出。

（五）淋巴引流

肺部有广泛的淋巴管分布，对保证正常的肺换气功能至关重要。正常淋巴管内静水压低于大气压，有利于肺组织间隙和肺泡内液的引流。

二、关于 Starling 理论

1896 年 Starling 提出液体通过血管内皮屏障的方程式：

$$Qf = Kf \left[(Pmv - Ppmv) - \sigma f (\pi mv - \pi pmv) \right]$$

Qf：在单位时间内液体通过单位面积毛细血管壁的净流量。

Kf：液体过滤系数，即每单位压力改变所引起的管壁通透液量的改变。

σf：反射系数（0.8），表明肺毛细血管膜对蛋白的屏障作用，其有效率为 80%。

Pmv：毛细血管静水压。

Ppmv：肺组织间隙的静水压。

πmv：血浆蛋白胶体渗透压。

πpmv：组织液的胶体渗透压，可以淋巴为代表。

肺毛细血管：$Pmv = 0.667kPa$（$5mmHg$），$πmv = 3.33kPa$（$25mmHg$）

肺组织间隙：$Ppmv = -0.933kPa$（$-7mmHg$），$πpmv = 1.60kPa$（$12mmHg$）

因此：$Qf = 1 [5 - (-7) - 0.8 (25 - 12)] = 1.6$（以 mmHg 计）

正常情况下，肺淋巴引流量接近于 Qf，否则将出现肺组织间隙液体的异常积聚。引起 Qf 增加的原因有三种可能：①静水压梯度增加；②胶体渗透压梯度下降；③血管通透性增加。因某种原因使毛细血管静水压（Pmv）增高，使 Qf 从 1.6 增高到 3.6 时，就可能出现肺水肿。

1. 毛细血管静水压（Pmv）　临床上可通过漂浮导管来测定肺动脉楔压（PAWP），以了解 Pmv；也可以通过测定左心房压或左心室舒张末压（LVEDP）得以反映。

2. 血浆蛋白胶体渗透压（πmv）　正常人体的 πmv 约为 25~28mmHg，但可随个体的营养状况和输液量而有所差别。

3. 毛细血管通透性　毛细血管通透性的增加，使 σ 从正常的 0.8 降至 0.3~0.5，反映出血管内蛋白，特别是白蛋白大量外渗，使 πmv 与 πpmv 间梯度下降。此时渗透压已不再对经毛细血管壁液体的转移发挥影响，其主要决定因素是 Pmv。

第二节　急性肺水肿的病因

急性肺水肿的发病因素甚多，归纳起来，不外乎有液体产生过多或消除减少，或两者兼有。液体消除的减少或中断，则多与淋巴系统的梗阻或破裂有关。以下从八个方面加以说明：

一、肺毛细血管静水压增高

1. 心源性　如二尖瓣狭窄，左心室衰竭，左心房粘液瘤，三腔心，心肌病等。

2. 非心源性　多与肺静脉的狭窄、闭锁性疾病有关。如先天性肺静脉根部狭窄，纵隔肉芽肿、纵隔肿瘤所引起的肺静脉狭窄。

3. 输液过量　包括输入的液体过量和单位时间内输液过快两方面问题。当输入胶体液达血浆容量的 25% 时，心排血量可增多至 300%；经 25~30 分钟后，心排血量又恢复到正常水平，但血容量仍处于增多状态。

二、血管壁通透性增加

引起血管壁通透性增加的常见原因有：

1. 感染　感染性肺水肿，如肺炎球菌性肺炎。

2. 毒剂的吸入　如光气、臭氧、一氧化氮。

3. 循环毒素　如内毒素、蛇毒液。

4. 血管活性物质　如组胺、激肽和前列腺素。

5. 弥散性毛细血管渗漏综合征　如脓毒血症发生周身性血管通透性增加，甚至纤维蛋白原也可见于水肿液内。

6. 弥漫性血管内凝血（DIC）　见于感染后免疫复合疾病、中暑、羊水栓塞和子痫等。

7. 免疫反应　如药物特异性反应。

8. 尿毒症　涉及左心室衰竭、高血容量、胶体渗透压下降等因素，但以毛细血管通透性增加为其主因。

9. 急性出血性胰腺炎。

10. 误吸性肺炎。

11. 急性放射性肺炎。

12. 急性呼吸窘迫综合征（ARDS）。

三、淋巴管系统引流障碍

如肺移植后、矽肺症等使淋巴引流障碍，势必增加肺组织间隙液体容量和蛋白质含量。

四、胶体渗透压降低

如肝、肾疾病所致的低蛋白血症，营养缺乏和肠道蛋白的丢失。

五、肺间质负压的增高

临床常见的有两种情况，即上呼吸道梗阻后肺水肿和复张后肺水肿，与此机制关系密切。分述如下：

1. 上呼吸道梗阻后肺水肿

（1）常见病因：喉痉挛、梗阻性睡眠呼吸暂停综合征、会厌炎、喉气管支气管炎、增殖体或扁桃腺肥大、痉挛性哮吼（格鲁布）、气道异物、鼻咽部肿物、咽后壁或扁桃腺周围脓肿及哮喘等。

（2）呼吸道梗阻后肺水肿的机制

1）当上呼吸道梗阻时，用力吸气造成胸膜腔负压增加，静息状态吸气仅 $-2 \sim -5cmH_2O$，而此时吸气负压峰值可超过 $-50cmH_2O$，且几乎可全部传导至血管周围的间隙。

2）吸气时使右心室的血容量增加，引起室间隔的左移，左心顺应性下降，促使肺静脉压的增高。

3）上呼吸道梗阻时竭力吸气，肾上腺素能神经活动亢进促使循环血流量向肺循环转移，肺血管阻力增高，肺毛细血管通透性增加。

2. 肺复张性肺水肿　临床上见于气胸或胸腔积液（血）所引起的肺不张。其特点：①多见于用负压吸引设备进行肺复张，但肺水肿也发生于进行闭式胸腔引流的患者；②在短时间内吸引出大量的胸内积液（>2000ml）；③50 岁以上占发生肺水肿患者的一半；④水肿液蛋白质含量与血浆蛋白之比（EF/P）≥0.6。

六、原因不明性肺水肿

如肺切除术后、高原性肺水肿、肺栓塞、肺实质性病变、子痫、心律转复、体外循环等。肺叶、全肺切除术后肺水肿在临床上并不常见，但仍值得麻醉医师注意，其发生机理可能是多因素的：①肺切除后，淋巴泵容量大为削弱，其下降程度与肺切除的多少成比例，多者可削弱50%；②切除后保留的肺组织要接纳全部的心排血量，必然要增加肺血流，一旦输液量不当势必增加肺动脉压，使毛细血管压与滤过压同时升高；③物理力量使血管内皮间隙增宽，有利于蛋白质外逸，故水肿液量可达 0.60~0.80L。

七、麻醉期间发生肺水肿

1. 麻醉诱导期心功能不全患者如出现以下因素可能诱发肺水肿：①患者焦虑、不安；②体位变换（例如从坐位改为平卧位）；③用药不当，如应用阿托品、泮库溴铵、氯胺酮诱发心动过速；④应用具有抑制心肌的麻醉药或 α-受体兴奋药；⑤心功能不全，术前缺乏充分准备；⑥气管插管时引起心血管应激反应。

2. 术后肺水肿的出现，则多发生在停止麻醉后 30 分钟内，可能与如下因素有关：①撤除正压通气；②心排血量增加；③$PaCO_2$ 升高；④PaO_2 下降；⑤呼吸道梗阻；⑥高血压。

八、神经源性肺水肿

下丘脑疾病（如出血、感染、肿瘤或创伤）引起交感神经过度兴奋，使血液从外周转入中央循环，左心房、左心室顺应性下降，肺毛细血管楔压增高，继而出现肺水肿。

第三节　急性肺水肿诊断

在发病早期，先多有肺间质性水肿；若未及时发现和治疗，则可继续发展为肺泡性肺水肿，此将加剧心肺功能紊乱，因此应重视早期诊断和治疗。

一、临床表现

1. 先驱症状　恐惧，苍白，心动过速，血压升高，出冷汗。

2. 间质性肺水肿　呼吸困难与急促，端坐呼吸，发绀，颈静脉怒张，喘鸣。听诊可闻及干啰音或少量湿啰音。

3. 肺泡性肺水肿　严重的呼吸困难，咳嗽，涌出大量的粉红色泡沫痰；晚期出现休克、神志模糊、心律失常。

二、X线表现

肺水肿的早期，X线胸片主要特点是肺上部、特别是肺尖部血管扩张和瘀血，有显著的肺纹理增加。

1. 间质性肺水肿　主要特点表现在X线片上肺血管、支气管、淋巴管的肺纹理增多、增粗和边缘模糊不清，可见到 Kerley 线。

2. 肺泡性肺水肿　肺泡内水肿液、积聚而出现密度均匀的致密阴影，形状大小不一，病灶边缘模糊，与肺野界限很不清晰。

第四节　治　疗

治疗原则是通过有效方法来降低肺血管静水压，提高血浆胶体渗透压，改善肺毛细血管通透性，充分给氧和辅助呼吸来减轻气体交换障碍，纠正低氧血症。此外，应积极预防感染。

一、降低肺毛细血管静水压

1. 减低左心室舒张末压（LVEDP）

（1）增强心肌收缩力：使左心室能在较低的充盈压下维持或增加心排血量，包括应用速效强心甙、拟肾上腺素药、给氧和能量合剂等。

（2）减低心脏后负荷：降低外周血管阻力和主动脉阻抗，提高左心室排血的效应，减低左心室充盈压。应用血管扩张药如酚妥拉明、硝普钠和硝酸甘油。

（3）减少循环血浆容量和减轻心脏前负荷

1）吗啡具有降低外周静脉张力、扩张小动脉和镇静的作用，并改善呼吸。

2）利尿药，如呋塞米的作用可分为两个时相：快速相出现在注药后 10~30 分钟内，使血液从肺循环转移至外周；第二相呈利尿反应。

2. 减低左心房压

（1）减低二尖瓣狭窄患者的过快心率，以延长左心室充盈时间，如应用洋地黄制剂。

（2）纠正心房纤颤、恢复窦性心律。

二、提高血浆胶体渗透压

输注少盐白蛋白胶体液并非对所有肺水肿患者都有益，如果能事先测定水肿液的蛋白质含量与渗透压，或可有助于输液选择。

三、减低肺毛细血管通透性

1. 消除引起毛细血管损伤的因素。

2. 皮质醇类可以预防毛细血管通透性增加，临床上常用药物有氢化可的松、地塞米松和泼尼松龙。

四、充分供氧和呼吸支持

1. 充分供氧　鼻导管和简易面罩给氧对严重低氧血症患者大多难以奏效。若面罩吸氧，氧流量 5~15L/min，仍不能纠正低氧血症，则应考虑改用加压呼吸。

2. 消除呼吸道的泡沫痰　可用去泡沫剂如 50% 乙醇置于一般湿化器内，通过吹氧而吸入，但避免长时间应用。

3. 气管内插管　为了保证气道通畅，吸引分泌物与有效供氧，需行气管内插管。

4. 间歇性正压通气（IPPV）

（1）应用指征：①应用一般方法（$FiO_2 = 1.0$），仍不能使 $PaO_2 > 50mmHg$；②肺活量 $< 15ml/kg$，或最大吸气力 $< -20cmH_2O$；③$PaCO_2$ 进行性增高。

（2）IPPV 用于治疗肺水肿的理论依据：①通过增加肺泡压与肺组织间隙压力，以阻止肺毛细血管内液滤出与肺水肿的产生；②减低右心房充盈压与胸内血容量；③增加肺泡通气量；④有助于提高氧的吸入浓度；⑤减少呼吸肌疲劳，降低组织氧耗量；⑥加压气流可使气道内的泡沫破碎，以利通气。

（3）一般采用 IPPV 的潮气量为 $12 \sim 15ml/kg$，每分钟通气次数 $12 \sim 14$ 次，吸气峰压不应高于 $30mmHg$。

5. 持续正压通气（CPAP）或呼气末正压通气（PEEP）

（1）若患者经用 IPPV（$FiO_2 > 0.6$）后，仍不能提高 PaO_2，症状又无明显改善，且又存在有严重的肺内分流，则应改用 PEEP。

（2）PEEP 通过开放气道，扩张肺泡，以及使肺内过量的液体重新分布到影响气体交换较小的部位，所以可提高 PaO_2 和肺顺应性。

（3）PEEP 仍属一种支持疗法，常采用的 PEEP 为 $5 \sim 15cmH_2O$。

（王奕皓　刘军超）

第二十五章

围手术期急性肺栓塞

围手术期急性肺栓塞（acute pulmonary embolism, PE）是各种栓子包括血栓、癌栓、脂肪、羊水、空气、手术中使用的双氧水进入静脉循环、堵塞肺动脉系统为发病原因的一组疾病或临床综合征的总称。其包括肺血栓栓塞症（pulmonary thromboembolism, PTE）、脂肪栓塞综合征、羊水栓塞、空气栓塞等。PTE 为 PE 最常见的类型，引起 PTE 的血栓主要来源于深静脉血栓形成（deep venous thrombosis, DVT）。

一、围手术期急性肺栓塞的病因

1. 血栓栓塞

（1）PTE 和 DVT 的危险因素包括任何可以导致静脉血液淤滞、静脉系统内皮损伤和血液高凝状态的因素。

（2）原发性危险因素由遗传变异引起，而继发性危险因素是指后天获得的易发生静脉血栓栓塞症（VTE）的病理和病理生理改变。

（3）年龄可作为独立的危险因素，PTE 常发生于中年以上患者，随年龄增高深静脉血栓形成及肺栓塞发病的危险相应增加。

2. 脂肪栓塞　常见于骨折患者或长骨髓腔内手术患者，脂肪滴进入血液循环，引起肺栓塞。

3. 空气栓塞　颈、胸、脊髓手术损伤大的静脉，因负压原因空气进入血液循环；坐位手术；中心静脉穿刺；加压输血输液。空气进入血液循环的量超过40毫升患者可致死。

4. 羊水栓塞 见于剖宫产手术或急产手术。

二、围手术期急性肺栓塞的病理生理

1. 引起肺栓塞的血栓主要来源于下肢深静脉，尤其是从腘静脉上端到髂静脉段的下肢近段深静脉。

2. 栓子的大小、数量、阻塞部位、是否合并其他心肺疾患等对疾病的发展过程及预后具有重要意义。

3. 当栓子阻塞肺动脉时，低氧所致肺动脉收缩以及神经体液因素导致肺循环阻力增加，肺动脉高压，右心室后负荷增加、功能减退、心输出量下降，出现低血压或休克。

4. 发生肺栓塞后栓塞部位肺血流减少，肺泡死腔量增加，肺内血流重新分布，通气/血流比例失调，心内右向左分流，导致低氧血症。

三、肺栓塞的危险因素

近年来，围手术期急性肺栓塞的发生率呈上升趋势，其危险因素包括：

1. 住院期间饮食不正常、活动少甚至制动导致相对容量不足、血液黏滞度高，静脉血栓极易形成。

2. 手术创伤、高龄、长期制动、心肺疾患、中心静脉插管、肿瘤以及长时间的大手术，尤其是开胸、开腹、下肢骨折、神经外科及泌尿外科手术。

四、肺栓塞临床表现与诊断

（一）临床表现

1. 症状

（1）呼吸困难：既往无心肺疾病的患者，呼吸困难是肺栓塞最常见的症状，发生率73%~90%。

（2）胸痛：包括胸膜炎性疼痛或心绞痛样疼痛。

（3）烦躁不安、惊恐甚至濒死感。

（4）晕厥：可为肺栓塞的首发或唯一症状。

（5）咳嗽、咯血、心悸。

（6）腹痛：较少见，但易误诊，预后差，需引起重视。

2. 体征

（1）呼吸急促最常见，紫绀，肺部有时可闻及哮鸣音和湿啰音。

（2）心动过速，较为常见或为其唯一的体征，血压下降甚至休克。

（3）肺动脉瓣区第二心音亢进或分裂。

（4）颈静脉充盈。

（二）诊断

在临床麻醉过程中，对于既往无心肺疾病特别是存在肺栓塞诱因的患者突发上述症状和体征，尤其不明原因的呼吸困难、胸痛、晕厥、休克，或伴有下肢肿胀或粗细不一的患者，要考虑发生肺栓塞的可能，同时进行如下检查：

1. 动脉血气分析 表现为氧分压、二氧化碳分压降低，肺泡-动脉血氧分压差增大，但有部分患者血气结果正常，需结合临床情况进行具体分析。

2. 心电图 急性大块肺栓塞约 91%~97% 患者有心电图异常。窦性心动过速最常见，肺动脉压力及右心压力增加时表现为 V_{1-4} T 波倒置、$S_I Q_{III} T_{III}$ 征、肺性 P 波、电轴右偏、（不）完全性右束支传导阻滞等。

3. X 线胸片 胸部 X 线作为检查手段之一主要用于除外其他原因引起的呼吸困难和胸痛，肺栓塞时多有异常表现，但缺乏特异性，表现为区域性肺纹理稀疏或消失、局部片状阴影，肺不张，肺动脉高压和右心扩大的征象。

4. 超声心动图 对提示诊断、除外其他心血管疾病、心功能评价、肺动脉压测定有独特价值。严重肺栓塞可见右心扩大、右心室局部运动减弱、室间隔左移、肺动脉扩张和三尖瓣返流。如在右心房或右心室发现血栓结合患者临床表现即可诊断肺栓塞。如发现肺动脉近端血栓可直接确诊。

5. D-二聚体　是交联纤维蛋白在纤溶系统作用下产生的可溶性降解产物，为特异性的纤溶过程标记物。急性肺栓塞或深静血栓形成 D-二聚体多大于 $500\mu g/L$，其敏感性高达 99% 以上，但特异性差，仅为 40% 左右，手术、感染、肿瘤、炎症等皆可使其增高。当 D-二聚体小于 $500\mu g/L$ 时可排除诊断，从而避免不必要的检查或治疗。

6. 其他检查

（1）放射性核素肺通气/灌注（V/Q）显像：安全、无创，肺栓塞诊断的重要方法，典型征象为呈肺段分布的灌注缺损，与通气现象不匹配，具有较为重要的诊断或排除诊断意义。

（2）肺动脉造影：是诊断肺栓塞的金标准，但属有创检查，具有一定危险，有发生致命并发症的危险，对处于紧急状态的危重肺栓塞患者，几乎不可能实现。

（3）CT 血管造影术（CTA）：非创伤性的评价血管系统的检查方法，正广泛用于 PE 的诊断。敏感性 83%～90%，特异性 96%，可为 PE 首选的影像学检查方法。缺点是亚肺段病变易遗漏。

五、肺栓塞的防治进展

1. 对症治疗

（1）对高度怀疑或确诊肺栓塞者，临床症状、体征较轻者，应严密监测各项生命体征及血气的变化。

（2）吸氧纠正低氧血症，纠正心力衰竭和心律失常，右心功能不全者可使用多巴胺或多巴酚丁胺。

（3）可酌情使用镇静、镇痛、止咳药物。

2. 发生空气栓塞时，应置患者于头低左侧卧位以使空气滞留于右心房内，防止空气栓子阻塞肺动脉；也可经颈部深静脉置入右心导管抽吸右心内的空气。

3. 溶栓

（1）发生大面积肺栓塞伴有休克或低血压患者死亡

率高，预后极差，如无绝对禁忌证，应尽早行溶栓治疗。

（2）常用的溶栓药物有尿激酶（UK）、链激酶（SK）和重组组织型纤溶酶原激活剂（rt-PA）。

（3）溶栓的主要并发症为出血，最严重的并发症是颅内出血，故溶栓治疗的绝对禁忌证为活动性内出血、近期自发性颅内出血。

（4）相对禁忌证为 2 个月内的缺血性脑卒中，1 个月内神经外科或眼科手术，糖尿病出血性视网膜病变，血小板减少，难以控制的重度高血压（收缩压 > 180mmHg，舒张压 > 110mmHg），妊娠、分娩，手术等。

（5）对围手术期发生大面积肺栓塞者行溶栓治疗需权衡利弊，综合考虑来决定治疗方案。

4. 介入治疗

（1）经肺动脉导管去栓技术具有简便、易行、较手术安全、创伤小等优势，弥补了溶栓治疗的不足。

（2）通过碎解、抽吸肺动脉内巨大血栓和局部小剂量溶栓，可快速恢复肺血流，改善血流动力学状态，增加心输出量。

（3）适用于肺动脉主干或主要分支的大面积肺栓塞，同时溶栓治疗禁忌，或溶栓及其他内科治疗无效者。

六、预防围手术期肺栓塞

对存在发生 DVT-PTE 危险因素的拟行手术患者，应根据临床情况采取相应预防措施，降低肺栓塞发生率：

（1）避免术前长期卧床休息。

（2）下肢静脉曲张患者应用加压弹力袜，促进下肢静脉回流。

（3）已确诊下肢深静脉血栓者，安置腔静脉滤器。

（4）下肢、盆腔有血栓性静脉炎，存在高凝状态有血栓形成倾向者，术前可考虑应用低分子肝素抗凝。

（5）积极治疗原有内科疾病如心力衰竭、红细胞压积过高等疾病。

（王奕皓　滕　娜）

第二十六章

支气管哮喘患者的麻醉

支气管哮喘（bronchial asthma，简称哮喘）是一种由嗜酸性粒细胞、肥大细胞、中性粒细胞等多种细胞和细胞组分参与的以可逆性气流受限为特征的气道慢性炎症性疾病，这种慢性炎症与气道高反应性相关。哮喘在我国的患病率为 1%～4%，儿童发病率高于成人，为 3%～5%，临床上主要表现为反复发作性的胸闷、咳嗽及呼吸困难。

一、病情特点

（一）主要病理生理

1. 哮喘是一种有明显家族聚集倾向的多基因遗传疾病，它的发生受遗传因素和环境因素的双重影响。

2. 气道高反应性、IgE 调节和特异性相关的基因可引起哮喘的发作，环境因素中的花粉、动物毛屑、灰尘、污染物及各种化学剂可引起患者哮喘发作，吸烟以及一些药物、气候的变化、剧烈运动、妊娠也可引起患者哮喘发作。

3. 广泛的气道狭窄是产生哮喘临床症状最重要的基础。哮喘发病早期或急性发作时产生的气道狭窄，多为气道平滑肌收缩和黏膜水肿，此时很少发现器质性改变，气道狭窄有较大的可逆性。

4. 哮喘反复发作，即可进入气道不可逆阶段，主要表现为支气管平滑肌肥大，气道上皮细胞下的纤维化及气道重塑，及周围肺组织对气道的支持作用消失，此时即使用大剂量皮质激素，效果仍较差。

（二）临床表现

1. 哮喘临床上主要表现为反复发作性的胸闷、咳嗽及呼气性呼吸困难。

（1）部分哮喘患者常以发作性咳嗽作为唯一的症状，临床上常易误诊为支气管炎；有的青少年患者则以运动时出现胸闷，气紧为唯一的临床表现。

（2）听诊双肺可闻及以呼气相延长为主的散在或弥漫性哮鸣音。

（3）发作时的严重程度和持续时间个体差异很大，轻者仅有胸部紧迫感，持续数分钟，重者极度呼吸困难，持续数周或更长时间。

2. 哮喘症状具有可逆性，即经治疗后可在较短时间内缓解，部分自然缓解。

3. 哮喘发作常有一定的诱发因素，不少患者发作有明显的生物规律，在夜间或凌晨发作或加重，一般好发于春夏交接时或冬天，部分女性（约20%）在月经前或期间哮喘发作或加重。要注意非典型哮喘患者。

4. 支气管哮喘患者因长期反复发作，最后可能归转为哮喘持续状态，常并发肺炎或肺心病。

（三）发作期体征

1. 胸部呈过度充气状态，胸廓膨隆，叩诊过清音，肺界下降，心界缩小。

2. 多数有广泛的呼气相为主的哮鸣音，呼气延长，吸气三凹征明显。

3. 严重哮喘发作时常有呼吸费力、大汗淋漓、发绀、胸腹反常运动、心率增快及奇脉等体征，缓解期可无异常体征。

（四）实验室检查

1. 部分患者支气管哮喘发作时嗜酸性粒细胞增高，但多数不明显，如并发感染可有白细胞数增高。

2. 哮喘严重发作时可有低氧血症，由于过度通气可使 $PaCO_2$ 下降，pH 值上升，表现呼吸性碱中毒。

3. 如病情进展，气道阻塞严重，可有缺氧合并 CO_2 潴留，$PaCO_2$ 上升，表现呼吸性酸中毒。如缺氧明显，可合并代谢性酸中毒。

（五）胸部 X 线检查

哮喘发作时可见两肺透亮度增加，呈过度充气状态。如并发呼吸道感染，可见肺纹理增加及炎症性浸润阴影，缓解期哮喘多无明显异常。

（六）肺功能有不同程度受损

1. 哮喘发作时呼气流速受限，表现为第一秒用力呼气量（FEV_1）、一秒率（$FEV_1/FVC\%$）、最大呼气中期流速（MMER）以及呼气峰值流量（PEFR）均减少。

2. 功能残气量（FRC）、残气量（RV）和肺总量（TLC）均增高。

（七）临床治疗

目前尚无特效治疗办法，但坚持长期规范化治疗可有效控制哮喘症状，减少复发。

1. 长期抗感染治疗是基础治疗，首选吸入激素。应急缓解症状的首选药物是吸入 β_2 受体激动剂。

2. 规律吸入激素后病情控制不理想者，宜加用吸入长效 β_2 受体激动剂、茶碱或白三烯调节剂。

3. 重症哮喘患者经过上述治疗仍长期反复发作时，可考虑给予大剂量激素，待症状完全控制、肺功能恢复最佳水平和 PEF 波动率正常 2~4 天后，逐渐减少激素用量。

二、麻醉前准备

近年来支气管哮喘不良预后的报道很多且死亡率很高，因此支气管哮喘患者必须进行充分的麻醉前准备，麻醉前准备愈完善，预后愈好。

1. 深入了解哮喘的发病机制，对哮喘及气道高反应性患者正确估计和处理，对于保障患者生命安全至关重要。

2. 麻醉前应全面了解哮喘患者的治疗史和对药物的反应，根据病情和手术方式选择合理的麻醉方法和麻醉用药。

3. 围手术期严密监测呼吸功能，术前合理用药积极预防哮喘发作。

4. 对于中、重度持续哮喘患者，术前进行最大气流率或一秒钟用力呼气量（FEV_1）监测有助于评估患者的身体状况。

26

三、麻醉前用药

1. 麻醉性镇痛药抑制呼吸，尽量避免使用。

2. 抗胆碱能药物降低迷走神经张力，使支气管扩张，并减少气道分泌物，可用于急性哮喘发作，但不主张作为一线药物，其支气管扩张作用弱于 β_2 受体激动剂。

3. 阿托品一般不作为治疗急性哮喘的药物，术前应用可影响黏液清除。

4. 抗组胺药有镇静作用和抗组胺作用，术前可常规应用。

5. 支气管扩张药如色甘酸钠作为预防用药可一直用至麻醉诱导前。

6. 长期应用激素治疗，应继续应用至术晨，以防出现肾上腺皮质功能减退症。

四、麻醉选择

（一）局部麻醉

1. 局部浸润、神经阻滞和硬膜外阻滞对患者生理干扰小，较安全。手术过程中可保留自主呼吸，对肺功能影响小。但对于支气管哮喘患者，一般只适用于手术时间短、患者能耐受手术强制体位、阻滞效果完善及术中血流动力平稳的患者，但禁用于肺功能显著减退患者。

2. 无症状的哮喘患者选用椎管内麻醉，术中呼吸系统并发症并未见降低，但对于有症状的哮喘患者选用椎管内麻醉是有益的。同时注意高位硬膜外可阻滞胸交感神经，副交感神经相对兴奋，从而可诱发哮喘发作。

（二）全身麻醉

适用于大多数支气管哮喘患者，但应重视麻醉药物的选择和麻醉技巧的合理掌握。

1. 为降低气道反应性，应尽量减少应用气管内插管，采用喉罩可比气管导管更利于降低气道反应性。

2. 对于哮喘发作频繁或较难控制的患者，于施行头颈部、胸部及上腹部手术时，仍以选用气管内插管全麻最为安全。

五、麻醉管理

（一）麻醉诱导及维持药物

1. 硫喷妥钠　有组胺释放作用，可引起强烈的支气管痉挛。硫喷妥钠还可通过抑制交感神经使副交感神经相对占优势，可引起支气管痉挛。故哮喘及气道高反应性患者不宜使用。

2. 氯胺酮　通过抑制气道神经反射弧，降低平滑肌细胞钙离子浓度，直接松弛平滑肌。

（1）氯胺酮有拟交感作用，可增加内源性儿茶酚胺活性，促使支气管扩张，有利于哮喘和气道高反应性患者的麻醉诱导。

（2）氯胺酮有增加呼吸道分泌物的作用，使用前应常规使用抗胆碱类药物。

（3）注意氯胺酮有呼吸抑制的副作用。

3. γ-羟丁酸钠　可抑制交感神经，副交感神经兴奋性相对增强，使气道反应性增加，气管插管或支气管镜检的刺激后可诱发支气管痉挛。

4. 苯二氮䓬类药物及乙托咪酯　用于麻醉诱导，其抑制气道反射的作用较弱，不能保证避免气管插管刺激引起的支气管痉挛。

5. 丙泊酚　可直接松弛离体气道平滑肌。丙泊酚诱导时哮喘发生率明显低于巴比妥类及乙托咪酯。

6. 舒芬太尼 不释放组胺，且使用后能抑制咳嗽反射和加深麻醉水平，这些都有利于哮喘患者的麻醉诱导和维持。但舒芬太尼等阿片类药物静脉快速注射可引起胸壁僵直，并兴奋肺部迷走神经而引起患者支气管痉挛，因此，麻醉诱导时应缓慢注射。

7. 肌松药的应用

（1）筒箭毒、阿曲库铵和米库氯铵具有组胺释放作用，使支气管平滑肌收缩，引起支气管哮喘急性发作，故禁用。

（2）琥珀胆碱可引起组胺释放，同时可增强气道平滑肌张力，主要通过兴奋副交感神经所致。但琥珀胆碱引起支气管痉挛仅有少数个案报告。

（3）非去极化肌松药，维库溴铵和泮库溴铵组胺释放最小；顺阿曲库铵的组胺释放程度较轻微。

（4）新斯的明和其他胆碱酯酶抑制剂拮抗非去极化肌药残余作用时，理论上可诱发支气管痉挛，而当其和阿托品联合应用时，并不改变气道阻力。

（二）气管内插管时支气管痉挛的预防

麻醉诱导气管插管的刺激强度较大，易诱发支气管痉挛及哮喘发作，通常与麻醉深度过浅有关，未能完全抑制气道反射。因此，临床上可采用措施预防气管插管导致的支气管痉挛。

1. 静吸复合诱导后插管 在静脉麻醉药的基础上通过吸入麻醉剂以适当加深麻醉，气道反应被充分抑制后再行插管，能有效预防支气管痉挛发生。

2. 利多卡因具有抑制应激反应的作用，插管前静脉应用利多卡因 $1\sim1.5mg/kg$，能减轻插管刺激引起的反射性支气管痉挛。但注意气管内局部应用利多卡因可促使气道高反应性患者发生支气管痉挛。心功能明显低下的患者静脉应用利多卡因可减少全身麻醉剂用量，进而减轻其对循环系统的抑制作用。

（三）麻醉维持时支气管痉挛的预防与处理

1. 为防止支气管痉挛急性发作，在气管插管前先吸

26

26

入麻醉药 5~10 分钟。吸入麻醉药可以直接弥散进入气管壁内，故可快速作用于气道平滑肌，引起支气管扩张。插管前静注利多卡因及麻醉性镇痛药，可能减轻气道反应性。吸痰及拔除气管导管时，尽量保持一定的麻醉深度，以免剧烈呛咳等诱发哮喘。

2. 七氟醚、安氟醚可扩张支气管，具有保护气道的作用，可适用于哮喘和哮喘持续状态的患者麻醉维持。

3. 丙泊酚通过抑制迷走神经张力间接舒张支气管平滑肌，1~2mg/kg 丙泊酚即具有较强的舒张支气管平滑肌的作用，可用于反射性支气管痉挛。对致敏的支气管平滑肌，具有更为强烈的舒张作用，尤其适合哮喘患者支气管痉挛的预防与处理。

4. 阿片类药物　不释放组胺，且能加深麻醉水平，可用于麻醉维持。

5. 鉴别术中气道阻力增高的原因，除可能为支气管哮喘发作外，还应注意有无分泌物或胃液误吸、气管导管机械性梗阻、麻醉过浅时手术刺激引起气管支气管反射、气管导管插入过深、肺栓塞或肺水肿、张力性气胸、药物过敏、输血过敏等非哮喘性诱因。

6. 麻醉期间支气管痉挛的处理

（1）首先要快速明确诊断，去除诱因，提高吸入麻醉药浓度或丙泊酚 1~2mg/kg 静注，舒张支气管平滑肌。

（2）若仍不能缓解，可吸入 β_2-受体激动剂，同时保证有效氧供以避免缺氧。

（3）对严重支气管痉挛者可静脉注射糖皮质激素（氢化可的松），伴低血压时给予麻黄碱，紧急时注射肾上腺素，少量分次静脉注射，每次 5~10μg，每隔 1~3 分钟重复 1 次。

（4）麻醉中一般不使用氨茶碱，因其可引起心律失常，尤其吸入麻醉、缺氧和高碳酸血症时更为明显。可应用二羟丙茶碱（喘定）0.5g 静脉滴注。

（王明玲　隽兆东）

第二十七章

气道异物取出术患者的麻醉

气道异物取出术麻醉的难点在于麻醉医师和耳鼻喉科医师共用一个狭小的气道，麻醉要保证充分的通气和氧合，维持足够的麻醉深度，还需要争取平稳快速的苏醒过程。目前尚没有一种完美的麻醉方法可以适用于所有患者，麻醉医师应综合评估，选择合适的麻醉药物和通气方式，并根据术中情况灵活应变，还要对术中可能发生的危急事件做好应对准备。

第一节 病情特点

1. 吸入异物是 5 岁以下儿童致死、致残的主要病因，最多发生于 1 岁~3 岁的幼儿，按异物种类分为有机物和无机物异物。有机物异物多见，如：植物类种子（花生、瓜子）、玉米粒、骨头等，其他如纽扣、玩具零件、珠宝、纽扣电池、别针等为无机物异物。

2. 吸入的异物可能嵌顿在肺的各级支气管，造成阻塞部位以下的肺叶或肺段不张和炎症。

3. 植物类种子会释放花生四烯酸类物质，对气道造成的炎症刺激更大，存留一定时间后会对黏膜造成严重损伤，导致黏膜水肿，肺炎和气道阻塞，增加手术的难度。

4. 在既往没有气道解剖异常的患儿中，一旦出现难以解释的长久不能治愈的肺炎或肺不张都应考虑有异物吸入的可能，主要依靠异物吸入病史、临床症状、肺部听诊、胸片等来诊断。

5. 只有不到一半的病例能提供明确的异物吸入病史，有一些病例会被误诊为"肺炎"或"哮喘"而接受抗生素或支气管舒张药物的治疗而延误病情，就诊时异物存留大多时间较长，易导致一系列并发症如支气管炎、肺炎、气道高敏反应、支气管扩张及支气管黏膜粘连等。

第二节　麻醉前评估

首先要快速评估患者有无窒息、呼吸窘迫、紫绀、意识不清等需要紧急处置的危急状况，若患者一般情况比较平稳，可以继续进行以下详细的麻醉前评估。

一、患者一般情况

1. 患者的年龄以及是否合作对于麻醉诱导方案和通气方式的选择非常重要。

（1）不合作的小儿可采取七氟醚吸入诱导方案。

（2）小于 10 个月的患儿置入喷射通气导管可能影响支气管镜的置入和操作视野，可选择保留自主呼吸或经支气管镜侧孔通气方案。

2. 患者此前若有试取异物手术史，则可能因上次手术造成气道损伤或异物移位、碎裂而增加此次手术的难度和风险。

二、判断有无气道异物以及异物的位置、大小、种类、存留时间

1. 通过详细询问病史（尤其是异物吸入史）以及对症状、体征、影像学检查结果的综合评估，可以比较准确地判断有无气道异物以及异物的位置、大小、种类、存留时间等。这些信息对于麻醉方案和通气方式的选择极为重要。

2. 存留时间较长的植物种子类异物常常会产生花生四烯酸等炎症介质而加重肺部炎症，术中和术后比较容易出现低氧血症。

3. 如果患者异物吸入史不明确，但有发热、咳嗽、喘鸣、喘息、哮鸣音等症状和体征，需要做诊断性支气管镜检查来排除气道异物时，麻醉医师要考虑是否有重症肺炎、急性喉炎、支气管哮喘的可能，对这些患者进行支气管镜检查操作会增加对呼吸道的激惹，麻醉处理尤其是麻醉恢复期的管理可能极其困难，表现为顽固性低氧、气管导管拔除困难等。

三、评估是否存在呼吸系统的合并症和异物导致的并发症

1. 如果患儿在术前伴有上呼吸道感染、肺炎、哮喘发作等合并症，则术中比较容易出现低氧血症，术后也容易发生喉痉挛、低氧血症、气胸等呼吸系统不良事件。

2. 如果患儿在术前因气道异物发生肺气肿、肺不张、肺炎、气道高敏反应等，围手术期的麻醉处理也将比较困难。如果肺气肿明显，可考虑采用保留自主呼吸的麻醉方案以避免正压通气造成气压伤。

四、对医疗团队的评估

除了对患者的病情进行评估以外，麻醉医师还需要对耳鼻喉科医师的操作技能和麻醉医师自身的经验进行评估。如耳鼻喉科医师置入支气管镜的操作不够娴熟，则可采用保留自主呼吸或喷射通气的方式以提供从容的置镜时间，而选择哪一种用药方案则依据麻醉医师以及所在单位和治疗团队的经验而定。

第三节　麻醉前准备

1. 气源、电源、麻醉机、监护仪检查。

2. 药品准备（按照不同的麻醉方案准备以下药品中

的数种)

（1）七氟醚；

（2）阿托品 0.1mg/ml 或东莨菪碱 0.1mg/ml；

（3）地塞米松 1mg/ml 或甲强龙 10mg/ml；

（4）芬太尼 10μg/ml 或舒芬太尼 1μg/ml

（5）丙泊酚 10mg/ml；

（6）琥珀胆碱 10mg/ml 或罗库溴铵或阿曲库铵 1mg/ml 等；

（7）右美托咪定 2μg/ml 或 4μg/ml；

（8）瑞芬太尼 10μg/ml；

（9）利舒卡（含 7%利多卡因）喷剂；

（10）2%利多卡因注射液（接喉麻管）；

（11）其他抢救药品，如肾上腺素等，可配制成 2.5~10μg/ml 溶液备用。

3. 器械和物品准备　手动喷射通气装置（调整到合适的压力）、连接麻醉机和支气管镜侧孔的连接管、喉镜、插管钳、气管导管（带管芯）、吸痰管（代替喷射通气导管）、喉罩、鼻咽通气道、面罩、听诊器、胶布、注气空针、负压吸引器、气管切开包等。

4. 人员准备　气道异物取出（探查）术的手术和麻醉风险都很高，需要有经验丰富的耳鼻喉科医师和麻醉医师在场（至少需要各 2 名），还需要有熟练的护理人员。

5. 麻醉方案的确定和沟通

（1）制订麻醉方案包括选择诱导用药、维持用药、通气方式以及手术结束以后的气道维持方式等，还要有发生各种意外和并发症时的应对措施。当术中出现各种变化时，麻醉方案也需做相应的调整。

（2）气道异物的手术特别强调麻醉医师、耳鼻喉科医师以及护理人员的合作，因此在术前麻醉医师要和耳鼻喉科医师就麻醉方案以及可能的调整方案作充分的沟通以达成共识。

第四节　麻醉方法

一、麻醉原则

1. 一般按照气道异物的位置和术前是否有明显的呼吸窘迫来选择不同的麻醉方法，术前有明显呼吸窘迫或高度怀疑异物嵌顿在声门周围或声门下时，尽可能保留自主呼吸。

2. 术前无明显呼吸窘迫、考虑异物在一侧支气管内时，可以使用肌肉松弛药控制呼吸。

3. 此外，还需考虑患者年龄、异物是否容易取出、耳鼻喉科医师操作是否熟练、麻醉医师自身的经验等因素。

4. 若患者因异物阻塞总气道而有明显紫绀、意识不清等表现时，应立即由耳鼻喉科医师插入支气管镜取出异物或将异物推入一侧支气管，条件不具备时也可由麻醉医师尝试气管插管。

二、鼻腔异物

1. 鼻腔异物一般多见于小儿。

2. 异物位置比较浅、存留时间不长、比较容易取出时。

（1）经面罩吸入 8% 七氟醚，氧流量 8L/min，保留自主呼吸，开放静脉备用。观察呼吸幅度和频率，如果发现呼吸抑制，酌情降低氧流量或松开面罩以降低吸入药物浓度。

（2）等麻醉达到一定深度（下颌松弛）以后由耳鼻喉科医师取出异物。

（3）继续经面罩吸氧至苏醒。

3. 异物位置比较深、存留时间长、取出有困难、估计手术操作中有出血或异物进入气管等风险时。

（1）不合作的小儿以七氟醚吸入诱导以后开放静

27

脉，合作的小儿直接开放静脉，以芬太尼或舒芬太尼、丙泊酚、罗库溴铵或顺阿曲库铵诱导，诱导后置入合适的可弯曲喉罩或插入气管导管，也可不使用肌松药而在合适麻醉深度下（下颌松弛时）置入喉罩。

（2）术中吸入七氟醚或静脉输注丙泊酚维持。

（3）术毕将患儿置于侧卧位，待患儿苏醒、肌张力恢复、自主呼吸通气量满意后拔出喉罩或气管导管。

三、声门上（声门周围）异物

（一）麻醉选择

1. 声门上异物或声门周围异物在大多数成人可以在局部麻醉下取出，需要全身麻醉的患者多为小儿或高龄、有意识障碍的成人。

2. 异物较大但不会进入气管时，术前常常有不同程度的呼吸困难，诱导以后可能有面罩通气困难，在诱导前要充分预给氧。这类异物因体积大、位置浅，取出通常没有困难。

3. 如果异物较小，术前通常没有呼吸困难，但要考虑到在麻醉诱导过程中异物可能进入气管，所以耳鼻喉科医师和麻醉医师都要做好取声门下或支气管异物的准备，包括器械、物品准备和技术准备，并应充分沟通麻醉和手术方案。

（二）成人

1. 充分预给氧，以 5L/min 的氧流量吸氧 3 分钟以上。

2. 以芬太尼或舒芬太尼、丙泊酚、琥珀胆碱诱导后由耳鼻喉科医师取异物，麻醉诱导剂量根据患者的年龄和全身情况适当调整。

3. 如果异物顺利取出，可以面罩通气或插入喉罩继续通气至苏醒。

4. 如果异物难以取出或怀疑异物进入食管，则插入气管导管进行机械通气，以吸入或静脉麻醉药维持麻醉，必要时追加肌松药，等异物取出后苏醒拔管。

5. 如果怀疑异物进入气管，则按照声门下异物或支气管异物来处理。

（三）小儿

1. 经面罩吸入 8% 七氟醚，氧流量 8L/min，保留自主呼吸，开放静脉备用。观察呼吸幅度和频率，如果发现呼吸抑制，酌情降低氧流量或松开面罩以降低吸入药物浓度。

2. 等麻醉达到一定深度（下颌松弛）以后由耳鼻喉科医师取出异物，继续经面罩吸氧至苏醒。

3. 如果异物难以取出或怀疑异物进入食管，则可加深七氟醚麻醉至 2MAC 以上后插入气管导管，也可以经静脉追加芬太尼、丙泊酚、肌松药等药物后插管，以吸入或静脉麻醉药物维持麻醉，必要时追加肌松药，等异物取出后苏醒拔管。

4. 如果怀疑异物进入气管，则按照声门下异物或支气管异物来处理。

四、声门下及气管异物

（一）麻醉选择

1. 声门下及气管异物常常会引起不同程度的吸气性呼吸困难，常有三凹征，有特征性的声门下拍击音，胸片提示两肺透亮度相似，诊断通常没有困难，因异物种类不同取出难度各异。

2. 在成人一般不会导致气道完全梗阻，可以采取控制通气的方式。

3. 在小儿如果术前有明显的呼吸窘迫，一般采取保留自主呼吸的麻醉方法。

（二）成人

1. 充分预给氧，以 5L/min 的氧流量吸氧 3 分钟以上。

2. 以芬太尼或舒芬太尼、丙泊酚、琥珀胆碱或罗库溴铵诱导，麻醉诱导剂量根据患者的年龄和全身情况适当调整。

3. 诱导后插入较细的加强气管导管（ID5.0mm）连接麻醉机行控制通气，或插入喷射通气导管连接手动喷射通气装置行手动喷射通气。

4. 术中静脉输注丙泊酚维持，必要时追加肌松药。当支气管镜通过气管导管的套囊时，抽出套囊内空气，加大新鲜气体流量行辅助通气。

5. 异物取出、退出支气管镜以后再将套囊充气，继续行控制通气直至患者苏醒拔管。

6. 采用喷射通气的患者可以继续采用手动喷射通气直至患者苏醒、自主呼吸恢复后拔出喷射通气导管，也可以在支气管镜退出以后将喷射通气导管更换为喉罩。

（三）小儿

1. 小儿保留自主呼吸的麻醉方法有多种。

（1）预计异物比较容易取出时，可以采用吸入七氟醚的方案。

（2）预计异物取出比较困难、手术时间比较长时，因为吸入药物浓度会逐渐降低导致麻醉深度不稳定，而持续吸入又有空气污染的顾虑，所以一般采用全凭静脉麻醉方案。

1）可以采用右美托咪定方案或丙泊酚复合瑞芬太尼方案。

2）采用丙泊酚复合瑞芬太尼方案需警惕呼吸抑制而失去"保留自主呼吸"，发生呼吸抑制时，可以手动辅助呼吸保证通气。

（3）无论采用哪种方案，以2%的利多卡因（3~4mg/kg）行完善的气管内表面麻醉都有助于保持麻醉平稳。需要注意的是实施表面麻醉必须在足够的麻醉深度下完成，否则表面麻醉操作本身很容易引起屏气、喉痉挛等不良事件。

2. 吸入七氟醚方案

（1）经面罩吸入8%七氟醚，氧流量8L/min，保留自主呼吸，开放静脉后注射阿托品0.01mg/kg，地塞米松0.2mg/kg。观察呼吸幅度和频率，如果发现呼吸抑制,酌情降低氧流量或松开面罩以降低吸入药物浓度。

(2)等麻醉达到一定深度时(持续吸入七氟醚 5 分钟以上),用喉镜暴露声门,经喉麻管以 2%的利多卡因在声门上和声门下行喷雾表麻。

(3)继续吸氧(含七氟醚)数分钟至呼吸平稳、氧饱和度稳定于满意数值(原则上应在 95%以上,特殊情况时达到患者能达到的最佳值)时由耳鼻喉科医师取出异物。

(4)手术结束后,将患儿置于侧卧位,继续经面罩吸氧至苏醒。

3. 右美托咪定方案

(1)七氟醚吸入诱导后开放静脉,静脉注射阿托品 0.01mg/kg,地塞米松 0.2mg/kg。

(2)10 分钟内泵入 1μg/kg 右美托咪定,开始泵注时计时,泵注过程中观察自主呼吸频率和胸廓起伏,根据呼吸情况调整七氟醚吸入浓度和氧流量。

(3)10 分钟后停七氟醚吸入,调整右美托咪定速度为 2.5~5μg/(kg·h),用喉镜暴露声门,经喉麻管以 2%利多卡因在声门上和声门下行喷雾表麻。

(4)继续吸氧数分钟至呼吸平稳、氧饱和度稳定于满意数值(原则上应在 95%以上,特殊情况时达到患者能达到的最佳值)时开始手术,置入支气管镜后,将支气管镜侧孔连接麻醉机供氧,氧流量 5~8L/min。

(5)手术结束后,停右美托咪定,将患儿置于侧卧位,经面罩吸氧(有舌根后坠时可放置鼻咽通气道)至完全苏醒。

4. 瑞芬太尼复合丙泊酚方案

(1)七氟醚吸入诱导后开放静脉,静脉注射阿托品 0.01mg/kg,地塞米松 0.2mg/kg,停止吸入七氟醚。

(2)丙泊酚 200μg/(kg·min)持续输注,瑞芬太尼以 0.05μg/(kg·min)的速率开始输注,逐渐增加输注速率[每次增加 0.05μg/(kg·min)],直至呼吸频率下降至接近生理值。

（3）用喉镜暴露声门，经喉麻管以2%利多卡因在声门上和声门下行喷雾表麻。

（4）继续吸氧数分钟至呼吸平稳、氧饱和度稳定于满意数值时开始手术，置入支气管镜后，将支气管镜侧孔连接麻醉机供氧。

（5）手术结束后停止输注丙泊酚和瑞芬太尼，将患儿置于侧卧位，经面罩吸氧至苏醒。

五、支气管异物

（一）麻醉特点

1. 支气管异物患者一般呼吸窘迫的症状不严重，麻醉处理的难度相对较小，但因一侧支气管阻塞，术前常常存在阻塞性肺气肿、阻塞性肺不张、肺部炎症等。

2. 当存留时间较长、异物取出困难时麻醉也常常会面临诸多困难，如低氧血症等。

3. 此外还要考虑到术中可能发生异物脱落于声门下造成窒息等紧急情况，麻醉医师和耳鼻喉科医师要密切配合共同应对。

（二）成人

成人的支气管异物麻醉方案同成人声门下及气管异物麻醉方案。

（三）小儿

1. 麻醉选择

（1）支气管异物患儿的麻醉可以采用控制通气方式，也可以采用自主呼吸方式。

（2）使用肌松剂可以为耳鼻喉科医师提供更好的手术条件，但是必须牢记，只有在确保能够有效通气的情况下才能使用。

（3）控制通气方式有两种：经支气管镜侧孔行控制通气以及经喷射通气导管行手动喷射通气。无论采用哪种控制通气方式，都强调要保证足够的麻醉深度以避免屏气、体动、喉痉挛、支气管痉挛等，上述情况下控制通气有可能带来气压伤，严重时还可能导致纵隔气肿、气胸等并发症。

2. 经支气管镜侧孔行控制通气

（1）该麻醉方案的优点是耳鼻喉科医师的操作视野较好，缺点是置入支气管镜的过程中不得不中断通气，此时如果耳鼻喉科医师置镜时间过长，容易造成低氧血症。此外，该通气方式经由支气管镜进行，当支气管镜进入患侧支气管时间较长时，因健侧肺通气不足也会造成低氧血症。

（2）不合作的小儿以七氟醚吸入诱导以后开放静脉，合作的小儿直接开放静脉，充分预给氧后以芬太尼或者舒芬太尼、丙泊酚、琥珀胆碱或罗库溴铵诱导，以纯氧通气 2 分钟。

（3）由耳鼻喉科医师置入支气管镜，将支气管镜的侧孔连接麻醉机，增加氧流量，手控辅助呼吸，以胸廓起伏来判断通气量是否足够。

（4）术中以丙泊酚持续输注，必要时追加肌松药。如果支气管镜进入患侧时间较长引起低氧血症时，可以请耳鼻喉科医师将支气管镜退至总气道，待通气改善、氧饱和度上升后再行手术。

（5）手术结束退出支气管镜以后插入喉罩，将小儿置于侧卧位，停止输注丙泊酚；也可面罩通气至自主呼吸恢复。

（6）待自主呼吸恢复，潮气量、呼吸频率、呼末二氧化碳等指标达到理想值时拔出喉罩，继续观察至苏醒。

3. 经喷射通气导管行手动喷射通气

（1）该麻醉方案的优点是通气不依赖支气管镜，为耳鼻喉科医师提供从容的置镜时间，也避免了支气管镜进入患侧时健侧肺通气不足导致的低氧血症；缺点是需要在总气道置入喷射通气导管，如果是小婴儿可能影响支气管镜的置入和操作视野，此外还有气压伤的风险。

（2）不合作的小儿以七氟醚吸入诱导以后开放静脉，合作的小儿直接开放静脉，充分预给氧后以芬太尼或者舒芬太尼、丙泊酚、琥珀胆碱或罗库溴铵诱导，以

27

纯氧通气 2 分钟。

（3）在麻醉喉镜引导下插入喷射通气导管至声门下2cm（避免置入过深），将喷射通气导管连接手动喷射通气装置行手动喷射通气，1 岁以内小儿压力设置为 0.1~1bar，1 岁以上小儿压力设置为 1~2.5bar，通气频率为20~35 次/分钟，以胸廓起伏来判断通气量是否足够。

（4）由耳鼻喉科医师置入支气管镜开始手术，术中以丙泊酚持续输注，必要时追加肌松药。

（5）手术结束退出支气管镜以后拔出喷射通气导管，插入喉罩，将小儿置于侧卧位，停止输注丙泊酚。

（6）待自主呼吸恢复，潮气量、呼吸频率、呼末二氧化碳等指标达到理想值时拔出喉罩，继续观察至苏醒。

4. 保留自主呼吸

（1）如果患儿较小，置入喷射通气导管可能影响支气管镜的置入和操作视野，而异物取出难度又较大，采用支气管镜侧孔通气方案可能导致反复的低氧血症，此时可以考虑采用保留自主呼吸的麻醉方案。

（2）如果患儿术前肺气肿比较明显，一般也采用保留自主呼吸的麻醉方案以避免正压通气导致的气压伤。

（3）保留自主呼吸的麻醉方案可以采用如前所述的右美托咪定方案和瑞芬太尼复合丙泊酚方案，但一般不采用吸入七氟醚方案，因为支气管异物取出术一般来说所需时间较声门下异物取出术要长，吸入七氟醚由于部分气道开放而不易保持麻醉深度的稳定。

第五节　麻醉监测

1. 所有患者从诱导开始至苏醒全程监测心电图、无创血压、脉搏氧饱和度。

2. 除此之外，还需密切注意患者的呼吸幅度、呼吸频率和口唇皮肤颜色以及肺部听诊等情况。

3. 当气道开放无法监测呼末二氧化碳时，要特别注意观察胸廓起伏和呼吸频率，插入喉罩或气管导管以后要监测呼气末二氧化碳。

第六节　常见并发症处理

1. 喉痉挛

（1）喉痉挛常常由于在浅麻醉下进行气道操作而诱发。

（2）部分喉痉挛时托起下颌、以纯氧行正压通气通常可以缓解。

（3）完全喉痉挛时，气道完全梗阻，以吸入或静脉麻醉药（丙泊酚）加深麻醉，给予琥珀胆碱（0.5~1mg/kg）以后经面罩或插入气管导管行正压通气。小剂量的琥珀胆碱（0.1mg/kg）可以缓解喉痉挛，同时保留自主呼吸。

2. 支气管痉挛

（1）支气管痉挛常因气道处于高敏状态而受到刺激或缺氧、二氧化碳潴留等因素而诱发。

（2）去除上述因素以外，以吸入麻醉药加深麻醉，静脉注射丙泊酚1mg/kg舒张支气管，沙丁胺醇喷雾、静脉滴注氢化可的松（4mg/kg）、静脉注射氯胺酮（0.75mg/kg）都可以起到治疗作用，必要时静脉注射小剂量肾上腺素（5~10μg）。

（3）发生支气管痉挛而插管以后，在尝试拔管时常常因减浅麻醉后痉挛加重而无法拔管，可以10min静脉泵入右美托咪定1μg/kg负荷，随后1~2μg/（kg·h）维持，使患儿在耐受气管导管的同时自主呼吸恢复，改善缺氧和二氧化碳潴留，同时通过上述解痉治疗缓解支气管痉挛以后拔管。

3. 气胸（pneumothorax）

（1）气胸可以因手术操作损伤支气管壁、正压通气压力过高、患者屏气导致胸腔压力增高等因素而诱发。

（2）发生气胸后要尽快使患者恢复自主呼吸，避免正压通气，请胸外科医师评估以后行保守治疗或行胸腔闭式引流术。

（3）气胸严重而导致呼吸循环不能维持时，要及时果断地在患侧第二肋间肋骨上缘行胸腔穿刺减压术。

4. 肺不张（atelectasis）

（1）肺不张多由于异物取出后肺叶没有复张或分泌物（残留异物）堵住支气管开口所致，有时会导致比较明显的低氧血症。

（2）在取出异物以后耳鼻喉科医师应常规检查有无异物残留并吸尽分泌物。

（3）如果发生肺不张，在明确诊断并排除气胸以后，可以以 $20\sim30cmH_2O$ 的气道压力进行鼓肺，促使萎陷的肺泡复张。必要时再次置入支气管镜将分泌物吸除。

5. 声门水肿（edema of glottis）　声门水肿可以因多次置入支气管镜、操作粗暴或取出较大异物时异物擦伤声门所致。除氧疗外，可给予激素（如地塞米松 $0.5\sim1.5mg/kg$）。

6. 异物嵌顿窒息　钳取异物过程中可能发生异物脱落、嵌顿于声门下造成窒息等紧急情况，此时如果难以快速取出异物，可将异物推入一侧支气管，待通气状况改善以后再行支气管镜检查。

7. 其他注意事项

（1）术中维持平稳的麻醉深度，喉、气管、支气管迷走神经丰富，在浅麻醉下置入支气管镜易发生心动过缓，甚至心搏骤停。

（2）小儿对缺氧耐受性差，口唇发绀先于氧饱和度降低出现，故术中应密切观察口唇颜色，并放置胸前听诊器仔细听诊呼吸音。

（刘秀娟　王明玲）

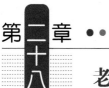

第二十八章 老年患者的麻醉

按照国际规定，65 周岁以上的人确定为老年人，而临床一般认为 65~75 岁为老年、75~85 岁为高龄、85~100 岁为超高龄、超过 100 岁为百岁老人。

一、老年人生理学改变

随着时间变化出现的机体功能下降及发病率和死亡率上升的一系列生物学进程为衰老。衰老与年龄并不完全同步，各脏器的衰老程度也不完全相同。

（一）心血管系统

1. 心肌间质纤维增生，心脏顺应性降低，心肌收缩力减弱，80 岁时心排出量可降至为 20 岁人的 1/2。

2. 压力感受器反射性减弱　老年人交感神经系统活性增强，副交感神经系统、压力感受器敏感性降低以及对 β 受体刺激反应性下降，容量、体位、麻醉深度、椎管内麻醉等因素常引起低血压。

3. 随年龄增长动脉硬化程度增加、外周血管阻力增加，可导致血压升高和左心肥厚、心脏舒张功能减低和射血时间延长。

4. 静脉血管容积缩小，血管容量储备能力降低。

（二）呼吸系统

1. 随着年龄增加，肺泡表面积下降，80 岁老年人比 20 岁青年下降约 30%。

2. 最大通气量（MVV）、用力肺活量（FVC）、一秒率（FEV1.0%）逐渐降低。

3. 残气量每年增加 10~20ml，解剖无效腔、闭合气量增加。

4. 通气/血流比失调，PaO_2 每年可降低 0.31mmHg。

5. 肺、胸廓顺应性降低。

6. 老年人对缺氧或高 CO_2 血症的通气代偿反应随年龄减退，70 岁以上老人对缺氧或高 CO_2 血症的通气反应下降 40%。

7. 老年人保护性气道反射能力下降，误吸风险增加。

（三）神经系统

1. 大脑皮层随年龄呈进行性萎缩　灰质由 20 岁时占脑重量的 4.5% 降至 80 岁时的 3.5%，神经元的数量在 65 岁时比 20 岁时减少 10%~35%，90 岁时只剩下 1/3。

2. 中枢内受体及神经递质也相对应减少，致老年人记忆力减退，反应迟钝。

3. 对中枢神经抑制药物的敏感性增加，对麻醉药的需求量减少。

（四）肝脏

1. 肝细胞呈退行性变，肝细胞功能及肝血流量逐年下降，对药物清除能力降低。

2. 肝微粒体酶系统功能下降，经肝生物转化的麻醉药降解减慢，半衰期延长。

（五）肾脏

1. 肾皮质萎缩，肾小球硬化，老年人肾血流量、肾小球滤过率下降。肾小管功能如排钠、浓缩及稀释和尿酸化功能受损。

2. 血浆肾素浓度和活性至 70 岁时已下降 30%~50%，且常伴有醛固酮不足，故老人易发生高钾血症。

3. 肾小管再吸收功能低下，80 岁老人尿的浓缩功能较年轻人下降 30%。

4. 肾小球滤过下降，药物经肾脏消除半衰期延长。

二、老年人药理学改变

（一）老年人药代动力学变化

老年人身体脂肪含量增加，血容量降低、肝肾功能减退，药物在体内清除时间延长。

（二）老年人药效动力学变化

1. 老年人血浆白蛋白含量降低，使血浆内游离型药物增多，药效增强。

2. 老年人中枢神经和外周受体减少，各靶器官受体部位药物浓度相应增高，使药效增强。

3. 吸入麻醉药的 MAC 随增龄而逐渐降低。

三、老年患者麻醉前评估

（一）术前一般评估

1. 年龄　是一项预测围手术期并发症的独立指标，但其影响较小。

2. 健康及营养状态评估

（1）病史和体格检查：重点关注体格情况、步行能力、日常活动。

（2）营养状态：体重、低体重指数、贫血和低白蛋白等。

3. 术前常规检查　血常规、电解质、肝肾功、血糖、心电图、胸片等。

（二）心功能及心脏疾病评估

1. 心血管风险评估见第十五章　心血管系统风险评估。

2. Goldman 心脏风险指数　是预测老年患者围手术期心脏事件的经典评估指标。

3. 改良心脏风险指数（RCRI）　内容：①高风险手术；②心力衰竭病史；③缺血性心脏病病史；④脑血管疾病史；⑤需要胰岛素治疗的糖尿病；⑥血清肌酐浓度>2.0mg/dL。如果达到或超过 3 项批标，围手术期重大心脏并发症风险将显著增高。

4. 疑有心血管疾病的患者应酌情进行动态心电图、心脏超声、冠状动脉造影、心导管等检查，EF<50%的低心排患者，术前建议进行冠状动脉造影，以明确诊断。

5. 围手术期发生严重心脏不良事件的危险因素　不稳定心绞痛和近期心肌梗死、心力衰竭失代偿期、严重心律失常、严重瓣膜疾病、MET<4、血管手术和 ASA 分级状态差的老年患者。

6. 心肌梗死后一月内实施手术，易在外科及麻醉应激下导致严重心脏并发症，如复发心肌梗死，甚至心跳骤停。

（1）心肌梗死后一月内只进行危及生命的外科急诊手术。

（2）限期手术如恶性肿瘤，应心肌梗死后一月后实施；

（3）择期手术应心肌梗死后 3 月后实施。

（三）肺功能及呼吸系统疾病评估

1. 肺功能检查　若 $FEV_1 \leqslant 600ml$、$FEV_1\% \leqslant 50\%$、$VC \leqslant 1700ml$、FEV_1/VC 比率 $\leqslant 50\%$、呼气高峰流量（PEFR）$\leqslant 82L/min$，则提示患者存在术后通气不足可能性，易发生术后坠积性肺炎、肺不张，甚至呼吸衰竭。

2. 血气分析检查　正常老年人氧分压 $PaO_2 = 104.2-0.27×$年龄（mmHg），故应正确认识老年患者的 PaO_2、SpO_2 水平，尤其逾 80 岁老年患者不可苛求术前达到正常水平。

3. 肺部并发症的独立危险因素　年龄大于 60 岁、术前认知功能受损、近八周有吸烟史、体重指数大于 27、恶性肿瘤及上腹部切口。

4. 合并哮喘或者近期（2~3 周内）急性上呼吸道感染等疾病的老年患者，均为高气道反应性患者，围手术期易诱发支气管痉挛，严重者会导致缺氧性心跳骤停，甚至死亡。

（四）脑功能及神经系统疾病评估

1. 合并或可疑中枢神经系统疾病者，应行头部 CT、磁共振、脑电图等检查，必要时需术前申请神经科医师会诊。

2. 近期（<3 个月）合并脑卒中的老年患者进行急诊外科手术或无法等至 3 个月以后的肠道恶性肿瘤等限期手术，国外报道此类患者围手术期死亡率高达 25%，此类患者应请神经内科等相关科室进行充分的术前评估。

3. 老年患者常见合并症 ①谵妄：氟哌啶醇可用于急性焦虑症的治疗；②痴呆：术前避免用镇静药物和中枢性抗胆碱药物；③帕金森病：吩噻嗪、丁酰苯、胃复安有抗多巴胺能作用，此病禁用。

4. 危险因素 年龄 70 岁以上、基础认知功能损害、酗酒、手术如冠状动脉旁路和主动脉瘤手术、术后感染、麻醉药物等。

（五）肝脏功能及肝脏疾病评估

1. 老年慢性肝病患者常出现凝血机制异常，与维生素 K 吸收不全，肝脏合成 Ⅱ、Ⅶ、Ⅸ、Ⅹ 因子不足有关。

2. 血浆白蛋白水平对药效学、药代动力学、胶体渗透压存在较大影响，应严格执行中大型手术术前低蛋白纠正标准，降低围手术期并发症发生。

（六）肾脏功能及肾脏疾病评估

1. 对急性肾病患者，原则上应禁忌施行任何择期手术。

2. 近年来，在人工肾透析治疗的前提下，慢性肾功能衰竭已不再是择期手术的绝对禁忌证。

（七）凝血功能评估

1. 凝血功能检查 血栓弹力图检查，有助于评估患者凝血功能状态，指导术前药物的使用。

2. 血栓性疾病 许多老年患者停用抗凝药物易导致围手术期血栓性疾病的发生，因此停用抗凝药物应慎重。

（八）内分泌功能评估

1. 合并糖尿病的老年患者应当注意评估其血糖控制是否稳定、对降糖药物的敏感性、是否合并心血管疾病、周围神经病变程度以及认知功能状态等情况。

2. 肾上腺功能抑制与使用皮质激素有关，对经常使用皮质激素治疗的患者，应询问其用药剂量和最后一次用药时间。

3. 甲状腺疾病　①稳定型的甲状腺机能低下患者，允许施行非高风险择期手术，高风险择期手术则需推迟，并给予甲状腺素补充治疗；②甲状腺机能亢进患者，推迟择期手术，进行内科系统治疗。

4. 免疫功能及组织免疫疾病评估　老年患者免疫反应受到抑制，因而易于感染。

四、麻醉管理

28

（一）术前用药

1. 术前用药应减少，为成人剂量的 1/3~2/3。

2. 慎用影响术后认知功能的药物，抗胆碱药物如东莨菪碱和长托宁。

3. 术前使用 β 受体阻滞剂的患者应当继续服用，严密监测心率、血压。

4. 抗凝药物的使用与停用

（1）急性冠脉综合征置入洗脱支架后，抗凝药物用药时间至少 12 个月。择期手术应延期至停用氯吡格雷 5~7 天后，期间酌情使用 GPIIb/Ⅲa 受体抑制剂；术后应尽早恢复双药物抗血小板治疗。

（2）限期手术如肿瘤患者，术前停用抗血小板药物期间，改用短效抗血小板药物（如替罗非班），或者低分子量肝素行替代治疗。

（二）麻醉方法的选择

1. 局部浸润麻醉与区域神经阻滞　是比较安全的麻醉方法，对老年人的生理干扰小，但只适用于短小手术。宜用小剂量低浓度的局麻药，局麻药中应少加或不加肾上腺素。

2. 神经阻滞

（1）臂丛神经阻滞是上肢手术的首选麻醉方法。采用腋路法较为安全，肌间沟阻滞引起气胸或膈神经阻滞的风险更大。

（2）颈丛阻滞：多选用颈浅丛阻滞即可满足手术需要，局麻药中不加肾上腺素。

3. 椎管内麻醉 硬膜外阻滞用于老年人优点较多，如不抑制免疫机制，术后呼吸系统并发症和静脉血栓发生率低，麻醉较确切、镇痛完全。蛛网膜下腔阻滞较少应用于老年患者，因为其阻滞平面难于控制，易致呼吸抑制和血压波动。局部麻醉药物优选罗哌卡因。

4. 全身麻醉 随着新一代短效、速效麻醉药物的出现和麻醉机功能和监测技术的不断完善，全麻已逐渐成为当代老年麻醉的主要方法。丙泊酚、右美托咪定、瑞芬太尼、顺阿曲库铵、新型吸入麻醉药（七氟烷、地氟烷）等均可安全用于老年人麻醉诱导和维持。

（1）麻醉诱导

1）诱导药量应减少 $1/3 \sim 2/3$，从小剂量开始，加强监护，以免药物过量致循环意外。

2）麻醉诱导原则：推荐以静脉麻醉诱导为主，单次静脉注射、TCI 靶控输注等方式均可采用。

3）诱导过程中，需密切观察患者的循环、呼吸、氧合、通气等状况，对于早期异常状况应尽早作出诊断并及时处置，避免严重并发症的发生。

4）老年患者对阿片类药物和镇静药物特别敏感，应选择对循环抑制较轻的镇静、镇痛药物，如依托咪酯、芬太尼、舒芬太尼等。

5）丙泊酚诱导，应该小量、缓慢、多次静脉推注，或分级靶控输注，以睫毛反射消失或者麻醉深度监测指标达到插管镇静深度作为麻醉诱导的最佳剂量；在此过程中，任何时刻患者的循环发生急剧变化，应先暂时停止给予丙泊酚，经过输液，给予缩血管药物后，循环稳定后再继续给予直至达到插管镇静深度；慎用即刻进行气管插管以刺激循环的做法。

（2）麻醉维持

1）原则上应选时效短、脏器毒性轻，麻醉深浅可调性强、术后苏醒快的药。

2）老年患者的麻醉药物选择以不损害脏器功能为原则。

A. 影响神经递质的药物如抗胆碱药物东莨菪碱、长托宁等慎用。

B. 苯二氮䓬类药物应慎用。

C. 肌松药物最好选择不经过肝肾代谢的药物，如顺阿曲库铵。

D. 中长效镇静药物需要在麻醉深度监测指导下给予，以避免停药后药物蓄积效应导致苏醒期延迟、呼吸抑制。

（3）苏醒延迟

1）术中镇静过度，没有进行麻醉深度监测。

2）术中低体温状态，体温监测如低于36℃，需尽快给予复温处置。

3）中、长效镇静药物作用，老年患者对镇静药物的敏感性会随年龄增加而增加，即使1.0mg的咪达唑仑也可能导致80岁以上患者苏醒延迟。

4）低血压，特别是低于患者术前平静血压水平20%~30%，需要进行病因分析，并提升血压。

5）术前合并代谢及内分泌疾病诱发的术后苏醒延迟，特别是术前合并糖尿病行急诊手术的老年患者。

6）腔镜手术中二氧化碳气腹，出现严重二氧化碳潴留，甚至二氧化碳麻醉。

7）术中如有脑损伤或者急性脑卒中的医疗事件，需请神经内科专家会诊，神经外科手术需要与神经外科医师一起排除外科相关脑损伤。

8）其他原因，血气以及电解质、血糖检查对于快速诊断苏醒延迟病因可提供帮助。

（三）老年患者麻醉术中管理重点

1. 脑功能管理

（1）术前合并急慢性脑卒中病史、短暂脑缺血发作

（TIA）、中重度颅脑血管狭窄、阿尔茨海默病、帕金森病等疾病患者，建议行近红外光谱无创脑氧饱和度监测（rSO_2）、或者经颅超声多普勒监测（TCD）、电生理学监测等。

（2）血压维持在平静状态血压水平基线正负 20% 左右。低血压可选择的升压药物包括去氧肾上腺素、去甲肾上腺素、甲氧明、麻黄素等。

（3）动脉血二氧化碳分压（$PaCO_2$）维持在 40～45mmHg、

（4）增加 FiO_2 提升动脉血氧饱和度（SaO_2），血红蛋白水平 100g/L 以上。

（5）进行麻醉深度监测，以防止镇静过度导致术后谵妄。

（6）特殊手术，可连续监测颈静脉球静脉血氧饱和度（$SjvO_2$）。

2. 心脏功能管理

（1）心率应维持术前平静状态时的心率，过低心率（<50 次/分）、过速心率（>100 次/分）应进行及时病因分析和处理。

（2）积极处理心律失常，如室性早搏、阵发性室性心动过速、房颤、房室传导阻滞等。室性早搏，可静脉给予利多卡因 1.0～2.0mg/kg，如果无效，可以考虑静脉给予胺碘酮负荷剂量 150mg，输注时间超过 15 分钟，随后持续输注胺碘酮 1.0mg/（kg·h）直至室性早搏消失。

（3）血压应维持在术前平静血压+20%～-20% 内，血压下降多与静脉容量血管张力的快速丧失有关，可以给予去氧肾上腺素、甲氧明或者去甲肾上腺素。

（4）血容量监测

1）压力指标：中心静脉压（CVP）反映右心室前负荷；肺动脉楔压（PAWP）反映左心室前负荷。

2）容量指标：每搏量变异度（SVV）>13% 提示容量不足，脉压变异度（PPV）>13% 提示容量不足。

（5）心电图（ECG）：怀疑心肌缺血，检测血清肌钙蛋白含量（cTnI），如静脉血血清 cTnI 浓度>0.04ng/ml，可证实已经发生围手术期心肌损伤，如果>0.4ng/ml，则需结合临床症状与体征判断有无心肌梗死发生。

（6）术中血管活性药物的选择与应用

1）术前不伴有心脏收缩功能异常的老年患者，术中常用的血管活性药物为缩血管药物，如去氧肾上腺素、甲氧明或者去甲肾上腺素，或者短效 β1-受体阻滞剂，如艾司洛尔等。

2）术前伴有收缩功能异常的老年患者，除使用上述血管活性药物外，可能需要给予正性肌力药物，如多巴胺、多巴酚丁胺、肾上腺素、米力农。

常用血管活性药物的配置及微量泵使用方法

药物	单次给药	连续给药
肾上腺素	5~50μg	0.01~0.3μg/（min·kg）
去甲肾上腺素	2~50μg	0.01~0.3μg/（min·kg）
异丙肾上腺素	1~10μg	0.01~0.1μg/（min·kg）
去氧肾上腺素	50~500μg	0.5~5.0μg/（min·kg）
间羟胺	50~100μg	0.5~5.0μg/（min·kg）
多巴胺	50~200μg	2.0~10μg/（min·kg）
氨力农	0.5~1.0mg/kg	2.0~10μg/（min·kg）
米力农	20~70μg/kg	0.2~1.0μg/（min·kg）
硝酸甘油	50~100μg	0.2~2μg/（min·kg）
艾司洛尔	0.5mg/kg	10~100μg/（min·kg）
地尔硫䓬	2.5~10mg	2.5~15μg/（min·kg）
尼卡地平	10~30μg/kg	1~10μg/（min·kg）
硝普钠	--	0.2~8μg/（min·kg）

3. 肺功能管理

（1）术前伴有哮喘病史，近期上呼吸道感染（2~3周内）等高气道反应性患者，麻醉诱导前可经静脉滴注甲基强的松龙 1~2mg/kg，或者琥珀酸氢化可的松 100~200mg，对预防术中支气管痉挛发生有效。

（2）机械通气实施低潮气量+中度 PEEP（5~8cmH₂O）策略　低潮气量为标准体重 6~8ml/kg，每小时给予连续 3~5 次的手控膨肺，膨肺压力不超过 30cmH₂O。

（3）气道压力变化：在潮气量相对恒定的状态下，体位改变、气腹、胸廓塌陷、单肺通气、气道痉挛、肺水增加等因素可导致气道压力升高，应针对病因做出分析与处理。

（4）术中支气管痉挛的处理：首次静脉推注肾上腺素 5~10μg，可以重复，或者连续输注肾上腺素；静脉滴注甲基强的松龙 1~2mg/kg；喘啶 0.25~0.5mg 静脉滴注，直至支气管痉挛得到有效控制；少数患者可能发生静默肺，肺部听诊可能会无呼吸音以及哮鸣音，应该综合判定，快速作出诊断。

（5）氧合指数（PaO₂/FiO₂）监测是对肺通气功能以及心肺交互效应的综合评定，正常值应该至少大于300mmHg，如果术前正常，术中出现低于 300mmHg 的状况，应该进行病因诊断与处理，早期发现处理对于患者苏醒期拔管或者术后早期脱机至关重要。

4. 输液输血管理

（1）液体类型选择：林格液为老年患者围手术期的首选液体类型。人工胶体溶液可以安全使用，如果术前评估为高危肾功能的老年患者，如肾损伤，肾功能不全，甚至因肾功能衰竭接受肾透析治疗，应该慎用人工胶体溶液。

（2）液体管理策略

1）老年患者由于全身血容量降低，心肺肾功能减退以及静脉血管张力较差，围手术期容易导致液体输注过负荷，应引起高度重视。

2）目标导向液体管理：每搏量变异度（SVV）或脉压变异度（PPV）如大于 13%，认为心脏前负荷不足，加快输液速度直至 SVV 或 PPV 低于 13%，后以小容量液体维持，直至再次出现 SVV 或者 PPV 大于 13%，需要重新加快输液速度。不同体位，腹内压或者胸内压增加等因素会影响心脏前负荷不足的阈值。

3）全身麻醉时可预防性连续给予去氧肾上腺素 0.5~1.0μg/（kg·min），或者小剂量去甲肾上腺素 0.05~0.1μg/（kg·min），降低对液体输注的过度依赖，为限制性液体管理方案的实施提供可能。

4）椎管内麻醉：单侧腰麻，或者硬膜外麻醉时适当给予麻黄碱有助于防止因交感神经阻滞导致的血流动力学不稳定，防止过度输注液体。

5）一般腔镜手术术中维持的液体输注量不超过 3~5ml/（kg·h），开放性手术术中维持的液体量不超过 5~7ml/（kg·h）。

6）容量充足的状态下，平均动脉压（MAP）低于术前平静状态血压的 80%，可以考虑给予缩血管药物直至 MAP 大于术前平静状态血压的 80%。

（3）术中输血管理

1）对于老年患者，异体红细胞、血浆、血小板的输注，所导致的近期、远期风险远超临床预期，原则上尽量限制异体血的输注。

2）非肿瘤外科手术，自体血液回收与输注有助于降低异体血输注所带来的风险。

3）肿瘤外科手术，应进行血红蛋白浓度监测，尽量降低过多异体血的输注。

5. 体温管理

（1）老年性退变导致骨骼肌体积进行性缩小，产热相应减少，术中低体温的危险性升高。

（2）术中老年患者中心体温几乎每 6 小时降低 1℃，约为年轻患者的 2 倍。

（3）老年患者术后自主复温时间延长。

（4）对于老年患者，要和关注其他生命体征一样，监测控制体温不低于 36℃。

6. 术后谵妄

（1）术后谵妄的预防及围手术期麻醉管理

1）抗胆碱能药物：该类药物对认知功能有明确的损害作用，可增加谵妄风险，围手术期应尽可能避免使用抗胆碱能药物。

2）镇静催眠药：咪达唑仑可促发术后谵妄，应慎用。

3）全身麻醉的患者，在麻醉深度监测（如 BIS 监测）下管理麻醉有助于避免麻醉过深、减少术后认知功能损害和谵妄的发生。

4）哌替啶：增加谵妄发生的风险，可能与其抗胆碱能特性有关，不建议用于谵妄高危患者的术后镇痛。

5）对乙酰氨基酚和非甾体抗炎药（NSAIDs）术后镇痛可减少术后谵妄的发生。

（2）术后谵妄的治疗

1）去除危险因素和支持治疗，是所有谵妄患者的首选和基础治疗措施。

2）氟哌啶醇

A. 目前用于谵妄治疗的首选药物，适用于患者躁动症状严重、如不及时控制症状有可能危及患者自身安全（如意外拔管、拔除输液通路或引流管等）或医务人员安全。

B. 0.5~2mg 静脉滴注，1 次/2~12 小时。

C. 副作用：主要有锥体外系症状、QT 间期延长和神经安定药恶性综合征。

3）右美托咪啶：选择性 α_2-肾上腺素能受体激动剂，研究发现能明显减少术后谵妄的发生。

（侯念果　孙立新）

第二十九章

经尿道前列腺电切患者的麻醉

经尿道前列腺切除术（transurethral resectin of prostate，TURP）是指利用高频电刀经尿道行肥大前列腺或前列腺肿瘤切除的一种手术，具有安全性大、侵袭小、出血少，性功能减退发生率低、恢复快等优点。

一、经尿道前列腺电切手术的特点

1. 患者多为老年人，且常合并有心血管疾病、糖尿病、慢性阻塞性肺疾病等慢性病。

2. 某些患者伴有不同程度尿路阻塞，使尿路内的液压增加或感染，常导致肾功能不同程度损害。

3. 电切方式、手术医师操作水平、手术时间对失血量都有影响，评估时都应考虑在内。

4. 术中大量灌洗液冲洗，失血量很难充分估计。

二、术前访视与术前准备

1. 术前按照老年患者麻醉做好术前访视，对于患者情况做到全面了解。

2. 完善相关检查，必要时行肺功能、血气分析、双下肢动静脉彩超、颅脑 CT、磁共振等检查，选择合适的麻醉方法。

3. 该手术一般为择期手术，对于某些特殊患者，如近期脑梗塞、心肌梗死、脑出血患者应按照指南选择合

430

适的手术时间。

4. 伴有血尿和贫血及术前全身情况较差的患者，应纠正贫血和低蛋白状态。

5. 患者尿路梗阻并发感染，术前应抗生素治疗。

6. 术前与手术医师沟通，了解手术难度，必要时开放两路静脉通路。

三、麻醉方法选择

1. 椎管内麻醉　硬膜外阻滞或腰-硬联合阻滞麻醉均可选用。

（1）椎管内麻醉可防止膀胱痉挛，改善术野。

（2）患者清醒，能及时发现 TURP 综合征的症状和体征。

（3）注意事项

1）遵循低浓度、小剂量、多次给药、缓慢注射的麻醉原则。

2）控制麻醉平面在 T_{10} 以下，密切观察患者呼吸和循环的变化。

2. 全身麻醉　椎管内麻醉禁忌的患者可选用全身麻醉。全身麻醉要求有足够的麻醉深度，以免体动造成膀胱或前列腺穿孔，选择对循环抑制较轻的全麻药物。

四、术中监测

1. 意识水平　椎管内麻醉时，清醒患者的意识水平是 TURP 综合征与膀胱穿孔的最佳监测指标。

2. 动脉血氧饱和度　动脉血氧和度降低是容量负荷过多的早期信号。

3. 心电图　心电图监测注意心肌缺血的改变。

4. 体温　长时间手术应监测体温，防止低体温，尤其全麻手术患者。

5. 血气分析　手术时间超过 1 个小时应根据患者情况行血气分析检查，了解电解质及失血情况。

五、麻醉期间手术并发症及处理

1. 经尿道前列腺电切综合征（TURP 综合征）　大量非电解质冲洗液吸收后导致的一系列症状体征通常被命名为 TURP 综合征。

（1）TURP 综合征临床表现：术中或术后头痛、烦躁、意识模糊、发绀、呼吸困难、心律失常、低血压，严重时可出现惊厥，甚至死亡。

（2）TURP 综合征原因：大量非电解质冲洗液吸收使血容量剧增，导致左心衰竭，血液稀释引起低钠血症，使渗透压下降致肺水肿。当血钠<125mmol/L 时，出现不同程度的脑水肿，发生率 10% ~ 15%，死亡率 0.2%~0.8%。

（3）传统的经尿道前列腺电切术常用冲洗液 4% ~ 5%葡萄糖、5%甘露醇、3%山梨醇、1.5%甘氨酸等低渗溶液，易出现该并发症，但经尿道双极等离子电切术冲洗液为生理氯化钠，极少出现 TURP 综合征。

（4）TURP 综合征的处理

1）告知手术医师病情，尽快停止手术操作。

2）充分供氧维持呼吸，静脉注入呋塞米 20~40mg 利尿，必要时予以镇静。

3）纠正低血钠，3% NaCl 补充 100ml，监测血钠，根据血钠情况逐步补钠。

4）维持酸碱平衡。

5）预防脑水肿，应用利尿剂同时应用糖皮质激素。

2. 膀胱穿孔：一旦发生膀胱穿孔，灌洗液可通过穿孔处外溢。膀胱穿孔的部位不同，症状也不同。

（1）腹腔：临床特征出现肩胛部疼痛及腹痛。

（2）腹膜外：出现恶心、腹肌紧张、腹痛。

（3）前列腺周围：系由于前列腺包膜穿破，有耻骨上疼痛及下腹紧张。

（4）膀胱穿孔的预后与其发现迟早相关，无论何种麻醉方法，TURP 手术中突然出现不明原因的血压改变，

29

尤其伴心动过缓时，应考虑膀胱穿孔的发生。

（5）一旦发生膀胱穿孔，应尽快行手术缝合。

3. 体温过低及寒战　与大量温度低的灌洗液有关，可预热灌洗液至 37℃，一旦发生寒战，可静脉或肌内注射哌替啶 25～50mg。

4. TURP 出血

（1）因增生的前列腺组织血供丰富，TURP 时出血常见。

（2）出血量的大小取决于前列腺大小、组织内血管损伤情况、手术时间等，但因术中需应用大量冲洗液，导致出血量很难估计。

（3）整个手术过程要严密观察其出血情况，并予以相应处理，如输液、输血，应用止血药物等。

5. 凝血异常

（1）TURP 手术引起的 DIC 非常罕见，与前列腺组织中促凝血酶原激酶进入循环有关，6% 以上的患者有亚临床 DIC 表现。DIC 时使用凝血因子、血小板治疗，并请血液科会诊。

（2）灌洗液吸收也造成凝血因子稀释导致凝血异常。

（3）前列腺癌患者肿瘤因子引起纤溶亢进。纤溶亢进治疗使用 6-氨基乙酸静脉注射。

6. 血流动力学改变　术中体位头高头低频繁变动，特别是手术结束由截石位改为平卧位，对血流动力影响明显，应间隔一定时间平放双下肢，多次测量血压避免血压骤降，必要时用麻黄碱等提升血压，并以较快速度输液维持血容量。

（王寿世　刘军超）

29

第三十章 特发性脊柱侧弯患者的麻醉

脊柱向左或右偏离中线，出现异常弯曲即为脊柱侧弯畸形，一般分为原发性（即特发性）和继发性两大类。继发性原因很多，包括先天性畸形、神经性疾病、脊柱疾病等。特发性脊柱侧弯（idiopathic scoliosis）约占脊柱侧弯患者总数的85%，女性多见。根据年龄分为3型：①婴儿型，年龄4岁以下；②青少年型，年龄在4~10岁之间；③青年型，年龄在10岁至发育成熟之前。除了按年龄分型外，临床上也有学者根据不同的脊柱侧弯节段与手术方式的选择分为KingI-V型。

一、术前评估

（一）特发性脊柱侧弯的病理生理

1. 脊柱侧弯的病理力学改变

（1）由于脊柱节段的前方和后方生长的相对不平衡，使脊柱前凸，并向凸侧旋转导致侧弯椎体左、右两侧的受力发生改变，侧弯节段凹侧椎体的受力随着弯曲的进展越来越大，而凸侧受到的压力越来越小，由此椎体产生了楔形改变。

（2）如果侧弯发生在胸段，可致肋骨发生变形，使附着于凹侧肋骨上的躯干肌肉的作用力线远离中线，而凸侧肌肉的作用力线则靠近中轴线，使肌力进一步失衡，产生脊柱侧弯病理力学上的恶性循环，造成脊柱侧弯的进一步加重。

2. 脊柱侧弯的病理变化

（1）脊椎

1）椎体呈楔形改变，椎弓根变短变窄，椎管变形，椎间盘变窄，周围韧带及肌肉挛缩，凸侧椎体、横突及肋骨发生旋转而出现胸廓畸形。

2）胸椎后凸减小，甚至发生前凸。

3）由于关节面和关节突在受力上的不平衡，久而久之，导致脊柱关节炎，出现疼痛等临床症状。

（2）椎间盘

1）椎间盘呈凹侧薄，凸侧厚的改变。

2）在成年期，椎间盘逐渐出现退行性改变，由于上、下两段脊柱发生方向相反的旋转与早期椎间盘退变，临床表现为渐进性脊柱半脱位。

（3）胸廓：胸廓发生畸形是脊柱侧弯造成的常见畸形，在脊柱凸侧，肋骨向后凸出，并相互分开；在凹侧肋骨呈水平走向，向前凸出，并相互聚合在一起。由此，使胸廓发生旋转并侧移，移向背侧的凸侧肋骨在外形上呈剃刀状，这就是临床上常见的剃刀背畸形。

（4）呼吸与循环功能改变

1）呼吸与循环功能的损坏是脊柱侧弯的继发性改变。

2）轻度脊柱侧弯虽有不同程度胸廓畸形和肺容量、通气量下降，但不至影响心肺功能。

3）严重脊柱侧弯时，因发生胸廓畸形，可导致呼吸时肺膨胀不全，甚至发生凸侧的局部肺不张。

4）脊柱侧弯导致的呼吸功能障碍主要是肺活量（VC）、肺活量占预计值的百分比（VC%）、深吸气量（IC）、用力肺活量（FVC）、第一秒最大呼气量（FEV1）、最大分钟通气量（MVV）和最大分钟通气量占预计值的百分比（MVV%）明显下降；而潮气量（VT）、第一秒最大呼气量百分比（FEV1%）、最大呼气中期流速（MMF）及其占预期值百分比（MMF%）大多

30

可保持在正常范围，因此，是一种典型的限制性通气功能不全。

（二）麻醉与手术风险评估

1. 围手术期呼吸功能的影响

（1）特发性脊柱侧弯患者与先天性脊柱侧弯不同，其大部分患者在临床上均无呼吸功能的明显障碍，处于一种完全代偿的范围，但尽管没有临床表现，肺功能检查仍可提示损害。

（2）若手术体位搁置不当、手术操作影响以及呼吸参数的改变等均有可能使原本处于代偿状态的呼吸功能受到严重影响，在麻醉与手术前就应有足够的认识与准备。

2. 脊髓损伤的风险

（1）严重且复杂的特发性脊柱侧弯患者通常在行后路脊柱矫形术前先行前路手术，这类手术需结扎脊柱的阶段性血管，而阶段性血管是脊髓重要的血供之一。尽管发生率很低，仍有影响脊髓功能甚至发生截瘫的报道，需引起重视，在诱发电位监测下先行试阻断，再作结扎，可减少脊髓损伤的风险。

（2）目前临床上先进的后路去旋转矫形技术-CD 技术，已使脊柱侧弯手术中脊髓损伤的概率明显下降，但对 Cobb 角大的严重脊柱侧弯患者手术矫正度大时，仍具有牵拉损伤脊髓或影响脊髓血液供应间接影响神经功能的风险。

3. 大量输血及术中低体温风险　大量失血多见于返修手术或脊柱重建术，术前应有充分准备，开放充分输液通道、备血、血液回收装置的准备。大量失血、长时间大手术野暴露等可造成低体温。

二、麻醉与手术前的准备

1. 全身状况的检查与调整对于麻醉手术耐受力的提高十分重要，脊柱侧弯的患者常伴有其他畸形的存在，如心脏、神经系统与五官畸形，营养不良与电解质紊乱术前需纠正。

2. 术前肺功能改善对于 Cobb 角大于 60°且有限制性通气功能障碍者，可增加手术与麻醉的安全性，减少术后并发症的发生。改善肺功能的方法包括：①每天吸氧 1~2 小时；②每天登楼梯步行锻炼或吹气球；③鼓励患者做自我悬吊练习，结合颌枕带-骨盆牵引；④必要时，还可以进行颅环牵引，以软化呼吸肌肉的僵直度。

3. 术中及术后取得患者的理解与合作是非常重要的。训练如何配合术中唤醒试验，了解术后的可能并发症，向患者及家属说明手术的必要性与利弊关系以及对术后远期疗效的正确认识。

三、麻醉的选择与实施

1. 麻醉方法的选择

（1）脊柱侧弯患者多伴有心肺功能减退，而且手术常采用俯卧位或侧卧位，所以气管插管控制呼吸的全身麻醉有利于围手术期的呼吸管理和麻醉实施。

（2）气管插管前充分评估气道，对困难气道可进行清醒气管插管，并准备可视喉镜、纤维支气管镜等设备。

（3）术中控制呼吸时，应注意气道压不宜过高，一般气道压控制在 2.94kPa（30cmH$_2$O）以下为宜。

2. 麻醉实施

（1）术前用药

1）有目的的术前用药对患者是有利的，抗胆碱类药物如阿托品 0.01~0.02mg/kg 可减少气道分泌物，入室前镇静催眠药已不作常规使用。

2）若在患者清醒时需进行有创性操作，可给与小剂量阿片类药物（舒芬太尼或芬太尼）。

3）儿童患者入手术室前常给予镇静催眠药，咪达唑仑（0.1~0.15mg/kg）静脉注射或（0.3~0.5mg/kg）口服，有些麻醉医师也会经鼻给予右美托咪定。

3. 麻醉诱导和维持

（1）诱导药常选用咪达唑仑或（和）依托咪酯或

（和）异丙酚，舒芬太尼或芬太尼，顺式阿曲库铵或罗库溴铵。

（2）气管内插管选用有弹性的弹簧加强型气管导管，以避免因手术体位变动导致气管导管成角梗阻。

（3）麻醉维持采用全凭静脉或静吸复合全身麻醉，由于脊柱侧弯矫形术的特殊性，其术中与术毕常需做唤醒试验，以判断脊髓功能的正常与否，因此麻醉维持的深度要求既无术中知晓，又能迅速苏醒配合指令。

（4）临床上常选择药物代谢半衰期短，苏醒迅速、完全以及定向力恢复快的全身麻醉药物，及可以进行拮抗的肌肉松弛药物，常用药物有丙泊酚、地氟烷、七氟烷、瑞芬太尼、舒芬太尼、咪达唑仑、维库溴铵、罗库溴铵、顺式阿曲库铵等。

四、术中监测

1. 常规监测是保证患者安全和麻醉实施所必需，如血压、脉氧饱和度、呼气末二氧化碳、体温等；桡动脉穿刺测压，既有利于血压的精确测量与动态观察，也便于血气分析标本的采集；麻醉深度监测有利于维持合适的麻醉深度，避免麻醉过深和术中知晓的发生。

2. 特殊监测

（1）中心静脉压测定：中心静脉的置管和测压，既能保证补液、输血及时、快速，又能防止补液过量，导致肺水肿及右心超负荷。

（2）血液气体分析与出、凝血监测　血液气体分析能及时了解患者酸碱平衡和电解质状况，帮助麻醉医师及时调整呼吸机的工作参数，纠正电解质及酸碱失衡。手术时间较长，出血多以及使用血液回收装置的患者有必要进行凝血功能监测，及时纠正凝血障碍，补充凝血因子。

（3）脊髓电生理功能监测：脊柱侧弯手术中进行脊髓电生理功能监测，能够及时、客观地发现与分析脊髓受损与否，评估脊柱矫正程度是否恰当。目前常用的方法有体感诱发电位（SSEP）和运动诱发电位（MEP）监测。有研究报道，SSEP 和 MEP 疾患性试验均有伪迹现象存在，因此也不能将 SSEP 和 MEP 作为永久性截瘫的绝对指标。

五、术中注意事项

1. 手术体位　特殊支架的使用可以减少俯卧位的不良影响，在使用特殊支架时，特别要注意支架支撑点的柔软与透气性，避免神经、皮肤受压过度和静脉回流受阻。

2. 静脉血栓形成　脊柱侧弯矫形手术时间长、手术体位特殊、下肢易受压造成静脉回流不畅及血栓形成，为防止栓塞，可使用弹力长袜或下肢间歇性充气加压。

3. 低体温的发生　大量失血、长时间大手术野暴露等可造成低体温，低体温可导致凝血功能异常、心血管事件增加、药物代谢异常等。为防止低体温，术中需保持温暖环境，必要时放置保温毯，同时，冷的输液剂及冲洗液在使用时应加温。

4. 大出血的发生　脊柱侧弯返修、脊柱重建术时，常常出血较多。手术中损伤椎旁的大血管时出血更加凶险，除手术医师积极止血外，麻醉医师可采取如下措施：控制性降压，将平均动脉压控制在 9.31kPa（70mmHg）左右；使用血液回收装置；必要时给予适当的血管活性药物和止血药。

六、并发症及特殊情况处理

1. 脊髓神经损伤　随着手术方法和技术的提高，特发性脊柱侧弯手术发生永久性脊髓损伤的可能性已极少，但短暂的神经并发症并不少。为避免严重后果发生，首先应加强 SSEP、MEP 等电生理监测，唤醒试验观察也有利于发现神经损伤，必要时暂停手术。

2. 硬脊膜破裂　术中发现硬脊膜破裂，应及时修补，若无法修补或术后才发现，可进行蛛网膜下隙置管

30

引流。

3. 肠系膜上动脉综合征　肠系膜上动脉综合征（SMAS）是一种少见的脊柱侧弯矫形术后并发症，表现为持续术后呕吐，原因是十二指肠受压，通过禁食、胃肠减压、静脉输液及左侧卧位等处理，患者 5～7 天可痊愈。

4. 胸膜破裂与气胸　由于手术造成的胸膜破裂与气胸在临床上更为罕见，术中及时发现并行膨肺修复胸膜，则无不良影响；术中未发现的患者，术后行胸腔闭式引流。

（闫怀军　王海峰）

30

第三十一章

嗜铬细胞瘤患者的麻醉

一、病情特点

1. 嗜铬细胞瘤是机体嗜铬性组织内生长出来的一种分泌大量儿茶酚胺的肿瘤，约有 90% 发生于肾上腺髓质，其余发生于交感神经节或副交感神经节等部位。

（1）由于肿瘤细胞大量分泌肾上腺素和去甲肾上腺素，临床上可引起阵发性高血压、心律失常、代谢异常等一系列症状，麻醉处理比较困难，手术麻醉危险性较大、死亡率较高。

（2）对于一部分临床上无任何症状的病例，在进行其他手术时，由于手术麻醉刺激，使肿瘤突然释放大量激素，引起高血压、心力衰竭，甚至死亡。对于此类患者，应在思想上提高警惕引起重视。

2. 麻醉前对病史要有全面了解，进行必要检查，如血中儿茶酚胺和其他代谢产物的测定、酚妥拉明抑制试验、组胺激发试验等。

3. 高血压患者，年龄较轻或合并代谢方面改变，或有基础代谢和血糖增高，而无甲亢或糖尿病的其他症状者，应考虑这一肿瘤的可能性。

4. 有些患者，术前可误诊为高血压病，有些患者高血压症状较轻，而表现为代谢方面的改变和血糖、基础代谢升高、低热而误诊为糖尿病、甲亢等。

5. 凡遇有麻醉手术时难以解释的急剧血压升高和剧烈波动，均应想到是否有嗜铬细胞瘤的存在。

二、麻醉前准备

（一）α 和 β 肾上腺素能受体阻滞药的应用

1. 术前应用 α 和 β 肾上腺素能阻滞剂的目的：控制高血压、心动过速和心律失常；扩张血管、纠正低血容量；防止麻醉诱导、手术刺激时发生高血压危象；预防肿瘤切除后的低血压，使循环系统功能维持稳定。

2. 对于术前诊断明确，有剧烈频繁的高血压和低血压发作，或伴有其他紧急情况如妊娠临产或外科急诊手术等患者，可以酚妥拉明 5～10mg 静脉滴注，视病情可持续用药数日至数周。用药期间应严密观察血压变化，如血压较低，应减量或停用。

3. 一般 β-肾上腺素能受体阻滞药在麻醉前应用较少，部分心动过速患者，在使用 α 肾上腺素能受体阻滞药后，因血压下降，可使心率减慢。心动过速、心律失常的患者，可应用普萘洛尔，一般给 10～20mg，每日三次，术前连服三日。α 和 β-肾上腺素能受体阻滞药的应用剂量及持续时间应根据血压及心率变化而定，并随时调整。

（二）纠正低血容量

嗜铬细胞瘤患者，由于大量释放儿茶酚胺，周围血管收缩，引起慢性血浆容量和全血容量不足，在肿瘤切除后可发生低血压，单独使用去甲肾上腺素等药物，血压仍难以恢复稳定状态，因此术前应适当扩容，必要时可输入血浆代用品、血浆或全血。

三、麻醉选择

嗜铬细胞瘤手术的麻醉方法选择和处理，对于手术顺利进行有较大影响，处理不当常可影响手术施行和患者安全。麻醉中应进行有效的循环功能监测，如有创桡动脉压监测和 CVP 监测，此外应尽量避免使用兴奋交感神经、释放儿茶酚胺的麻醉药，选择全麻时，无论麻醉诱导与维持，均应保证足够的麻醉深度。

（一）全身麻醉

全麻应力求平稳，保持血压基本稳定，维持呼吸道通畅，根据手术进度随时调整麻醉深度，加强循环和呼吸管理，避免缺氧和二氧化碳蓄积，特别要注意诱导期、肿瘤分离操作期和肿瘤切除术后三个不同时期可能发生的高血压危象、心力衰竭、严重心律失常、低血压、低血糖及休克。

1. 全麻诱导

（1）诱导期易诱发高血压危象，因此麻醉诱导必须平稳，常用药物包括丙泊酚、咪达唑仑、舒芬太尼、维库溴铵等，用药剂量和注射速度根据患者的具体情况适当掌握。

（2）麻醉诱导前可静注利多卡因 $1 \sim 1.5 mg/kg$，以减轻气管插管的心血管反应。必要时也可加用降压药、β-受体阻滞剂等抑制插管时心血管不良反应的的药物，确保诱导平稳。

2. 全麻维持

（1）选用吸入麻醉剂维持，也可用静脉复合麻醉。原则上应根据病情及时加深或减浅麻醉。

（2）肿瘤切除后，立即减浅麻醉，及时恢复交感神经张力，对防止低血压和休克有益。

（二）硬膜外阻滞或硬膜外阻滞复合全麻

1. 硬膜外阻滞适用于腹部肿瘤定位比较明确的合作患者，具有交感神经阻滞的作用，且不影响肾上腺释放儿茶酚胺。由于有止痛完全、肌松良好、术后恢复快等优点，如能适当合并应用安定、镇静、镇痛药物，可取得较好的效果。

2. 需要注意的是，硬膜外阻滞可能会加重肿瘤切除后的血压下降，给麻醉管理带来较大困难。

3. 现临床多采用硬膜外阻滞复合全麻，两者可以互相取长补短，使患者术中循环更平稳，血压波动小，术后恢复快。

四、麻醉管理

1. 嗜铬细胞瘤患者在手术麻醉期间的主要变化或危险是急剧的血流动力学改变，血压急升骤降和心律失常，因此尽可能维持血流动力学平稳至关重要。

（1）麻醉前应建立两条以上通畅的静脉通路，安置好动脉压、中心静脉压、尿量、心电图、体温的监测。

（2）常规备用酚妥拉明 1mg/ml，必要时静注 1~2mg，也可用硝普钠、乌拉地尔、艾司洛尔静脉滴注，以保证肿瘤切除前循环平稳。

（3）常规备用血管收缩药物去甲肾上腺素 0.1mg/ml，必要时静注 0.1mg，以维持肿瘤切除后的循环平稳，另外常备药物有去氧肾上腺素、间羟胺及正性肌力药多巴胺等。

（4）液体补充要根据患者一般情况和中心静脉压等的测定进行综合考虑和调整。在切除肿瘤前要加快逾量补充晶体液及胶体液以扩充血容量，切除肿瘤前避免应用葡萄糖液，切除肿瘤后应根据血气和生化结果酌情补充含糖液体，以防止低血糖发生。

2. 注意全麻或硬膜外阻滞时的呼吸管理，防止发生缺氧和二氧化碳蓄积。

3. 双侧肿瘤切除还应补充肾上腺皮质激素，防止肾上腺皮质功能低下。

五、并发症及其处理

（一）高血压危象

1. 收缩压高于 250mmHg 持续 1 分钟以上即可称为高血压危象。

2. 一般常发生于全麻诱导、肌震颤、气管插管、咳嗽、腹压增高、改变体位、挤压肿瘤、手术探查、分离肿瘤及缺氧和二氧化碳蓄积等情况。

3. 一旦发生高血压危象，应立即分析与排除诱因，同时启动降压药物输注泵入。多采用酚妥拉明 1~5mg 静注，继之以 1~10μg/（kg·min）持续泵入直至血压明显改善，根据监测结果调整剂量，使收缩压降至 180mmHg 以内。

4. 除酚妥拉明外，也可使用硝普钠或硝酸甘油，若有反射性心率增快，可选择艾司洛尔或拉贝洛尔对症处理。

（二）低血压

1. 结扎肿瘤血管或切除肿瘤后使内源性儿茶酚胺骤降，周围血管张力减弱，再加上血容量不足，麻醉药或硬膜外阻滞的影响，心脏代偿功能不全，肾上腺素能阻滞药作用等因素的影响，可发生低血压。

2. 可参照动脉压和中心静脉压的变化，针对原因，补充血容量，一般应于手术开始前即输入乳酸钠林格液、葡萄糖液或术中根据血容量成分输血。

3. 对心功能正常的患者，可以采用逾量输血输液，一般可比手术失血量多 500~1000ml，这样可以少用或不用升压药。

4. 对心功能欠佳的患者，若发生急剧的血压下降，可以在补充血容量的同时应用去甲肾上腺素 1mg 加入 5%葡萄糖液 250ml 中静脉滴入或使用微量泵泵注，根据血压水平调节药物输注速率。

5. 对于对升压药反应欠佳的顽固性低血压，给予肾上腺皮质激素往往可以改善，使血压恢复到正常水平。

（三）心律失常

1. 由于血内儿茶酚胺浓度过高、血压剧烈波动，再加上麻醉药、缺氧、二氧化碳蓄积等因素而加剧。

2. 嗜铬细胞瘤分泌儿茶酚胺以去甲肾上腺素为主者，则使血管收缩、血压升高及反射性心动过缓，去甲肾上腺素导致心律失常的程度较肾上腺素轻。

3. 嗜铬细胞瘤分泌儿茶酚胺以肾上腺素为主者，临床上主要兴奋 β 受体增加心排血量，可能还有心动过速及心律不齐，增加代谢，引起高热及血糖升高。

4. 处理

（1）首先要消除儿茶酚胺的作用和各种增加心肌应激性的不利因素。

（2）根据嗜铬细胞瘤分泌儿茶酚胺特点静脉注射酚妥拉明降低血压、艾司洛尔减慢心率，然后再根据情况考虑应用利多卡因等抗心律失常药，同时加强呼吸管理，纠正缺氧和二氧化碳蓄积。

（四）肿瘤切除后的低血糖

1. 嗜铬细胞瘤切除后，发生严重低血糖已有报道，但至今仍未受到足够重视。

（1）嗜铬细胞瘤分泌大量儿茶酚胺引起糖原分解，脂肪分解，使游离脂肪酸增加，促使肝糖原生成，并抑制胰岛 β 细胞分泌胰岛素导致血糖升高。

（2）α-肾上腺素能兴奋可抑制胰岛素的分泌，而 β-肾上腺素能兴奋引起胰岛素的分泌，手术前准备应用 α-肾上腺素能受体阻滞药，由于不断进行糖原和脂肪分解，不致发生低血糖。

（3）嗜铬细胞瘤切除术后过多的儿茶酚胺急剧减少，糖原和脂肪分解随之下降，而胰岛素的分泌却急剧升高，导致严重低血糖休克的发生。

2. 低血糖多发生在手术切除肿瘤后 3 小时左右，此时患者多因麻醉剂、镇痛剂、手术创伤后和肾上腺素能受体阻滞剂的影响而尚处于神志障碍状态，对低血糖的发现带来很大困难。

3. 对嗜铬细胞瘤切除术的患者宜自麻醉手术期间开始监测血糖，以及时防治术后低血糖，维持糖代谢内稳态的相对恒定。

六、注意事项

1. 应用 α 受体阻滞药后出现心动过速，可用 β 受体阻滞药来处理。

2. 对某些伴有心肌病的患者，须慎重应用 β 受体阻滞药。

3. 术前药物准备应依嗜铬细胞瘤患者分泌儿茶酚胺的类型而定。

（1）分泌肾上腺素为主的患者，主要临床表现为心率增快，而血压增高不明显，以 β 受体阻滞药为主。

（2）分泌去甲肾上腺素为主的患者，主要临床表现血压增高，而心率增快不明显，个别患者还表现心率减慢，以 α 受体阻滞药为主。

（3）混合型的患者临床表现既有血压增高又有心率增快，在使用 α 受体阻滞药的同时又要用 β 受体阻滞药。

4. 术前准备至血流动力学稳定才可实施手术。

5. 术前、术中要监测血清钾，若有低血钾要及时补钾。

6. 慎用阿托品。因阿托品阻滞迷走神经，可增加心律失常的发生率。

7. 术前未能诊断嗜铬细胞瘤以致术中操作及用药不当，引起心律失常及心源性休克要格外警惕。

（杨洪光　张琦）

31

第三十二章

甲状腺功能亢进患者的麻醉

一、手术时机选择

（一）临床症状有效控制

1. 基础代谢率已下降并稳定在±20%范围内。

2. 临床症状缓解或消失，情绪稳定，体重已稳定，或由减转增。

3. 心脏收缩期杂音减轻，心率减慢，静止时，心率100次/分钟以下，最好能控制在80次/分钟以下为宜。

4. 脉压相对缩小，房颤患者心率大于100次/分钟，经过治疗有明显好转。

5. 甲状腺功能试验：如T3、T4、TSH在正常范围。

（二）如果甲状腺功能亢进未得到控制，除非急症手术，手术应绝对后延。

二、麻醉前准备

1. 甲亢患者非甲状腺手术前，应使临床症状得到有效控制，甲状腺功能恢复正常或基本正常。

（1）强调全面准备，包括抗甲状腺药物治疗、β-受体阻断药、放射性核素碘治疗、消除紧张、适当休息、补充营养和热量、精神治疗等。

（2）抗甲状腺药物和β-受体阻滞剂应持续应用到术日晨。

（3）充分的术前准备可减少麻醉危险性和并发症，降低死亡率。

2. 甲状腺功能虽可控制接近正常，但一般仍存在精神紧张和情绪不稳，因此麻醉前仍应重视充分的精神准备。

（1）术前数天开始给予适量的镇静药，包括巴比妥类、苯二氮䓬类或吩噻嗪类药，但应控制剂量，避免呼吸抑制。

（2）对气管移位、气管受压或入睡后有呼吸困难"憋醒"史者，应引起重视，需避免用任何术前睡眠药，镇静药的剂量也以不导致入睡为原则，需适当减少。

3. 术前不宜使用阿托品，因其可引起心动过速，并阻碍体表散热而引起体温上升，可选用东莨菪碱或长托宁。

三、麻醉选择

1. 对于轻症甲亢患者，术前准备较好、甲状腺较小且无气管压迫症状和能合作者，可以在颈丛阻滞麻醉下进行手术，但应注意严密监护，特别是术中应用阿片类药物者，必须严密监测呼吸功能，备好抢救药物和插管器械。

2. 症状严重和甲状腺较大的患者，特别是术前精神紧张、情绪不稳定、甲亢未完全控制、胸骨后甲状腺肿和有气管压迫或移位的患者，采用全麻较为安全。

3. 全麻维持原则　避免应用兴奋交感神经系统的药物，维持足够的麻醉深度，抑制手术刺激引起的过强应激反应。

（1）瑞芬太尼-丙泊酚-肌松药麻醉能较好抑制术中应激反应，是较适宜的选择。

（2）为消除手术刺激引起的交感神经系统兴奋反应，使心肌对儿茶酚胺的敏感性降低，宜加用低浓度异氟烷或七氟烷吸入辅助。

4. 选用适宜的肌松药。

（1）目前常选用对心血管副作用小的顺阿曲库铵和

32

维库溴铵。

（2）泮库溴铵具有潜在的心率增快及肾上腺素活性增高的作用，故不适用。

（3）预计气管插管困难者，诱导也可选用去极化肌松药琥珀胆碱。

（4）因甲亢患者常并存肌肉软弱无力，且有重症肌无力的倾向，因此肌松药的剂量宜适当减少，最好在肌松监测下使用。

（5）术终拮抗非去极化肌松药残余作用时，应注意抗胆碱酯酶药可能诱发心动过缓。

四、麻醉管理

1. 术中应密切监测心血管系统和体温，甲亢患者由于心排出量增加，代谢率增高，故对挥发性麻醉药的摄取量也相应加大。

（1）如果术中出现体温升高，肺泡气最低有效浓度（MAC）也需增高。

（2）为维持肺泡内和脑内麻醉药正常效应和分压，吸入麻醉药浓度需高于甲状腺功能正常患者。

2. 甲亢患者可能存在慢性低血容量和血管扩张，在麻醉诱导时容易发生明显的低血压，故诱导前需行适当的扩容处理。

3. 麻醉维持需要足够的麻醉深度，避免刺激产生心动过速、高血压和室性心律失常。

4. 术前使用β-受体阻滞剂者，术中检查气管时应警惕发生支气管痉挛或心动过缓，一旦发生需及时处理。

5. 对甲亢患者的麻醉维持期，以始终保持交感肾上腺活性降低为原则。如果出现低血压，选用小剂量直接作用于血管的纯α-受体兴奋药优于选用麻黄碱，因为麻黄碱有释放儿茶酚胺的作用。

6. 甲亢患者围手术期的潜在最大危险是甲状腺危象，多发生于手术后 6~18 小时，也可能发生于手术进行中，需与恶性高热、嗜铬细胞瘤及麻醉过浅进行鉴别。

32

（1）甲状腺危象系甲状腺激素突然大量释放入血液循环所致，多与术前准备不充分有关，发生率占甲亢患者的 1%~8%。

（2）甲亢患者手术中因误用拟交感神经药而表现过度循环反应，可能是引起甲状腺危象的一个诱因。

（3）临床表现：突发高热，短期内体温超过 40℃，伴不安、出汗、心动过速、心律失常、恶心、呕吐、血压波动等，可发展为充血性心力衰竭、脱水、休克、谵妄、昏迷，其中 30%可致死亡。

（4）处理

1）针对促发因素、甲状腺功能的活跃程度和全身并发症，进行及时的支持和对症处理。

2）处理措施：氧治疗；静脉输注冷液体；补充电解质和营养物质；应用快速洋地黄控制严重的房颤并心室率增快或心力衰竭；应用物理方法降低体温；针对甲状腺功能活跃程度，采用碘化钠、氢化可的松、艾司洛尔和丙硫氧嘧啶治疗。

7. 甲状腺手术麻醉期间可因甲状腺肿大直接压迫气管、气管软化症、喉返神经损伤、喉水肿等造成严重呼吸道梗阻而发生急性窒息，严重者可导致死亡，所以防治呼吸道梗阻至关重要。

32

（杨洪光　张　宁）

第三十三章

重症肌无力及运动神经元疾病患者的麻醉

第一节　重症肌无力患者的麻醉

重症肌无力（myasthenia gravis，MG）是一种由乙酰胆碱受体（acetylcholine receptor，AChR）抗体介导、细胞免疫依赖、补体系统参与，主要累及神经-肌肉接头突触后膜 AChR 的自身免疫性疾病，主要临床表现为骨骼肌极易疲劳、活动后症状加重、休息和应用胆碱酯酶抑制剂治疗后症状明显减轻。

一、主要病理生理

1. 运动神经末梢与骨骼肌的连接部位形成神经肌肉接头。

2. 神经肌肉接头可分为三部分：运动神经末梢及其末端的接头前膜；肌纤维的终板膜即接头后膜；介于接头前后膜之间的神经下间隙。

3. 正常情况下，当运动神经兴奋传至末梢时，轴突末端释放乙酰胆碱（Ach），作用于突触后膜上的乙酰胆碱受体（AChR），改变其离子通道，引起膜电位变化使肌膜去极化，进而触发了兴奋-收缩耦联，引起肌纤维收缩。

4. MG 患者神经-肌肉接头突触后膜上 AChR 数目大

量减少，可能的机制为患者体内产生乙酰胆碱受体抗体，在补体参与下与乙酰胆碱受体发生应答，使 80% 的肌肉乙酰胆碱受体达到饱和，经由补体介导的细胞膜溶解作用使乙酰胆碱受体大量破坏，导致突触后膜传导障碍而产生肌无力。

5. 在 80%~90% 重症肌无力患者外周血中可检测到乙酰胆碱受体特异性抗体，而在其他肌无力中一般不易检出，因此对诊断本病有特征性意义。

二、临床表现

1. 该病起病缓慢，病程特点为症状加重和缓解交替；早晨较轻，劳动后和傍晚加重，休息后好转。

2. 肌肉麻痹最先累及眼外肌，表现为间歇性上睑下垂和复视，其次是面肌、咀嚼肌、咽喉肌、颈肌、肩胛带肌和髋部的屈肌，严重时累及呼吸肌。延髓受累时可出现构音障碍、咀嚼和吞咽困难、口腔分泌物清除困难、误吸等。

3. 神经病学检查、疲劳试验和新斯的明试验阳性。

4. 感染、外伤等因素易诱发肌无力危象，甚至导致呼吸衰竭或死亡。

三、治疗

1. 目前治疗方法主要有 5 大类，即抗胆碱酯酶药物、肾上腺皮质激素、血浆置换、胸腺切除和其他免疫抑制药，其中抗胆碱酯酶药是治疗重症肌无力最常用的药物。

2. 当对药物治疗无效时，应及早考虑手术。外科手术治疗重症肌无力必须配合应用抗乙酰胆碱药治疗，待临床症状稳定后方可手术。胸腺切除术可使肌无力明显改善，但其疗效常需延迟至术后数月或数年才能产生。血浆置换价格昂贵，仅适用于新生儿、重症肌无力危象和个别的术前准备。

3. 肾上腺皮质激素在开始使用时有可能加重肌无

33

力，值得注意。

四、麻醉处理要点

（一）麻醉前准备

1. 充分的术前准备是降低重症肌无力患者术后并发症和死亡率的重要环节。

2. 术前评估

（1）了解肌无力程度、有无误吸风险及其对药物治疗的反应。

（2）合理调整抗胆碱酯酶药物剂量，原则是以最小有效剂量的抗胆碱酯酶药维持足够的通气量和咳嗽、吞咽能力。

（3）以停药 1~3 天而症状不明显加重为佳，如果停药后病情加重，应迅速给予抗胆碱酯酶药，观察对药物的反应性，这对判断术中和术后用药有很大价值。

3. 完善术前检查

（1）胸部 CT 或 MRI、纵隔气体造影能明确有无胸腺肿瘤及其范围和性质。

（2）ECG 及 MCG 能了解心脏功能及肌力情况。

（3）测定肺功能及 X 线、胸片等有助于了解肺功能，肺功能明显低下、咳嗽、吞咽能力不良者宜延缓手术。

4. 支持治疗

（1）MG 患者术前应有足够的休息及适当的营养，以增强体质，加强抗病菌能力。

（2）对吞咽困难或发呛者宜鼻饲，防止发生吸入性肺炎。

5. 麻醉前用药

（1）以小剂量、能镇静而又不抑制呼吸为原则。

（2）病情较轻者可适用苯巴比妥或安定类药物，病情重者镇静药宜减量或不用。

（3）吗啡和抗胆碱酯酶药物间有协同作用，不宜使用。

（4）为抑制呼吸道分泌及预防抗胆碱酯酶药副作用应常规用阿托品或东莨菪碱，但剂量宜小，以免过量造成呼吸道分泌物黏稠或掩盖胆碱能危象的表现。

（二）麻醉选择和管理

1. 药物选择

（1）静脉麻醉药

1）丙泊酚、氯胺酮对神经肌肉传导影响很轻，可酌情复合应用。

2）特别是丙泊酚，由于其诱导迅速、作用时间短、苏醒快的特点，是 MG 患者较为理想的药物。

（2）肌松药

1）MG 患者通常对非去极化肌松药非常敏感，在一些患者即使只用很小剂量非去极化肌松药也可以导致几乎完全麻痹。

2）如术中必须使用肌松药，应选择短效非去极化药物，并且应该以相当于 0.1～0.2 倍的 95% 有效剂量的小剂量递增给药，直至获得满意的神经肌肉阻滞效应。

3）近几年随着肌松药拮抗剂 sugammadex 在临床中的应用，罗库溴铵成为 MG 患者较为理想的肌松药。

4）MG 对去极化肌松药表现为耐药或早期 II 相阻滞，若选用琥珀胆碱，应注意脱敏感阻滞而引起的延迟性呼吸抑制。

5）MG 患者最好不用肌松药。

（3）吸入麻醉药

1）在不使用肌松药的情况下，吸入麻醉药通常能提供满足大多数外科手术操作所需的肌肉松弛。

2）吸入麻醉药的神经肌肉接头阻滞强度依次为异氟烷>七氟烷>恩氟烷>地氟烷>氟烷>氧化亚氮，高浓度吸入可加重肌无力程度，若与静脉麻醉复合应用，浓度可明显降低。

3）麻醉性镇痛药与静脉麻醉药、肌松药复合应用，则呼吸抑制作用明显，应慎用。

33

2. 麻醉方法的选择和管理

（1）麻醉选择以尽可能不影响神经肌肉传导及呼吸功能为原则。

（2）对于非开胸手术，可采用局麻或椎管内麻醉。

（3）胸腺手术一般取胸骨正中切口，有损伤胸膜的可能，为确保安全以选用气管插管全麻为妥。

（4）对于伴有呼吸道压迫症状的胸腺瘤患者，最好选择表面麻醉后清醒气管内插管，以免快速诱导后气管塌陷造成呼吸危象。

（5）麻醉维持如以吸入麻醉为主，其吸入浓度应根据患者血流动力学状况、麻醉深度和骨骼肌松弛情况予以调整。

（6）术毕静脉注射抗胆碱酯酶药物新斯的明和阿托品拮抗，但是神经肌肉功能的恢复延长。

（三）术后处理

1. 术后拔除气管导管必须具备下列指征：神志完全清醒，自主呼吸恢复，潮气量满意，咳嗽、吞咽反射恢复。

2. 对于术前存在以下情况的患者，术后不必急于拔除气管内插管，可带管送入术后恢复室或 ICU 病房：①病程在 6 年以上；②合并与 MG 无关的慢性阻塞性肺疾病；③术前溴吡斯的明剂量 48 小时内超过 750mg；④术前肺活量低于 2.9L。

3. MG 患者术后处理的重点在于排痰及呼吸支持，应持续监测呼吸功能，间断行血气分析。

4. 胸腺切除术后患者对胆碱酯酶抑制药的敏感性发生变化，术后这类药物用量不足或过量均可引起危象发生，故应注意。

（四）重症肌无力危象的处理

1. MG 危象是指 MG 患者本身病情加重或治疗不当引起咽喉肌和呼吸肌严重麻痹所致的呼吸困难状态，MG 危象分肌无力危象、胆碱能危象和反拗性危象三种类型。

33

2. 处理原则是首先保持呼吸道通畅和人工呼吸支持，然后再仔细鉴别危象性质，采取进一步的处理。

（1）因 MG 危象患者的呼吸道分泌物较多，宜采用气管切开，利于吸痰。

（2）用腾喜龙试验鉴别 MG 危象的类型：将 10mg 腾喜龙稀释到 1mg/ml，注射 2~10mg，如 1 分钟内肌力增强，呼吸改善者为肌无力危象；如症状加重伴肌束震颤者为胆碱能危象；无反应者为反拗性危象。

（3）肌无力危象者立即给予新斯的明 1mg 肌内注射，也可静脉注射溴吡斯的明 1~2mg。为预防毒蕈碱样反应，应用此类药物前先静脉注射阿托品 0.5~1mg。如症状不能控制则加用类固醇激素，采用短期大剂量疗法，停用激素应逐渐减量，以防症状反跳。

（4）胆碱能危象是由于使用胆碱酯酶抑制剂过量，神经肌肉接头部位乙酰胆碱积聚过多，突触后膜持续去极化，复极过程受阻，影响下一次神经兴奋向肌肉传导，从而导致呼吸肌麻痹。

1）除肌无力外，还表现毒蕈碱样中毒症状（如恶心、呕吐、腹泻、大汗、瞳孔缩小、分泌物增加等）和烟碱样反应（如肌肉跳动、无力以及中枢反应如意识模糊、惊厥甚至昏迷）。

2）一旦发生立即停用胆碱酯酶抑制剂，静脉注射阿托品 1~2mg，每 30 分钟一次，直至出现轻度阿托品样中毒症状。

3）解磷定能恢复胆碱酯酶的活性，并对抗胆碱酯酶抑制剂的烟碱样作用，故可同时静脉滴注，直至肌肉松弛，肌力恢复。

（5）反拗性危象的治疗主要是对症治疗，纠正通气不足。

3. 无论何种危象，在治疗过程中都应注意改善患者全身情况，若有水、电解质紊乱或酸碱失衡，尤其低钾血症，应采取措施及时纠正。

33

第二节　运动神经元疾病患者的麻醉

运动神经元疾病（motor neuron disease，MND）是指选择性累及脊髓和脑部的上、下运动神经元的一组缓慢进行性变性疾病，临床表现为肢体的上、下运动神经元瘫痪共存，而不累及感觉系统、植物神经、小脑功能为特征。

一、临床表现

1. 根据临床表现不同，运动神经元疾病一般分为：肌萎缩性侧索硬化症、进行性肌肉萎缩症、进行性延髓麻痹、原发性侧索硬化症。

2. 肌萎缩性侧索硬化症（ALS）是最常见的运动神经元疾病，其累及脊髓的上、下运动神经元。

3. ALS的临床症状常首发于上肢远端，表现为手部肌肉萎缩、无力，下肢则表现为肌张力增高、腱反射亢进。

4. ALS疾病对身体的损害为对称性损害，随疾病发展，可逐渐出现舌肌萎缩纤颤、吞咽困难和言语含糊，晚期影响抬头肌力和呼吸肌。

二、治疗

1. 运动神经元疾病尚无有效的根治措施。

2. 有呼吸肌麻痹者应尽早气管切开和人工辅助呼吸；有肺部感染者选用适当抗菌素；肢体僵硬者可给予体疗，并口服力奥雷素；发生痛性痉挛时可以口服卡马西平或苯妥英钠。

三、麻醉处理

1. 麻醉选择应尽可能不影响神经肌肉传导与呼吸功能，对于非开胸手术，可采用局麻或椎管内麻醉。

33

2. 气管插管全麻时应慎重使用神经肌肉阻滞剂。

（1）运动神经元疾病的去神经支配和制动可引起高钾血症，应避免使用琥珀胆碱。

（2）非去极化肌松药可延长和强化神经肌肉阻滞作用。

3. 运动神经元疾病患者延髓受累联合呼吸肌无力可增加误吸和肺部并发症的风险。

4. 运动神经元疾病患者对镇静催眠药的呼吸抑制作用敏感性增强。

（王明玲　耿鹏程）

33

第三十四章

烧伤患者的麻醉

第一节　烧伤的基础理论知识

一、烧伤的临床过程

烧伤患者部分或全部丧失了皮肤保持机体内环境稳定的功能，引起一系列复杂的病理生理变化，通常将烧伤临床过程分为四期：体液渗出期、急性感染期、创面修复期和康复期，各期之间相互交错，联系密切。

（一）体液渗出期

1. 毛细血管通透性增加，组织水肿。

2. 皮肤屏障作用丧失，大量水分经皮肤蒸发。

3. 伤后立即开始，体液渗出的量与烧伤严重程度呈正比，6~12 小时内最快，24~36 小时逐渐减小至停止，严重烧伤可能延续至 48 小时以上。

（二）急性感染期

1. 伤后 1~2 周内出现。

2. 感染主要滋生地为创面，甚至出现全身脓毒血症。

3. 应尽早处理创面、消除病灶、防治休克，提高机体抵抗力。

（三）创面修复期

1. 创面肉芽组织的出现，机体形成初步的防御线，细菌自创面进入的机会减少。

2. 加强营养，增加机体抵抗力，积极消灭创面，防治感染。

（四）康复期

积极功能锻炼，常需多次整形修复。

二、烧伤面积的估计

目前应用较多的是中国九分法。

头部体表面积：	9%（1 个 9%）
双上肢体表面积：	18%（2 个 9%）
躯干含会阴：	27%（3 个 9%）
双下肢含臀部：	46%（5 个 9%＋1）
合计：	11×9＋1＝100%

三、烧伤深度的估计

1. Ⅰ°：红斑性烧伤，伤及表皮层，增生活跃，可 3~5 天内自愈不留瘢痕。

2. Ⅱ°

浅Ⅱ°：水疱性烧伤，伤及表皮层及部分真皮乳头层，如无感染不留瘢痕。

深Ⅱ°：伤及真皮乳头层以下，临床变异多。无感染，也可自愈，合并感染需手术植皮。

3. Ⅲ°：焦痂性烧伤。全层皮肤烧伤甚至深及脂肪、肌肉等。

四、烧伤严重程度分级

1. 轻度　总面积 9% 以下的Ⅱ°烧伤

2. 中度　总面积 10%~29% 或 10% 以下Ⅲ°烧伤

3. 重度　总面积 30%~49% 或 10%~19% Ⅲ°烧伤；或烧伤面积不足 30%，但有下列情况之一者：①全身情况较重或已有休克；②复合伤；③中、重度吸入性损伤。

34

4. 特重度　总面积 50% 以上，或Ⅲ°烧伤在 20% 以上。

五、烧伤休克的病理生理

1. 毛细血管通透性增加，大量体液渗出导致有效血容量锐减。

2. 大面积皮肤组织变性坏死，大量化学递质、细胞因子参与导致强烈的全身炎症反应，造成机体内环境紊乱、免疫功能异常甚至诱发多器官功能衰竭。

3. 烧伤休克的本质是组织细胞的缺血缺氧。

六、烧伤的液体治疗

成人每 1%Ⅱ度、Ⅲ度烧伤面积，每公斤体重伤后第一个 24 小时补充胶体液 0.5ml 和电解质液 1.0ml，另外补充基础水分 2000ml。计算量的一半在伤后 8 小时内输入，另一半在随后的 16 小时内输入。烧伤后第二个 24 小时，胶体和电解质液减半，另外补充水分 2000ml。

七、烧伤引起的药代及药效动力学变化

1. 药代动力学　血流动力学变化、肝肾功能改变、血浆白蛋白水平、酸碱失衡等导致药物吸收、分布、代谢、消除等各环节发生改变。

2、药效动力学　烧伤对药效动力学影响最为显著的药物是肌松药，表现为烧伤面积 > 25%TBSA 的患者对非去极化肌松药的敏感性降低；起效时间延长，维持时间缩短，需要量约为未烧伤患者的 1.5~3 倍。

第二节　烧伤患者的麻醉

严重烧伤患者病程长，整个治疗过程需要经受多次麻醉和手术，患者机体处于严重消耗状态，对麻醉和手术耐受性差，麻醉风险高。

34

一、烧伤患者围手术期临床特点

1. 静脉通道建立困难　术前常需行深静脉穿刺置管或静脉切开，为保持通道畅通应妥善固定导管。

2. 手术创面大，失血量多　大面积切削痂手术创面大、出血多，失血常隐藏在纱布、敷料上，难以准确判断失血量，需根据血气分析或血常规中血红蛋白（Hb）下降情况判断失血量，Hb 每下降 10g/L，约失血 5~7ml/kg。术中常需加快输血输液，才能及时得到容量补充。

3. 麻醉监测困难　通过体表获得信息的常规监测对于大面积烧伤患者通常无法应用。

4. 手术麻醉次数多　烧伤患者需多次接受手术治疗，多次麻醉则需考虑患者的耐受性、耐药性、变态反应性等问题。

5. 体温变化大　大面积烧伤患者由于皮肤功能的丧失，体温受环境温度的影响较明显。加之麻醉后血管扩张，体温大量散发以及术中术后输入大量库存血均可使体温下降，小儿患者更加明显。体温过低易导致心律失常，术中需注意保温。

二、烧伤患者的术前访视和评估

1. 准确评估患者病情　包括患者烧伤总面积、深度及严重程度，烧伤的部位，以及拟实施手术的部位、手术面积等。

2. 循环功能评估

（1）患者既往有无高血压、冠心病等心脏疾患及其严重程度和治疗情况。

（2）根据患者血压、心率、中心静脉压、尿量、神志、心电图等综合评估患者的循环功能。

3. 呼吸功能评估

（1）明确患者是否合并吸入性损伤，有无呼吸困难、低氧血症。

34

（2）判断是否合并困难气道　烧伤患者面颈部烧伤引起颜面颈部焦痂、水肿，低蛋白血症进一步加重水肿，整形患者颜面颈部瘢痕形成都可能导致气管插管困难。

（3）根据肺部听诊、胸部 CR 片、血气分析结果、屏气试验、吹气试验等综合评估患者呼吸功能。

4. 肝肾功能评估

（1）肝功能障碍影响麻醉药物代谢，术前应询问患者病史，结合化验结果综合评估患者肝功能。

（2）对于烧伤患者，术前尤其注意尿量、血肌酐、尿素氮水平、血钾浓度，评估患者肾功能。

5. 有无贫血、低蛋白血症、水电解质酸碱平衡紊乱等。

三、麻醉方法的选择及实施

1. 神经阻滞及椎管内麻醉　对于肢体小面积烧伤，如穿刺部位及周围皮肤完好，可采用神经阻滞或椎管内麻醉，尤其适用于烧伤后期的整形手术，麻醉方法和管理与常规无明显差别。

2. 静脉麻醉

（1）如手术部位表浅，手术时间短，患者一般情况好，术中易于保持呼吸道通畅，可以选择静脉麻醉，适用于小面积烧伤手术、清创、烧伤换药等。

（2）静脉麻醉通常选用复合用药模式：如镇静催眠药+镇痛药，镇静催眠和/或静脉麻醉药+镇痛药。

（3）静脉麻醉通常与其他麻醉方式如局麻、神经阻滞麻醉、椎管内麻醉联合应用。

3. 全麻

（1）全麻是最常选用的麻醉方法，可以保证呼吸道通畅及组织器官氧合，适用于各种烧伤患者。

（2）麻醉诱导：全麻诱导方式通常取决于患者气道情况。对于无困难气道患者，可常规快速诱导插管；如患者存在颜面颈部水肿、瘢痕等困难气道的表现，应保留自主呼吸插管。

34

（3）麻醉维持：可选择静吸复合麻醉或静脉复合麻醉维持。术中切削痂时手术刺激大，植皮时手术刺激减小，需及时调整麻醉深度。

（4）对于烧伤患者，去极化肌松药琥珀胆碱可引起高血钾导致致命性心律失常，且高血钾反应自烧伤后数日开始可持续到烧伤后 2 年，因此对于烧伤患者，即使烧伤痊愈，也应避免使用琥珀胆碱。

四、麻醉管理

1. 建立有效的监测和输液通道

（1）常规监测：血压、心率、脉搏氧饱和度、心电图、$P_{ET}CO_2$、尿量、体温等，有条件者加行血气分析监测。对于大面积烧伤患者，常存在袖带和心电图电极放置困难，通常需要选择可用的未烧伤区域行动脉穿刺置管测压，心电图电极以能引出心电图波形即可，可不考虑电极安放的标准位置。

（2）开放粗大的静脉通路，选择可用的未烧伤区域行中心静脉穿刺置管，必要时行静脉切开置管。

2. 呼吸管理

（1）大面积烧伤患者常合并头面部肿胀、口鼻咽喉部黏膜水肿，甚至导致气道梗阻，插管困难；整形患者头面颈部瘢痕挛缩常合并困难气道，对于上述患者麻醉诱导应保留自主呼吸插管。插管前备好喉罩、可视喉镜、纤维支气管镜。

（2）下呼吸道烧伤，坏死物脱落堵塞可导致肺不张甚至肺水肿，需及时进行气道吸引，必要时在纤支镜下行支气管内坏死物清除。

（3）大面积烧伤患者气管导管通常难以固定，去头皮等手术操作可能导致气管导管脱出，可用绷带缠绕打结固定。

（4）术中采用保护性通气策略，潮气量 6ml/kg，必要时可加用 PEEP。

3. 循环管理　维持循环稳定是保证组织器官灌注的

34

前提和基础。术中及时补充失血、失液量，使血液有足够携氧能力（Hb>70g/L），纠正水、电解质酸碱平衡紊乱，必要时辅助血管活性药物，保证器官灌注。

（1）建立有效的循环功能监测：有创血压（IBP）、中心静脉压（CVP）、心率（HR）、尿量。

（2）烧伤切削痂出血多而迅速，1%体表面积的切削痂可能失血100~200ml。出血量依次为：削痂>切痂>肉芽面清创。

（3）多个部位手术时常需多组医师同时进行，肢体手术通常需要驱血后上止血带，松止血带后出血多而迅速。

（4）创面常用肾上腺素纱布（1∶200000）覆盖，掩盖低血容量症状。

（5）烧伤创面大失血多，经创面蒸发量大，容易造成低血容量，术中输液可在有效循环功能监测下进行，必要时可应用血管活性药维持血流动力学稳定。

（6）及时输血。容量复苏恢复组织灌注的同时，输注红细胞保证血液携氧能力。及时补充血浆，减少创面渗血，维持血液的胶体渗透压减轻组织水肿。

（7）烧伤手术时，有时需要以矢状轴为中心180°翻身，翻身前应注意维持血压、心率平稳，避免翻身前、后低血压，理清各种动静脉通道及监护仪导线，防止脱落。

4. 麻醉苏醒期管理　面颈、咽喉部肿胀、敷料包扎等不利于患者保持呼吸道通畅，术毕应待患者清醒、彻底清除呼吸道分泌物，呼吸功能完全恢复后拔管。

（辛　艳　雷高锋）

34

第三十五章

脓毒性休克的麻醉

第一节　脓毒性休克的定义及病理生理

一、脓毒性休克定义

1. 严重感染和脓毒性休克是发病率和死亡率均很高的复杂临床综合征。

2. 脓毒症是指宿主针对感染的反应失调，导致危及生命的器官功能障碍。

3. 脓毒性休克是指脓毒症患者尽管经过充分的液体复苏仍存在持续的低血压，需要使用升压药物维持平均动脉压 65mmHg 以上的状态。

二、脓毒性休克病理生理

1. 病原微生物产生的毒素激活机体的免疫系统，单核巨噬细胞、中性粒细胞和淋巴细胞产生并释放大量细胞因子和炎性介质，激活体内白细胞，激活的白细胞释放更多的细胞因子及炎性介质，造成细胞因子瀑布样级联反应和白细胞过度激活，导致全身炎症反应综合征（SIRS）的产生。

2. 脓毒性休克循环系统表现

（1）低血容量：小动脉扩张、静脉扩张引起血液潴留，毛细血管通透性增加使血管内液向组织间隙内转移。

（2）血管扩张：可能与肾上腺素受体亲和力下降以及血管舒张因子的释放有关，多种炎性介质如肿瘤坏死因子（TNF）、一氧化氮（NO）具有直接舒张血管的作用。

（3）心肌抑制：表现为心室扩张，射血分数降低。

3. 脓毒性休克时组织对氧的摄取能力受到严重损害，即使心输出量（CO）和氧供（DO_2）增加，仍可发生组织缺氧和血乳酸含量增加。

（1）这可能与不同部位血管不协调收缩，导致血流分布异常有关，需氧量增加的部位血管反而收缩，导致组织低灌注状态。

（2）血管通透性增加、组织水肿进一步损害组织灌注。

（3）感染时需氧量增加，但氧供和氧摄取不足，导致无氧代谢和血乳酸含量增加，细胞缺氧甚至坏死，最终导致多系统器官功能衰竭和死亡。

第二节　脓毒性休克患者的麻醉处理

一、麻醉选择

1. 麻醉选择原则　脓毒性休克患者的麻醉应选择对循环抑制小并能满足手术要求的麻醉方法和药物。

2. 椎管内麻醉因为心脏前、后负荷的骤降可能导致难以纠正的低血压，因此对于脓毒性休克的患者属于禁忌。

3. 除范围小、表浅和简单的手术可以选择局部浸润麻醉外，手术一般选择在气管插管全麻下进行。

4. 全麻适用范围广，气管插管后可以确保呼吸道通畅和充分供氧，便于呼吸管理和机械通气。

35

二、麻醉前访视

1. 脓毒性休克属于外科急重症，须尽早手术，祛除休克的原发病灶。患者手术前除常规的术前准备外，应尽量纠正各种病理生理异常，可边手术边纠正休克。

2. 麻醉前访视内容除患者的既往史、现病史等常规访视内容外，应着重注意：

（1）患者神志情况：是否清醒、查体是否配合，有无躁动不安、反应迟钝、淡漠、嗜睡等情况。

（2）体温：有无寒战、高热或体温过低等情况。

（3）循环系统：血压、心率，有无心律失常。

（4）呼吸系统：呼吸频率、节律，脉搏氧饱和度。

（5）术前已有的化验检查、血气结果。

（6）目前已实施的治疗措施包括输液量、是否应用血管活性药物、抗生素、激素、碳酸氢钠等。

（7）尽量完善术前准备，必要时备血。

三、临床麻醉的实施

1. 全麻诱导前继续液体复苏，给予扩容。循环管理详见后文。

2. 患者按照"饱胃"处理，注意防范反流误吸。

3. 诱导用药首选依托咪酯，可根据血压少量、缓慢、分次给药，复合小剂量芬太尼或舒芬太尼以及肌松药插管。

4. 麻醉维持以浅麻醉复合肌松药为宜。

5. 对于休克患者，吸入麻醉药的 MAC 值明显降低，低浓度即可达到满意的麻醉水平。

6. 休克患者对非去极化肌松药敏感，用药量酌减，也可使用肌松监测指导用药。

7. 保护性肺通气策略　对于脓毒性休克患者，可使用潮气量 6ml/kg，气道压力<30cmH$_2$O，加适度 PEEP 的通气策略，避免肺泡过度膨胀，预防肺不张，降低肺内分流并改善氧合。

35

8. 术后根据病情转 ICU 治疗。

四、麻醉监测

1. 麻醉中常规监测　有创血压（IBP）、中心静脉压（CVP）、心率、脉搏氧饱和度、心电图、体温、呼气末二氧化碳分压（$P_{ET}CO_2$）、尿量等。

2. 如有条件可监测：①体循环参数：CO、外周血管阻力（SVR）；②肺循环参数：肺动脉压（PAP）、肺动脉楔压（PAWP）、肺循环阻力；③局部组织灌注指标：胃黏膜 pH 值；④全身灌注监测指标：氧供（DO_2）、氧耗（VO_2）、血乳酸、中心静脉或混合静脉血氧饱和度（$S_{CV}O_2$ 或 S_VO_2）。

五、麻醉管理要点

（一）麻醉管理的重点和难点
麻醉手术期间继续控制感染、维持血流动力学平稳和重要器官的功能。

（二）治疗的基本措施
早期足量使用抗生素、补充血容量、纠正酸碱平衡紊乱和电解质失衡、应用血管活性药物以及适当应用肾上腺皮质激素等。

（三）液体复苏
1. 复苏目标

（1）脓毒性休克一旦诊断成立，应尽快进行积极地液体复苏。

（2）最初 6 小时的复苏目标为：①CVP 8～12mmHg；②平均动脉压 ≥ 65mmHg；③尿量 ≥ 0.5ml/（kg·h）；④$S_{CV}O_2$ 或 S_VO_2 ≥ 0.70。

（3）对于乳酸水平升高的患者，以乳酸水平降至正常作为复苏目标。

（4）如经积极的容量复苏后，CVP 达到 8～12mmHg，但 $S_{CV}O_2$ 或 S_VO_2 未达到 0.70，则根据血红蛋白浓度，输注浓缩红细胞使血细胞比容达到 0.30 以上，

35

如输血后 $S_{CV}O_2$ 或 S_VO_2 仍未达到 0.70，可泵注多巴酚丁胺［最大剂量 $20\mu g/$（$kg \cdot min$）］以达到复苏目标。

2. 对于脓毒症引起的低灌注患者进行复苏，在最初 3 小时内至少静脉输注 30ml/kg 的晶体液，持续输液改善血流动力学过程中可进行补液试验，早期液体复苏后，反复评估血流动力学指标（包括有创血压、心率、动脉血氧饱和度、体温、尿量等），指导后续液体复苏。

3. 液体治疗　推荐使用晶体液（平衡晶体液或生理盐水）对脓毒症或脓毒性休克患者进行起始液体复苏和后续容量置换。当需要输注大量晶体液时，推荐联合使用晶体液和白蛋白，不推荐使用羟乙基淀粉作为脓毒症或脓毒性休克患者的容量替代药物。

（四）血管活性药物的使用

1. 去甲肾上腺素为首选升压药，初始剂量为 8~12$\mu g/min$，维持量为 2~4$\mu g/min$。

2. 初始升压目标为平均动脉压≥65mmHg。

3. 对于难以纠正的低血压，使用血管加压素（最大剂量 0.03U/min）或肾上腺素联合去甲肾上腺素提升血压。

4. 在特定患者（如心动过速风险低且伴有绝对或相对心动过缓的患者）使用多巴胺作为去甲肾上腺素以外的辅助升压药物。

5. 不推荐使用小剂量多巴胺作为肾保护药物。

6. 如给予足量液体负荷并使用升压药后，低灌注状态仍持续存在，可联合使用多巴酚丁胺。

35

（五）糖皮质激素的应用

1. 不推荐在充分液体复苏及升压药治疗可以维持血流动力学稳定的患者使用氢化可的松。

2. 如果血流动力学目标不能达成，可每日静脉使用氢化可的松 200mg。

3. 对于肾上腺皮质功能不全或既往长期服用激素治疗的患者，可根据用药史治疗。

（六）术中输血

1. 当 Hb<70g/L 时，输注红细胞，对于心肌缺血、严重低氧或急性出血等情况，输血指征可适当放宽。

2. 如无活动性出血或不进行有创操作，不推荐输注新鲜冰冻血浆纠正凝血功能异常。

3. 对于血小板<$10×10^9$/L 且没有活动性出血或血小板<$20×10^9$/L 且有高度出血风险的患者，推荐预防性输注血小板；对于有活动性出血、进行手术或有创操作的患者，可将血小板提升至≥$50×10^9$/L。

（七）机械通气

1. 保护性通气策略，潮气量 6ml/kg，气道平台压上限为 30cmH$_2$O。

2. 加用 PEEP，防止肺泡塌陷，改善氧合。

（八）碳酸盐治疗

1. 对于低灌注所致的乳酸血症且 pH≥7.15，不使用碳酸氢钠以改善血流动力学或降低升压药用量，继续给予规范液体复苏。

2. 对于 pH<7.15，根据血气结果给予碳酸氢钠纠正酸中毒。

（九）抗生素

1. 对于诊断为脓毒症或脓毒症休克患者，确诊 1 小时内，尽早静脉使用有效的抗微生物治疗。

2. 初始经验性广谱抗感染治疗应覆盖所有可能的致病微生物的一种或多种药物。

3. 结合术前治疗措施，脓毒症患者术中应继续实施规范的抗微生物治疗。

（辛 艳 李 新）

第三十六章

严重创伤患者的麻醉

一、创伤评估

初期评估应遵循 ABCDE 的步骤，即气道、呼吸、循环、功能障碍和暴露。对于严重创伤患者，评估应与复苏同步进行，不能因为评估而延误对患者的复苏。

（一）气道和呼吸评估

建立和维持气道通畅是气道评估的首要步骤。应清除气道中的分泌物、呕吐物和异物。所有创伤患者的呼吸和气体交换情况应在气管插管后或开始正压通气时进行再评估。

（二）循环评估

1. 根据面色苍白、心率增快、低血压、血细胞比容或血红蛋白下降、患者烦躁、呼吸增快、发绀、低中心静脉压及尿量来进行评估。

2. 根据创伤部位和性质判断出血量，如骨盆骨折可失血 1500~2000ml；一侧股骨骨折可失血 800~1200ml；血胸失血可达 1000~1500ml；腹腔内出血可达 1500~2000ml，如伴有后腹膜血肿及复合创伤，失血甚至可多达 3000ml。

（三）神经学评估

应询问简单的病史，向患者、患者家属和急救人员询问事故的经过。可采用 Glasgow 昏迷评分对患者的神经学状态进行评估。

二、创伤性休克的诊断

1. 了解患者的外伤或出血史，明确创伤性质。

2. 注意患者意识状态的改变。患者意识可随着病情的进展发生正常-焦虑-激动-嗜睡-昏迷的渐进性改变。

3. 早期生命体征对诊断也有帮助。休克患者的早期表现有面色苍白、外周湿冷、脉搏细弱和脉压降低等。

4. 动脉血的碱剩余可用于估计休克的严重程度。

5. 血乳酸含量是诊断休克的另一敏感指标，是反映休克严重程度和持续时间的可靠指标。

三、创伤性休克患者的复苏

一旦确定休克诊断就应尽快开始容量复苏治疗，创伤复苏治疗能否取得最终成功则取决于出血原因是否得到纠正。

（一）复苏液体选择

1. 麻醉医师应根据临床需要权衡利弊后合理选择使用。

2. 晶体液　输注晶体液，如等张 0.9% 生理盐水或乳酸林格液，可补充血管内容量和组织间隙容量。

（1）输注大量生理盐水（大于 30ml/kg）将会导致高氯性酸中毒。

（2）晶体液对凝血功能的影响比较复杂，会随着血液稀释程度而变化。

3. 胶体液　与晶体液相比，胶体液具有更强的血浆容量扩充作用，有助于维持血管内容量，同时减轻重要脏器的组织水肿。

4. 高张溶液　静脉输注高张盐溶液可将细胞内和细胞间的水再分布进入血管内，产生超过本身输注容量的扩容效应。在高张盐溶液中加入胶体液将会进一步增加其扩容效应的程度和持续时间。

36

（二）容量治疗

1. 根据对最初液体治疗的血流动力学反应，可将创伤患者分为三类：①对液体治疗有反应；②对液体治疗有短暂反应；③对液体治疗无反应。

2. 第一类患者一般无活动性出血，不需要输血。

3. 存在进行性、活动性出血的患者将表现为对液体治疗有短暂反应。

（1）识别并明确诊断此类患者至关重要，因为有效控制出血的速度与这类患者的临床预后强烈相关。

（2）对液体治疗有短暂反应的患者，其出血量不少于一个循环血量，必定需要输血。

（3）一旦确诊，一开始就应该尽量控制非血制品的使用，并尽可能维持有效血液成分。

4. 对输液无反应的患者，往往是因为活动性出血时间较长，已经耗竭了机体的代偿，或者创伤严重以至于患者在到达急诊室前已存在重度休克。

（1）尽管积极诊断和治疗，这类患者的病死率仍相当高，不过也有少量患者能够存活。

（2）除了以红细胞和血浆等比例输注并采用上述的容许性低血压复苏策略之外，还必须即刻注重对凝血功能的支持。

（3）尽早输注适量的冷沉淀和单采血小板以提供凝血底物。

（4）输注碳酸氢钠可暂时逆转代谢性酸中毒，改善心脏功能。

（三）血管活性药物的使用

1. 对低血容量休克使用血管活性药物以代替补充血容量是绝对禁忌的。

2. 当血压很低甚至测不到，而又不能及时大量快速补充液体时，为了暂时升高血压，维持心、脑血流灌注，以预防心搏骤停，可以使用少量血管活性药物。

36

四、麻醉选择

1. 创伤患者的麻醉可根据创伤部位、手术性质和患者情况选用神经阻滞、椎管内阻滞或全麻。

2. 麻醉方法的选择决定于：①患者健康状况；②创伤范围和手术方法；③对某些麻醉药物是否存在禁忌；④麻醉医师的经验和理论水平。

3. 对一些创伤范围小、失血少、血流动力学平稳的患者，神经阻滞有一定的优点，有利于降低交感张力、减轻应激反应和术后深静脉血栓形成。原则上对循环不稳定、有意识障碍、呼吸困难或凝血功能障碍的患者，忌用神经阻滞。

4. 椎管内阻滞适用于下肢创伤手术，对有严重低血容量甚至休克患者，应慎用或禁用。

5. 全麻适用于各类创伤患者。

（1）对于稳定的创伤患者，麻醉诱导与一般择期手术患者无明显区别，而对低血容量的多发伤患者则要警惕。

（2）休克患者麻醉处理的关键就是小剂量分次给药。

（3）创伤患者由于循环功能不稳定、对麻醉药耐受力降低，麻醉维持深度较浅，麻醉维持过程中有发生术中知晓可能，尤其是经过积极复苏、血流动力学状态逐渐改善、对麻醉药耐受性有所恢复的患者。如果不对麻醉深度作相应调整，就有可能发生术中知晓，应注意预防。

6. 术中监测

（1）创伤患者应用基本的无创监测，包括心电监测、无创血压、中心体温、脉搏血氧饱和度、呼气末CO_2监测及尿量监测等。

（2）对于严重创伤或循环不稳定的患者，宜采取有创监测，包括直接动脉穿刺测压、CVP 及肺动脉楔压等。

（崔宏先）

第三十七章

上消化道出血患者的麻醉

引起上消化道出血的病因很多，但在外科临床工作中以胃、十二指肠溃疡和食管、胃底静脉曲张破裂引起的出血最为常见，可合并贫血、血容量不足、电解质及酸碱失衡，甚至休克。门静脉高压引起的食管胃底静脉曲张破裂出血患者常伴有不同程度的肝硬化、多种机制的凝血功能障碍以及腹水造成的大量蛋白丢失加上水钠潴留而表现出的低蛋白血症。

第一节　麻醉前准备及麻醉方式选择

一、麻醉前准备

（一）麻醉前评估

1. 详细全面了解病史，特别要掌握合并疾病病史，通过对临床表现，对血常规、肝肾功能、电解质、凝血功能、心血管功能状态等详细检查与分析，评估患者的手术风险，制定相应的麻醉预案。

2. 上消化道出血患者多并存贫血和低蛋白血症，如为择期手术，必要时应予输血或补充白蛋白，血红蛋白宜纠正到80g/L以上，血浆总蛋白在60g/L以上，白蛋白30g/L以上。

3. 根据手术范围和失血情况备好术中用血，有出血倾向者可给予维生素 K 等止血药，以纠正出凝血时间和凝血酶原时间。

4. 肝硬化患者常伴有腹水，腹水直接反映肝损害的严重程度，大量腹水还直接影响呼吸和肾功能，应在纠正低蛋白血症的基础上，采用利尿补钾等措施减少腹水。必要时术前 24～48 小时行腹腔穿刺，放出适量腹腔积液，改善呼吸功能。

5. 消化道疾病时由于呕吐、腹泻或肠内容物潴留，易发生水、电解质及酸碱平衡紊乱，出现脱水、血液浓缩等，术前均应予以及时合理的纠正。

（二）麻醉准备

1. 麻醉性镇痛药和镇静药均在肝内代谢，门脉高压患者分解代谢延迟，药效增强，作用时间延长，故应减量或避用，地西泮、异丙嗪、氟哌利多等均可使用。

2. 对休克患者必须实行综合治疗，待休克改善后再行麻醉，但有时由于病情发展迅速，应考虑治疗休克的同时进行紧急麻醉和手术。治疗休克应重点针对脱水、血容量不足进行纠正，以改善微循环和维持血压。对大量出血患者，应尽快手术以免延误手术时机。

3. 麻醉前进行有效的胃肠减压。在已知食管静脉曲张的患者，避免应用不必要的食管设备（经口或经鼻胃管）。查体是否已经存在误吸的情况。

二、麻醉方式选择

1. 上消化道出血的患者若有不同程度的休克时，应禁用硬膜外麻醉，或需抗休克综合治疗，待休克初步纠正后可选用连续硬膜外麻醉，阻滞平面以 $T_4～L_1$ 为宜。

2. 对于上消化道出血出现失血性休克、继续出血或有凝血功能异常的患者，宜选用气管插管全麻，并采取进一步措施预防误吸。

第二节　上消化道出血的反流与误吸

一、误吸原因

（一）麻醉前误吸

1. 一些外伤和突发出血的急症患者，由于急性失血、低血压、休克等原因，患者往往神志不清，一些病例误吸发生在急救途中，或术前未经妥善处理在麻醉诱导前发生呕吐误吸。

2. 在麻醉前应多掌握有关病情的一手资料，如原发病症、进食时间、意外发生时间及有无其他并发症等，并对患者的气道状况作出迅速而准确的判断，采取措施保持呼吸道通畅。

（二）诱导时误吸

1. 急诊和择期手术患者均可发生误吸，与患者的病情特点及麻醉医师的操作水平、诱导时胃内压高低密切相关。

2. 诱导时误吸的主要因素

（1）急诊饱胃、上消化道出血。

（2）胃排空时间延长原因：直接原因有幽门梗阻、晚期胃癌；间接原因有大量腹水导致的腹内压升高。肿瘤引起的肠梗阻患者，尤其是急诊手术，即使有胃肠减压也不能掉以轻心。

（3）面罩加压通气可导致胃胀气。

（4）麻醉药的剂量及给药的顺序或速度掌握不妥，导致诱导欠平稳，出现呛咳。

（5）去极化肌肉松弛剂及某些麻醉药本身可导致全身肌肉抽搐，也可导致胃内压升高。

（6）浅麻醉下喉镜操作插管引起喉反射。

（7）肥胖、膈疝等。

37

（三）术中反流误吸

1. 多见于气道未控制的椎管内麻醉及其他非气管插管全麻患者。

2. 原因主要有：①麻醉平面过高（>T_4），食管下段括约肌松弛；②低血压、心动过缓，收缩压<82mmHg（11kPa）、舒张压<45mmHg（6kPa）、心率<60次/分时，恶心呕吐发生率高2~3倍；③术中操作刺激，常见于上腹部手术及胃肠手术而麻醉平面欠佳者。

（四）术后反流误吸

1. 全麻术后呕吐的发生率高于椎管内麻醉，绝大多数是麻醉性镇痛药的残余作用所致，咽喉部的刺激也是另一主要原因。

2. 术后镇痛可引起呕吐。

二、防误吸处理

（一）对于饱胃或存在胃内容物误吸危险的患者，评估为"正常"气道时可以采用全麻快速诱导，评估为困难气道时采用清醒镇静表面麻醉。

（二）清醒镇静表面麻醉下气管内插管

1. 对有误吸危险且预期插管困难者，应考虑清醒插管，清醒插管成功的关键是完善的表面麻醉和适度的镇静。

2. 可用1%~2%丁卡因或2%~4%利多卡因溶液进行表面麻醉和经环甲膜气管内注射，患者呛咳可使声门部得到较完善的麻醉。

3. 以咪达唑仑2mg或芬太尼0.05~0.1mg静脉注射。

4. 患者出现呛咳表明插管成功，应立即静脉注射丙泊酚1.5~2mg/kg使患者意识消失，同时导管气囊充气后，给予肌松药。

（三）全麻快速诱导防误吸技术的关键

1. 处平卧位的患者，在诱导时可把环状软骨向后施压于颈椎体上，以期闭合食管来防止误吸。

37

2. 采用头高足低进行诱导，当足较平卧位低于40°时，此时咽的位置较食管贲门交接处高19cm。一般认为，即使在胃膨胀情况下，胃内压的增高也不超过18cmH₂O，因此可以防止反流。但在此体位下一旦发生胃内容物反流，则发生误吸难以幸免。

3. 诱导前充分吸氧，选用诱导平稳、作用迅速的静脉用药，如丙泊酚、罗库溴铵等药物，应稀释缓慢静注，使诱导平稳。

4. 面罩给氧时头偏向一侧，勿加压给氧，待肌松完全时行气管插管，暴露咽喉部时动作要轻柔，若发现咽部有胃内容物或分泌物应吸引干净再进行气管内插管，插管后立即将气囊充气，避免异物沿管壁进入气管内。

5. 呕吐误吸不仅可以发生在诱导期，麻醉苏醒期也易发生，要求全麻后必须等待患者咳嗽、吞咽反射恢复，呼之能应后再慎重拔管。

三、误吸处理

1. 麻醉诱导过程中易发生呕吐和反流误吸。

2. 一旦发生呕吐、反流，立即头低位，头偏向一侧，清除积存于咽部和口腔内的胃内容物。

3. 如果发生误吸，立即清理气道，保持气道通畅。如果有大量胃内容物误吸，可行气管内吸引和冲洗，在气管插管后用生理盐水5~10ml，通过细导管注入气管，反复冲洗。

4. 纠正低氧血症。

（1）大量胃内容物进入肺泡，不仅破坏肺表面活性物质，还可导致肺泡Ⅱ型细胞的广泛损伤和透明膜形成，从而肺萎陷，增加肺内分流和静脉血掺杂。

（2）用一般的吸氧方法，难以纠正低氧血症和肺泡-动脉血氧分压差的增大，常采用呼气末正压通气（PEEP）（5~10cmH₂O）或持续正压通气（CPAP）以恢复FRC和肺内分流接近生理学水平，避免或减轻肺损害的严重程度及并发症的发生。

37

5. 激素　早期应用可减轻局部炎症反应，改善毛细血管通透性和缓解支气管痉挛。

6. 维持循环稳定　根据患者病情进展情况，监测血流动力学变化，适当补充血容量，必要时给予强心药和利尿药。

7. 抗生素的应用　抗感染。

8. 其他支持疗法　如保持水电解质平衡，纠正酸中毒等。

第三节　麻醉管理

一、麻醉监测

1. 应根据病情需要、手术方式及其风险大小和具体条件，选择适当的监测方法。

2. 常规监测项目有：血压（无创性）、心电图（心率和心律）、呼吸频率和 SpO_2。

3. 病情较重或手术较大者，除监测上述参数外，可选择监测直接动脉测压、中心静脉压（CVP）、尿量和体温。

4. 对于危重患者和风险大的手术，除监测上述参数外，可选择监测肺动脉压（PAP）、肺动脉楔压（PAWP）和心排出量（CO），并计算血流动力学参数。

5. 全麻患者应监测潮气量和呼吸频率、每分钟通气量（MV）或呼气末 CO_2 压力（$P_{ET}CO_2$），以保证患者的通气功能正常，并设置气道压和通气量的报警界限，以便发现呼吸环路的意外脱落。

6. 有条件者可以选择进行动脉血气分析、麻醉气体浓度、肌肉松弛程度等参数。

二、对于肝功能障碍患者的麻醉用药

1. 相对于正常人群，肝功能障碍患者对许多药物的代谢、清除能力下降，另外，血清白蛋白水平下降，全身性体液转移（如腹水）会改变许多药物的分布容积，从而会对不同药物的作用产生复杂而难以预测的影响。

2. 吸入全麻药　异氟烷和七氟烷在体内代谢低，肝毒性作用小，可应用于肝病患者。

3. 丙泊酚

（1）丙泊酚无明显肝损害作用，由于其为一外源性抗氧化剂，对肝缺血再灌注损伤有一定保护作用，故该药用于有肝硬化的上消化道出血患者尤为合适。

（2）丙泊酚对心血管有抑制作用，上消化道出血量较大合并不同程度的休克时药量酌情减量。

4. 肌松药　多采用顺苯磺酸阿曲库铵或阿曲库铵，此两种药物在体内主要通过霍夫曼消除快速代谢，而不经过肝脏降解，作用时间不受肝肾功能影响，重复给药无明显蓄积作用。

5. 阿片类

（1）瑞芬太尼是一种短而强效的麻醉药，其在血中或组织中被酶分解，不受肝功能障碍影响，可以持续输注，应注意其停药后痛域减低的问题。

（2）肝脏疾病患者对阿片类药物耐受性良好，但仍注意避免使用过量导致心排血量下降和低血压。

6. 苯二氮䓬类

（1）咪达唑仑被应用于肝功能障碍患者时清除率下降，因此小剂量使用能带来较持久的抗焦虑和遗忘作用。

（2）咪达唑仑对血流动力学影响较小，可以作为诱导药的组成之一，但若存在肝性脑病时应禁用，因为其进一步刺激中枢 GABA 受体，加重肝性脑病。

7. 氯胺酮和依托咪酯完全靠肝代谢，在单次注射后其清除率并不改变，但由于分布体积扩大，半衰期延长。

8. 酯类局麻药由均来自肝脏的血浆胆碱酯酶分解，肝硬化患者应用酯类局麻药可因其分解延缓，容易蓄积而引起中毒。

37

三、术中注意事项

1. 防治低血压和低氧血症

（1）无论选择什么麻醉方式，术中均应避免低血压和低氧，以防低血压所致的肝血流量减少和缺氧造成的肝细胞损害。

（2）使用粗口径套管针建立静脉通路或者中心静脉通路，必要时使用血管活性药物维持血压，以保证器官灌注。

2. 术中补液应注意补充胶体液，并根据术前检查给予白蛋白、血浆、冷沉淀或红细胞，维护有效血容量和血压平稳。为确保氧的输送能力，术中宜使血细胞比容维持在30%左右。

3. 低体温

（1）腹腔手术时热量和蒸发量大、手术时间长、大量输注液体，如果不采取足够的保温措施，患者常常低体温。

（2）低体温破坏血小板功能，增加术中出血。

（3）术后低体温可导致寒战，加重恶心、疼痛等并发症。

（4）必须监测热量散失，使用合适的气道湿化和保温措施维持患者正常体温，如使用加温毯，加温仪输液等。

（李文燕　崔晓敏）

37

第三十八章

小儿患者的麻醉

第一节 小儿生理和药理

一、解剖生理

（一）呼吸生理

1. 婴儿呼吸节律不规则，各种形式的呼吸均可出现。

2. 胸廓不稳定，肋骨呈水平位，膈肌位置高，腹部较膨隆，呼吸肌肌力薄弱，纵隔在胸腔所占位置大，容易引起呼吸抑制。

3. 头大、颈短、舌体大、鼻腔、喉及上呼吸道狭窄，唾液及呼吸道分泌物较多，均有引起呼吸道阻塞的倾向，面罩通气时需注意合适手法，避免通气不畅。

4. 婴儿有效肺泡面积/公斤是成人的 1/3，耗氧量/公斤是成人的 2 倍，说明换气效率不佳，故小儿麻醉时应特别重视呼吸管理。

5. 新生儿和婴儿声门位置较高，气管插管减少颈部过伸或取平卧位甚至轻度前屈位，必要时可采取直型喉镜片。

6. 7~10 岁以下小儿喉部最狭窄处在环状软骨水平，除头面部手术外，不带气囊的气管导管常常能满足手术需要。

（二）循环生理

1. 新生儿心脏每搏量少、心肌顺应性较低，心输出量借以增加心率来代偿。6 个月以下婴儿，麻醉期间如脉搏慢于 100 次/分，应注意有无缺氧、迷走神经反射或深麻醉，应减浅麻醉，纠正缺氧，用阿托品治疗，必要时暂停手术。

2. 小儿血容量按照公斤体重计算，比成人大，但因体重低，血容量绝对值很小，手术时稍有出血，血容量明显降低。

3. 血压　新生儿约（67±3）/（42±4）mmHg，1 岁（96±30）/（66±25）mmHg，16 岁达成人水平。

（三）神经系统

新生儿已有传导痛觉的神经末梢，外周神经与脊髓背角有交通支，中枢神经系髓鞘已发育完全，故新生儿应和成人一样，手术时要采取完善的麻醉镇痛措施。

（四）体温调节

1. 新生儿体表面积大且缺乏皮下脂肪，易丢失体温。

2. 3 个月以下婴儿无寒战反应，寒冷时不能通过寒战代偿，且 3 个月以下婴儿依赖于棕色脂肪代谢产热，全身麻醉可能影响这种代谢导致术中体温降低，故新生儿麻醉时应采取保温措施。

（五）内分泌系统

新生儿，尤其是早产儿和低体重儿，糖原储备少，易发生低血糖。

二、小儿药理

1. 小儿细胞外液较多，脂肪中水与油脂的比值较成人高，水溶性药物的分布容积会更大。如果药物清除率不变，分布容积越大，达到所需血浆浓度的负荷量就越大，半衰期越长。

2. 一般而言，儿童药物清除率更快，因为流经肝脏血液的比例较高，但在新生儿中，一些通过肝脏代谢为无活性产物的麻醉药物的作用时间比预期要长。

3. 静脉麻醉药物主要通过肾脏排泄，新生儿肾小球滤过率低，约为成人的 30%，影响药物排泄。

4. 新生儿对作用于中枢神经系统的药物更敏感，这可能因为脑部药物扩散有年龄依赖性，且新生儿和小婴儿中枢神经系统血供丰富。

5. 小儿吸入麻醉药最低肺泡气浓度随年龄而改变，早产儿麻醉药需要量比足月新生儿低，新生儿比 3 个月婴儿低，而婴儿则比年长儿和成人麻醉药需要量大。小儿呼吸频率快，心脏指数高，大部分心排出量分布至血管丰富的器官，加上血气分配系数随年龄而改变，故小儿对吸入麻醉药的吸收快，麻醉诱导迅速，但同时也易于过量。

第二节　术前评估与准备

一、术前访视与评估

1. 了解母体妊娠期健康状况及婴儿分娩情况，是否为早产儿及分娩时有无缺氧史。

2. 了解有无变态反应、先天性心脏病、出血倾向、呼吸困难等疾病。

3. 体格检查需注意有无先天性畸形、牙齿松动以及局部皮肤破损感染等。

4. 一周内有无上呼吸道感染。如有需加强管理或延期手术。

5. 通过病历记录和其父母得到详细病史，系统回顾尤其应注意那些使麻醉复杂化的疾病。

6. 一旦发现问题，一定要弄清楚该病目前的状况，必要时请儿科医师会诊。

7. 询问药物治疗和过敏史，掌握治疗药物对术中麻醉处理的影响。

38

8. 术前常规检查包括血常规、凝血常规、胸片、心电图等，如有特殊情况，需作相应的进一步检查。

二、术前禁食

表 38-1　小儿术前禁食禁饮时间（h）

年龄	奶及固体食物	清饮料*
<6 个月	4	2
6~36 个月	6	3
>36 个月	8	3

注：包括清水、糖水、果汁等

1. 健康儿童在麻醉诱导前 2 小时适当饮水并不增加胃液的量和酸度；麻醉前 2h 喝少量苹果汁不仅能减少胃内容物，还能减轻饥饿和口渴感。

2. 对所有伴有胃肠道疾病和诱导时有增加呕吐危险的急诊手术患者，应绝对禁食、静脉补液、快速麻醉诱导。

第三节　术前用药

术前用药可以减轻或阻滞自主神经反射，产生镇静、安定，便于顺利地与家长分开，并使麻醉诱导平顺。

一、抗胆碱能药物

1. 阿托品是小儿较理想的抗胆碱能药物，对心脏迷走神经的阻滞和减少分泌物较东莨菪碱强。

2. 术前 30 分钟肌内注射阿托品以保证在诱导时达到药效高峰。

3. 阿托品对已发生心动过缓的婴幼儿产生作用较慢，原因是心排出量降低，因此如估计心动过缓（迷走神经反射引起），应尽早给予阿托品。

38

二、镇静安定药

1. 咪达唑仑

（1）对健康小儿，口服 0.5~0.75mg/kg 的咪达唑仑溶液在 10~20 分钟产生镇静之后其作用开始减弱，1 小时以上手术并不影响苏醒，有些小儿在术后出现烦躁。

（2）对不能口服的小婴儿可直肠给药（0.3mg/kg），但起效时间难以预料。

（3）在入手术室前儿童可静注咪达唑仑 0.1mg/kg。

（4）婴幼儿可舌下滴入，通过口腔黏膜快速吸收，哭闹小儿可用大剂量（1mg/kg），但应密切注意呼吸抑制。

2. 氯胺酮

（1）氯胺酮口服，剂量达到 6mg/kg 时必须复合阿托品以减少分泌物。

（2）氯胺酮（3~5mg/kg）复合咪达唑仑（0.3~0.5mg/kg）口服或者氯胺酮（4~6mg/kg）肌注产生较强的镇静作用，尤其适合严重哭闹的小儿，但需严密监测，对强镇静有危险的患儿不宜使用（如有气道问题）。

3. 右美托咪定

（1）右美托咪定 1μg/kg 滴鼻用于婴幼儿麻醉已被临床应用。

（2）滴鼻给药方式患儿容易接受，鼻内应用右美托咪定生物利用度可达 65%，同静脉注射产生镇静效应相当，但鼻内给药平均起效时间为 25min。

（3）国外有报道右美托咪定（2.4μg/kg）滴鼻后患儿出现严重心动过缓的个案，因此给药后应严密监护各项生命体征。

第四节 麻醉前准备

一、麻醉器械准备

1. 合适的面罩和储气囊 选择适合患儿脸型、死腔最小的面罩。储气囊应与患儿的肺活量相当，新生儿500ml，1~3 岁 750ml，3~6 岁 1000ml，6~10 岁 1500ml，10 岁以上 2000ml。

2. 咽喉镜　根据患儿的大小和体重选择合适的喉镜片。对于新生儿，选用直型镜片更为合适。

3. 气管导管　适当的导管口径是以能通过声门及声门下区为准。

（1）新生儿，一般选用不带套囊的导管。

（2）早产儿选择 2.5~3.0 号管，足月儿选择 3.0~3.5 号管。

（3）2~10 岁以内小儿选用带套囊的导管时，导管大小按年龄（岁）/4+4 计算，选不带套囊的导管时要较带套囊的导管大 0.5 号。

（4）导管插入深度　经口导管插入深度（即唇-管端 cm），新生儿按体重（kg）+6 计算；2~10 岁以内小儿按年龄（岁）/2+12 计算。

4. 喉罩和口咽通气道　某些婴儿舌体较大和腺样体肥大，术前备好适合的口咽通气道和喉罩。

5. 麻醉呼吸回路　每次麻醉诱导前均需认真检查呼吸回路有无漏气。

二、麻醉药物准备

1. 吸入麻醉药　由于血药浓度迅速升高，可能导致动脉血压及心输出量显著降低。七氟醚诱导快且平稳，对呼吸道无刺激。

2. 静脉麻醉药　包括氯胺酮、咪达唑仑、依托咪酯、丙泊酚、阿片类镇痛药、肌肉松弛药等。

第五节　全身麻醉特点及选择

全身麻醉是小儿最常用的麻醉方法，除小手术可在开放法、面罩紧闭法、静脉或肌肉麻醉下完成外，较大手术均应在气管内插管全身麻醉下进行。此外，区域麻醉在国内应用也较多，但也应做好全身麻醉准备。

一、麻醉诱导

小儿全身麻醉诱导方法有多种，根据给药途径可分为口服、面罩吸入、静脉注射、直肠内给药、鼻腔及舌下给药、肌内注射等。

1. 口服和口腔黏膜给药诱导 常选用咪达唑仑、氯胺酮等。咪达唑仑 0.5mg/kg 或氯胺酮 4~10mg/kg 单独口服；咪达唑仑和氯胺酮混合使用，剂量为咪达唑仑 0.5mg/kg、氯胺酮 3~6mg/kg，使用氯胺酮时必须合用阿托品 0.02mg/kg。

2. 面罩下吸入诱导 合作小儿入室后面罩吸氧（1~2L/min）加浓度逐渐增加的七氟烷（最大浓度 8%）直至睫毛反射消失，维持浓度在 4% 以下。不合作患儿开始即吸入高浓度的麻醉药（氧气 6~8L/min+8% 七氟烷）。在诱导期间应注意呼吸道通畅并预防反流误吸。

3. 静脉诱导 丙泊酚麻醉诱导剂量年龄超过 8 岁的患儿约为 2.5mg/kg，低于该年龄所需剂量可能更大；芬太尼剂量约为 1~4ug/kg 或舒芬太尼 0.1~0.4ug/kg；顺阿曲库铵和维库溴铵单次静注剂量分别是 0.15mg/kg 和 0.1mg/kg。

二、麻醉维持

（一）吸入麻醉维持

1. 麻醉药选择

（1）氧化亚氮（N_2O）

1）N_2O 麻醉性能弱，吸入 70%N_2O 尚无法达到 1MAC，只相当于 0.6MAC，因而常与其他麻醉药配合应用。

2）弥散性缺氧是 N_2O 的主要不良反应，肠梗阻及易发生气栓栓塞的患儿避免应用 N_2O。

3）相当多的 N_2O 会在麻醉过程中扩散入闭合腔内。对可扩张的气体腔来说，50% 肺泡浓度的 N_2O 在气体腔达到平衡后，可使其容积增加一倍，75% 的 N_2O 则使气体腔增加 4 倍；对不可扩张的体腔（中耳、鼻窦、脑

38

室）N_2O 的进入可使其压力增加 20~50mmHg。

（2）七氟烷

1）七氟烷无刺激性气味，吸入时肺泡内浓度增高的速率快于其他挥发性麻醉药，用七氟烷作麻醉诱导易于迅速完成，少见咳嗽、喉痉挛、屏气等现象。

2）七氟烷在新生儿 MAC 为 3.3%，1~6 个月为 3.2%，6 个月~1 岁为 2.5%，1~9 岁时为 2.03%。小儿吸入 60% 的 N_2O 时仅减少挥发性麻醉药 25%MAC。

3）七氟烷麻醉后苏醒较快，但在苏醒过程中躁动、谵妄的发生率高于氟烷、恩氟烷及异氟烷麻醉，恢复期恶心呕吐发生率低于其他挥发性麻醉药。

（3）异氟烷

1）在成人，异氟烷可引起血管扩张，但不会造成心肌抑制或心动过缓，对于 6 个月以下的婴儿，异氟烷可产生血管扩张、心肌抑制及心动过缓，异氟烷可使幼儿血压降低但心率可无变化。

2）对于需控制性降压的手术，如先天性心脏病动脉导管未闭行结扎术时，用异氟烷降压效果更好。

（4）地氟烷

1）地氟烷的血/气分配系数 0.42，是溶解度最小的挥发性麻醉药。

2）地氟烷有很强烈的气味，对呼吸道具有较大的刺激性，如作为吸入诱导用药，地氟烷麻醉后清醒要比其他挥发性麻醉药迅速。

2. 吸入麻醉诱导维持的实施

（1）开启挥发罐时应遵循浓度从低到高逐渐增加的原则。如果突然吸入高浓度的麻醉气体，对患儿的呼吸道刺激较大，容易诱发呛咳、支气管痉挛等并发症。

（2）达到适当的麻醉深度后，应降低吸入麻醉药的浓度，同时减少新鲜气流量，同时也应注意避免气管插管后仍然吸入高浓度的麻醉药，这可能导致严重的心肌抑制、心律失常、心动过缓或其他严重并发症。

（3）手术中麻醉深度应根据不同的刺激程度进行调

38

节，维持患儿的血压、心率波动在基础值的 10% 以内并保持窦性心率，如果采用自主呼吸或辅助呼吸，呼吸模式应规律。

（4）吸入麻醉深度经调节 MAC 值来实现，包括吸入浓度和呼出浓度，通过这两个浓度的监测不断调节麻醉深度。

（5）吸入麻醉维持一般可采用 65% N_2O 和 35%氧，内含 0.8~1.2MAC 挥发性麻醉药，并根据手术要求、患儿情况、手术刺激强度调节麻醉深度，胸科手术或单肺通气手术一般应采用 100%氧及 1.0~1.5MAC 的麻醉药。

（二）全凭静脉麻醉维持

1. 所有的静脉麻醉药均具有呼吸、循环抑制作用，因此全凭静脉麻醉时应进行气管插管或置入喉罩。

2. 靶控输注（TCI）的静脉麻醉给药方式较连续输注方式能更平稳、迅速地达到所需浓度。

（三）静吸复合麻醉维持

1. 静脉麻醉诱导起效快且平稳，但必须先开放静脉通路，而小儿常常不合作，并且静脉麻醉药进入体内容易但消除不易，麻醉深度调节不够灵活。

2. 吸入麻醉起效慢，但不需要静脉通路，消除也较容易，相对容易控制，但麻醉药经呼吸道和肺泡溶解扩散入血的过程中，患儿可因麻醉过深发生呼吸抑制而延缓吸入，再者患儿常不易接受吸入诱导，且麻醉气体容易诱发气道高反应，清醒时烦躁发生率比静脉麻醉高。

3. 两种麻醉方式各有千秋，现代麻醉中应用最多的还是两者结合的静吸复合麻醉。在麻醉诱导时，如患儿又不愿意静脉置管或建立静脉通路存在困难时，可先行吸入诱导，待患儿入睡后开放静脉，应用静脉麻醉药后完成诱导气管插管，术中静吸复合维持麻醉更为可取。

38

三、苏醒及拔除气管导管

（一）苏醒期注意事项

1. 要获得平稳的麻醉苏醒，必需提前预测患儿对手术疼痛引起的反应、麻醉药物引起的定向力障碍或突然清醒的问题。

2. 苏醒期之前考虑静脉给予一定量的镇痛药有助于减少苏醒期躁动。

3. 神经肌肉接头功能的逆转可以通过静脉给予阿托品（0.02~0.03mg/kg）和新斯的明（0.04~0.06mg/kg）获得。

4. 在拔除气管插管前患儿须做到：①维持足够的通气量，不出现反常呼吸；②产生足够的吸气负压以防气道闭合，其压力超过-30cmH$_2$O；③能持续产生强直收缩；④抬头和（或）有力咳嗽。

（二）拔除气管导管注意事项

1. 饱胃或胃食管反流风险较高的患儿需进行胃内吸引，吸引时要避免造成患儿黏膜损伤及出血。

2. 苏醒期儿童更易出现缺氧现象，因此，应通过脉搏血氧饱和度连续监测动脉氧合和心率变化。

3. 拔除气管插管的操作必须特别小心以免引起相关并发症，如喉痉挛或误吸胃内容物，这两种并发症均能快速导致严重的低氧血症和心功能抑制。

4. 对于有气道高反应的患儿要预防性给予支气管扩张剂治疗（如按剂量吸入沙丁胺醇），拔管后，咽组织塌陷或舌后坠阻塞咽后壁造成上呼吸道梗阻时应该放入口咽通气道。

5. 拔管、吸引分泌物时均可引起患儿下颌关节僵硬、上下牙列咬合，会使气管导管受阻以致气道通畅性受到威胁，患儿需要给氧治疗。

6. 在喉痉挛最严重的时候，静注阿托品（0.02mg/kg）和琥珀胆碱（2~3mg/kg）能立刻缓解症状，如果没有建立静脉通路，琥珀胆碱（4~5mg/kg）肌内注射也可以快速生效。

（三）麻醉后监护室注意事项

1. 患儿需用暖毯覆盖以减少热量丢失。

2. 麻醉恢复期是小儿麻醉的高危期，小儿比成人更

38

容易发生呼吸道问题，麻醉医师需确认患儿呼吸道通畅、通气量足够，并测量血压、心率、呼吸频率等生命体征，向 PACU 护士交班。

3. 在整个苏醒过程中，对患儿呼吸频率和幅度、气道通畅情况、ECG、心率、血压和 SpO_2 的监测应自始至终，直到患儿完全清醒，送出复苏室。

四、喉罩通气道的应用

（一）喉罩的优点

1. 喉罩易于插入，可行自主或机械通气。

2. 术前已预计为困难气道的患儿，避免反复多次插管造成的损伤及气道并发症。

3. 颌面部严重发育不全的患儿作为临时通气道，保证充足供氧后直接喉镜下插管。

4. 上呼吸道感染的患儿中，与气管内插管相比，可避免支气管痉挛和氧饱和度下降。

5. 在紧急意外困难气道中，喉罩建立呼吸道和吸入麻醉药，然后用纤支镜引导气管导管。

6. 喉罩的放置对体位要求低。

（二）喉罩的缺点

1. 缺乏良好的密封性，呕吐和反流发生时对气道不能起保护作用。

2. 正压通气时增加气体泄漏的可能性。

3. 不能绝对保证气道通畅。

4. 小儿喉罩易发生位置不正。

第六节　区域麻醉

小儿区域麻醉绝大多数是在全麻状态下进行。随着神经刺激仪和超声技术的广泛应用，区域麻醉的神经并发症也很少发生。一般中等和短小手术选择基础麻醉加局部麻醉，较大儿童的下腹部、会阴部及下肢手术可选用硬膜外神经阻滞、蛛网膜下腔阻滞或骶管神经阻滞。

38

1. 硬膜外神经阻滞　适应证要比成人严，除学龄前儿童能合作外，均先应用基础麻醉以保证穿刺安全。利多卡因用药按 $8 \sim 10 \mathrm{mg/kg}$ 计算，浓度为 $0.7\% \sim 1.5\%$。

2. 骶管神经阻滞　小儿骶管腔容积很小，从骶管腔给药，麻醉药可向胸腰部硬膜外腔扩散，婴幼儿按 $1\mathrm{ml/kg}$ 剂量用药，麻醉平面可达 $T_{4 \sim 6}$ 脊神经。新生儿及婴儿经骶管神经阻滞可行上腹部手术，基础麻醉后，用侧位法，用药同硬膜外麻醉。

3. 蛛网膜下腔神经阻滞　适用于手术时间较短的下腹部和下肢手术，宜用于 5 岁以上的合作病儿，或先用基础麻醉，然后穿刺，一般在 $L_{3 \sim 4}$ 或 $L_{4 \sim 5}$ 间隙穿刺。小儿脊麻后头痛、尿潴留很少见，是其特点。

4. 外周神经阻滞　年龄较大病儿的上肢手术，多选用臂丛神经阻滞，安全可靠，优点较全麻为多。在基础麻醉配合下，施行穿刺，穿刺入路以腋路法最多用。剂量为利多卡因 $8 \sim 10 \mathrm{mg/kg}$，稀释成 1% 溶液注入。除臂丛神经阻滞外，下肢手术可用坐骨神经阻滞，对腹股沟手术可应用髂腹股沟下神经阻滞。

第七节　小儿术后镇痛

由于疼痛是一种主观感觉，个体差异极其明显。而小儿疼痛程度的影响因素多，所以小儿疼痛治疗时应对疼痛反复评价，随时调整治疗方案。

一、小儿疼痛的评估

对疼痛的正确评估将有助于对疼痛的正确治疗。疼痛的测定手段在不同的年龄、不同发育阶段和不同的环境下各不相同。3 岁以下的儿童，由于大多不能叙述疼痛的部位、性质及其程度，疼痛评估时必须依靠他们的行为改变和生命体征变化。父母可以通过观察其孩子是否出现特定的举止来确定小儿是否疼痛，当小儿能准确叙述所经历的疼痛时，对疼痛的评估就非常准确了。

38

二、小儿术后镇痛方法

由于疼痛在脊髓水平的叠加放大效应的存在，术后镇痛应从术前与术中开始。小儿术后镇痛的主要方法是局部麻醉镇痛与采用各种镇痛药物，自控镇痛技术已应用于 7 岁小儿。采用长效局麻药物行区域神经阻滞或手术区域直接局部浸润的方法简单易行，是缓解小儿术后疼痛极为有效的方法。

总之，镇痛方法可根据医院及操作者的情况自行决定。应该强调的是，为解除手术与疼痛对小儿的精神刺激，应提倡小儿术后镇痛复合镇静。

（刘秀娟　刘慧松）

38

第三十九章

日间手术患者的麻醉

日间手术在欧美国家已占所有选择性手术的 60%～70%，这是由于下列条件的发展：手术技术提高和设备先进，如微创和内镜技术手术；麻醉医师技术进步和良好的监测仪器；快速、短效麻醉、镇痛、肌松药的应用；日间手术有较好的社会和经济效益。但麻醉医师应做好麻醉前评估和准备，手术医师必须掌握指征，医院应为日间手术配备诊治和观察室，确保患者安全，尽量避免推迟或取消手术。

一、日间手术的优点

1. 不需要依赖医院床位，使择期手术安排具有弹性。

2. 治疗及时，缩短等候手术的时间。

3. 缩短患者与家庭分离的负担，减轻思想负担，尤其对小儿而言，减轻了精神创伤。

4. 所需费用减少，并发症的发生率和死亡率低。

5. 减少医源性交叉感染的机会。

二、日间手术的种类与患者选择

1. 日间手术的种类　目前，随着各手术科室微创手术和内镜手术的开展，使得日间手术的种类不断扩展（表39-1）。

表 39-1　目前已在门诊开展的日间手术

专科	手术类型
口腔科	拔牙术、牙体修复术
眼科	内眼及外眼各种手术及检查
耳鼻喉科	腺样体切除术、鼻窦炎根治术、乳突切除术、鼓膜切开术、息肉切除术、扁桃体切除手术、鼓室成形术、气管异物取出术
妇产科	子宫颈活检术、扩张、诊刮及人流术、宫腔镜探查及手术、腹腔镜探查及手术、输卵管结扎术、卵巢小囊肿切除术
普外科	活组织检查术、内镜手术、痔切除术、疝修补术、腹腔镜手术、静脉曲张手术、乳腺良性肿瘤切除术
骨科	前交叉修补术、关节镜手术、腕管松解术、神经节术
皮肤科	切除损伤皮肤及皮肤整形术
疼痛科	化学性交感神经阻断术、硬膜外阻滞注射神经阻滞药、神经阻滞治疗术
整形科	唇裂修补术、乳房整形术、耳成形术、切痂术、鼻中隔成形术、瘢痕切除整形术
泌尿外科	膀胱及尿路检查、包皮环切术、膀胱镜检查、碎石术、睾丸切除术、前列腺活检术、输精管吻合术

2. 患者选择

（1）原则上日间手术的病种应该选择创伤小、对生理影响少、术后不会发生严重并发症的手术，因此，能在 3 小时内完成，且估计术中失血少于 500ml，无手术和麻醉后并发症的手术均可在门诊进行。

（2）接受日间手术的患者和手术的范围不断扩大，患者的病情越来越复杂，术前评估和术前准备方面应该更加重视，以减少不必要的住院和推迟手术。

三、日间手术的适应证

1. 全身健康状况属 ASA Ⅰ~Ⅱ级，如为Ⅲ~Ⅳ级患者，需在术前病情得到良好控制达 3 个月及以上。

2. 择期手术时间不宜超过 3 小时。

3. 患者术后一般不会发生出血、呼吸道阻塞、排尿困难或软组织肿胀压迫气管和肢体血运等并发症的手术。

4. 适于早期起床活动的手术。

5. 患者年龄不宜过高　高龄患者术后容易发生心脑血管意外、呼吸道感染、排尿障碍或暂时性精神障碍，故不宜作为适应对象。

6. 新生儿或婴幼儿以表浅手术为主。

四、日间手术的禁忌证

1. 严重未得到控制、有潜在危及生命的疾病的患者，如糖尿病、不稳定型心绞痛、有症状的哮喘等。

2. 病理性肥胖伴有呼吸系统或血流动力学改变的患者。

3. 口服单胺氧化酶抑制剂、药物滥用的患者。

4. 孕龄不足 36 周的早产婴儿。

5. 明显上呼吸道感染症状的患儿。

6. 在手术当晚没有家人照顾的患者。

五、麻醉前评估

1. 麻醉前评估内容

（1）并存疾病及有关药物治疗。

（2）麻醉特殊情况，如困难气道、牙齿特殊情况、过敏史等。

2. 麻醉前评估手段

（1）从病史、体检、实验室检查三方面进行。

（2）对儿童常规要求的实验室检查：血常规、尿常规、生化常规、出凝血常规、胸部 X 线片等。成人加做心电图。

（3）若患者有高血压、糖尿病等慢性疾病，需要检查血压、血糖和电解质。

（4）如果患者有无法解释的血红蛋白低于 100g/L，应作进一步检查，减少围手术期并发症的发生率。

（5）椎管内麻醉或神经阻滞患者，术前应检查血常规和凝血常规。

六、麻醉前准备

1. 为减少术中误吸的危险，常规要求患者在术前至少禁食 6~8 小时。

2. 门诊患者使用术前药物的主要指征与住院患者相同，包括解除焦虑、镇静、遗忘、减低迷走神经张力、预防术后的呕吐和吸入性肺炎等并发症。

（1）抗焦虑和镇静药：常用静脉注射咪达唑仑（0.05mg/kg 或 1~3mg）。

（2）预防恶心和呕吐的药物：包括氟哌利多（10μg/kg）、异丙嗪（0.5～1.0mg/kg）、甲氧氯普胺（20mg）和多潘立酮（10mg）。

（3）抗胆碱能药物：常用药物为阿托品和东莨菪碱，但东莨菪碱有较多的不良反应，包括口干、嗜睡、散瞳和神志模糊，因此不宜用于 60 岁以上的患者。

（4）预防误吸：对于有明显的误吸危险的患者，术前应使用 H-2 受体拮抗剂或质子泵抑制剂，如西咪替丁或奥美拉唑。

七、麻醉管理

（一）麻醉管理原则

1. 日间手术的麻醉选择取决于手术和患者情况，应遵循安全、有效、简单、舒适与节约的原则。

39

2. 通常首选区域麻醉，但由于椎管内麻醉容易发生交感和运动神经阻滞，恢复较慢，可能推迟离院时间，推荐用周围神经阻滞或局部浸润辅用静脉内短效镇静或静脉麻醉药。

3. 麻醉前应先开放静脉通路，监测 ECG、SpO_2 和 NIBP，全身麻醉应有麻醉工作站，并监测 $P_{ET}CO_2$。

（二）区域麻醉

1. 区域麻醉可以避免全麻的很多并发症，减少术后护理工作量，缩短术后恢复时间，在手术后早期提供有效镇痛。

2. 区域麻醉包括硬膜外神经阻滞、椎管内神经阻滞、颈丛神经阻滞、臂丛神经阻滞及其他周围神经阻滞。

（1）椎管内神经阻滞

1）椎管内神经阻滞操作简单、起效快、效果确切、恢复较快，但是麻醉后头痛和背痛发生率高，这是非住院手术患者及麻醉医师关切的问题。

2）椎管内神经阻滞在日间手术中应用不多，只适用于下腹部、下肢及会阴部的某些手术。

（2）硬膜外神经阻滞

1）硬膜外神经阻滞起效较慢，其主要优点是可以随着手术时间的延长而延长麻醉时间。

2）硬膜外神经阻滞所需要的操作时间比椎管内神经阻滞长，但硬膜外神经阻滞的操作可以在手术室外进行，而且可以避免硬膜穿刺后头痛。

3）在日间手术麻醉中使用椎管内神经阻滞联合硬膜外神经阻滞时，先在蛛网膜下腔注入小剂量的局部麻醉药产生低位感觉阻滞，术中根据需要由硬膜外导管注入局部麻醉药。优点是既有椎管内神经阻滞效果确切、起效时间短的特点，又能够随意延长麻醉时间。

（3）外周神经阻滞　上肢手术可以采用臂丛神经阻滞，腿部手术可以用股神经、闭孔神经、股外侧皮神经和坐骨神经阻滞，术后镇痛效果良好，患者也乐于接受。足部手术采用踝部神经阻滞、腘部坐骨神经阻滞能提供

39

有效的术后镇痛。

（三）监测下的麻醉处理（monitored anesthesia care，MAC）

1. MAC是患者接受局部麻醉、区域神经阻滞、部位麻醉时，麻醉医师对患者进行生命体征监测和使用镇静（镇痛）药。

2. MAC在日间手术中得到推广，甚至可以取代有些手术的全身麻醉。

3. MAC的监测标准与全身麻醉一样，应要求有经验的麻醉医师始终执行。

4. MAC可发生气道梗阻或心血管反应，所以镇静不宜过深，应设置监测参数报警范围，维持呼吸道通畅，确保手术安全。

（四）全身麻醉

全身麻醉诱导时使用快速起效的静脉麻醉药，并且随着中短时效的静脉麻醉药、吸入麻醉药、肌肉松弛药和镇痛药的发展，使短小手术更加安全、更易于为门诊患者接受。

八、离院标准

1. 麻醉后患者应在麻醉恢复室中恢复，并由麻醉医师决定患者能否安全离开医院。

2. 离院标准

（1）生命体征平稳在1小时以上，$SpO_2 > 95\%$。

（2）意识恢复，活动正常，经口进水无恶心呕吐，自己或搀扶下能行走。

（3）手术伤口无进行性出血。

（4）有负责的成年人陪伴照顾。

3. 麻醉后离院评分

（1）一般情况下，如果评分超过9分，同时患者有家属陪送，就可以离开医院，具体评分标准见表39-2。

（2）接受区域阻滞麻醉的患者在离院时必须符合全麻后患者离院标准，还必须恢复感觉、运动、本体感觉

39

以及交感神经功能，而且椎管内神经阻滞的患者还要确定运动功能已经完全恢复。由于残留的交感神经阻滞会导致尿潴留，患者在离院之前必须恢复排尿能力。

表 39-2 改良麻醉后离院评分系统

生命体征	疼痛	意识与运动功能	手术出血	恶心和呕吐
2 = 术前数值变化 20% 范围内	2 = 轻微	2 = 步态稳定/没有头晕	2 = 轻微	2 = 轻微
1 = 术前数值变化 20% ~ 40%	1 = 中等	1 = 需要帮助	1 = 中等	1 = 中等
0 = 变化超出术前值的 40%	0 = 严重	0 = 不能行走/头晕	0 = 严重	0 = 严重

（刘显珍 谢 平）

39

第四十章 围手术期加速康复

一、加速康复外科概述

1. 加速康复外科（enhanced recovery after surgery, ERAS）自 1997 年由丹麦 Kehlet 教授首次提出并应用于临床，至今已有近 20 年时间，其多学科、多模式围手术期康复干预的理念已得到全世界及越来越多的外科亚专科的广泛认可。

2. ERAS 的核心是以循证医学证据为依据、多学科合作、优化围手术期处理措施，以改善患者预后、缩短围手术期住院时间、减少并发症。

3. 目前从"麻醉学"过渡到"麻醉与围手术期医学"是麻醉学发展应走之路。

4. 麻醉学科的发展目标

（1）推动舒适化医疗的主导学科。

（2）保障医疗安全的关键学科。

（3）提高医院工作效率的枢纽学科。

（4）协调各科关系的中心学科。

（5）为社会所熟知和认可的重点学科。

二、临床麻醉在 ERAS 中的内容

临床麻醉涵盖了 ERAS 围手术期整个过程，包括术前评估、术前宣教、麻醉方式、体温管理、液体管理、

术后恶心呕吐的防治、血糖控制等多方面。

（一）术前评估

1. 术前评估的理念正成为临床努力的目标。

2. 倡导术前早期介入，麻醉医师在术前麻醉门诊对患者进行健康及风险评估，全面采集病史，回顾并优化术前用药，给出相应的调整方案或专科就诊建议，同时决定术前必须的检查，了解手术实施方案并制定相应的麻醉计划。

3. 麻醉前体格检查至少应该包括气道以及心肺功能评估。

（二）术前宣教

1. 术前宣教被认为是围手术期不可或缺的一部分。

2. 手术和麻醉医师不仅要通过合适的沟通方式缓解患者的焦虑情绪，还要为患者制定术前镇静镇痛药物运用方案和禁食禁饮方案。

（1）根据 ERAS 的要求，禁食固体食物和禁饮时间分别缩短为 6 小时和 2 小时。

（2）麻醉诱导前 2 小时进食高碳水化合物可减轻焦虑、饥饿和口渴的感觉，并且减弱术后胰岛素抵抗、减少术后氮和蛋白质损失、维持肌力，加速患者康复。

（3）推荐所有非糖尿病患者术前均应进食碳水化合物<400ml。

（三）麻醉前用药

1. 麻醉前用药的目的主要是为了控制应激、缓解焦虑、维持术中血流动力学稳定、减少术后不良反应。

2. α_2 受体激动剂和非甾体类抗炎药是日益盛行的快通道麻醉的辅助药，具有增强麻醉和节俭镇痛药的作用，维持术中血流动力学稳定，减轻术后疼痛，从而改善患者预后，有利于早期康复。

（四）麻醉方式

1. 麻醉方式的选择是 ERAS 管理的重要组成部分，其核心是减少患者的应激反应。

2. 与全身麻醉相比，神经阻滞和椎管内麻醉具有镇痛良好、减少全身麻醉药用量、减少疼痛慢性化、对胃肠道影响小、保护免疫功能等优点，其优势已被大量随机对照试验证实，成为许多 ERAS 指南中所推荐的麻醉方式。

3. 全身麻醉诱导可以应用短效药物，如丙泊酚、芬太尼、瑞芬太尼等，麻醉维持可用短效吸入麻醉药（如七氟烷或地氟烷）以及静脉麻醉药丙泊酚和瑞芬太尼等。

4. BIS 指导麻醉维持用药，在预防术中知晓的同时可以避免麻醉过深导致的苏醒延迟等不良事件，特别是对于老年患者。

5. 为减少应激，ERAS 倡导联合麻醉，即全身麻醉复合局部麻醉或区域麻醉，包括椎管内麻醉、神经阻滞、局部切口麻醉药物浸润等多种形式。

（五）术中保温

1. 术中低体温是指机体中心温度<36℃，术中低体温多由麻醉药物抑制机体体温调节功能及手术致热量大量丢失所致。

2. 低体温可导致凝血功能异常、心血管事件增加、免疫功能抑制及药物代谢异常等。

3. 术中可以通过以下方式来维持机体温度：①保持温暖环境；②加热毯；③加热床垫；④静脉输入液体加温；⑤体腔冲洗液加温。

（六）液体治疗

1. ERAS 强调目标导向液体治疗方案，液体管理应该以生理指标为终点，患者术中的输液量和输注种类，应当在血流动力学监测下以最佳心输出量为原则。

2. 在保证容量的情况下酌情采用升压药以维持平均动脉压，保证腹腔脏器的血供。

（七）血糖控制

1. 高血糖与手术患者（合并或不合并糖尿病）不良事件的发生有关。

2. 血糖≤2.8mmol/L 时可能出现认知功能障碍，长

40

时间≤2.2mmol/L 的严重低血糖可导致脑死亡。

3. 推荐餐前血糖≤7.8mmol/L，进食期间血糖、餐后血糖以及随机血糖≤10mmol/L，但是不建议过于严格控制血糖，术中和术后血糖控制在 7.8~10mmol/L 较合适。

（八）术后镇痛

1. 术后镇痛被认为是加速患者术后康复最重要的环节之一。

2. 良好的术后镇痛能够减少患者机体的应激反应，促进肠功能的恢复，有利于患者早期活动。

多模式镇痛一直是 ERAS 所倡导的术后镇痛方案，包括硬膜外镇痛、神经阻滞镇痛、手术切口的局部浸润镇痛以及非甾体类抗炎药的运用。

（九）术后恶心呕吐防治

1. 术后恶心呕吐是常见并发症，可导致患者不适，严重者可引起水电解质紊乱、伤口裂开、误吸等，是患者不满意和延迟出院的首要原因，发生率约为 25%~35%。

2. 危险因素包括：①女性；②术后恶心呕吐或晕动症病史；③非吸烟者；④术后阿片类药物使用；⑤吸入麻醉药使用；⑥成年人<50 岁；⑦腹腔镜手术方式（胆囊切除术、妇产科手术）。

3. 可采取多项防治措施，除外科早期活动、去除鼻胃管等措施外，可联合用药预防。

（1）有两个风险因素的患者可在诱导时给予地塞米松，手术结束时用 5-HT$_3$ 受体拮抗剂（托烷司琼、帕洛诺司琼等）。

（2）3 个以上风险因素的高风险患者可用丙泊酚和瑞芬太尼行全凭静脉麻醉，同时应用地塞米松复合 5-HT$_3$ 受体拮抗剂或氟哌利多、胃复安。

（十）术后肠麻痹

1. 术后肠麻痹是决定患者术后（尤其是腹部术后患者）住院时间长短的主要因素。

40

2. 肠麻痹的预防并非始于术后，在术中也可以辅以容量控制、硬膜外镇痛、减少阿片类药物应用、不插鼻饲管、咀嚼口香糖、早期进食和下床活动也可以有效预防肠梗阻，加速患者康复。

三、ERAS 对麻醉学科的要求

1. ERAS 理念正成为医疗领域的共识和风向标。

2. 促进术后康复的麻醉管理是 ERAS 的重要组成部分，麻醉学科无疑将在 ERAS 中承担着重要且不可替代的角色。

3. 麻醉学科应该接受挑战，与外科等多学科团队协作，规范化、系统化地进行 ERAS 探索和提高，保障患者安全是底线是基本要求，目标是通过规范化和标准化的实践，调整临床细节，提升临床整体水平，最终关注的核心是患者的预后。

（李　会　杜正强）

40

参考文献

1. 中华医学会麻醉学分会. 2017 版中国麻醉学指南与专家共识. 北京：人民卫生出版社，2017.

2. ADMIR HADZIC 著. 外周神经阻滞与超声介入解剖. 李泉译. 北京：北京大学医学出版社，2014.

3. 艾登斌，帅训军，姜敏. 简明麻醉学. 第 2 版. 北京：人民卫生出版社，2016

4. 刘进，李文志. 麻醉学临床病案分析. 北京：人民卫生出版社，2014.

5. 中华医学会妇产科学分会专家组. 妊娠期高血压疾病诊治指南. 中华妇产科杂志，2015，50（10）：721-728.

6. RONALD D. MILLER. 米勒麻醉学. 第 8 版. 邓小明，曾因明，黄宇光主译. 北京：北京大学医学出版社，2016.

7. RHODES A, EVANS LE, ALHAZZANI W, et al. Surviving sepsis campaign: international guidelines for management of sepsis and septic shock: 2016. Intensive Care Med, 2017, 43（3）: 304-377.

8. 邓小明，姚尚龙，于布为，等. 现代麻醉学. 第 4 版. 北京：人民卫生出版社，2014.

9. ACOSTA CM, MAIDANA GA, JACOVITTI D, et al. Accuracy of transthoracic lung ultrasound for diagnosing anesthesia-induced atelectasis in children. Anesthesiology, 2014 Jun; 120（6）: 1370-1379.

10. SAWABATA N, NAQAYASU T, KADOTA Y, et al.

Risk assessment of lung resection for lung cancer according to pulmonary function: republication of systematic review and proposals by guideline committee of the Japanese association for chest surgery 2014. Gen Thorac Cardiovasc Surg, 2015, 63 (1): 14-21.

索 引

HELLP 综合征　361
Narcotrend 指数　44

B

被动抬腿实验　32
闭合容积　13
闭合容量　13
闭孔神经阻滞　180

C

肠系膜上动脉综合征　440

D

低体温　35
骶丛神经阻滞　159
动脉脉压变异度　31
多普勒效应　79

E

恶性高热　38
二尖瓣反流　316
二尖瓣关闭不全　333
二尖瓣狭窄　315，332

F

肥厚型心肌病　323

肺泡气动脉血氧分压
　差　12

G

改良心脏风险指数　419
高血压危象　444
股神经阻滞　166
股外侧皮神经阻滞　173
冠状动脉旁路移植术　342
冠状动脉粥样硬化性心脏
　病　317
光棒　291

H

喉罩　68

J

肌间沟臂丛神经阻滞　106
激光多普勒脑血流监
　测　61
急性肺栓塞　391
加速康复外科　505
甲状腺危象　451
监测下的麻醉处理　503
接吻征　267

经颅多普勒超声　60

经尿道前列腺电切综合
　征　432

经尿道前列腺切除术　430

经食管心脏超声　263

颈动脉内膜剥脱术　372

颈浅丛神经阻滞　92

颈神经根阻滞　97

K

扩张型心肌病　327

L

流量—容积环　11

M

麻醉深度　42

脉搏灌注指数变异度　30

每搏量变异度　31

弥散性血管内凝血　48

末梢灌注指数　46

N

脑电双频指数　44

脑电图　55

脓毒性休克　467

P

旁正中倾斜纵向扫描　254

Q

气管舒张试验　14

气速指数　11

R

妊娠期高血压疾病　354

日间手术　498

S

沙滩征　270

熵指数　44

射血分数　30

生理分流　12

视可尼可视喉镜　288

视频插管喉镜　286

嗜铬细胞瘤　441

锁骨上臂丛神经阻滞　113

T

特发性脊柱侧弯　434

体表心脏超声　263

条码征　272

听觉诱发电位　44

通气/血流比值　12

通气储量百分比　10

W

围生期心肌病　366

X

先天性心脏病　314

心肺运动试验　18

心率变异性　46

心阻抗血流图　28

胸膜滑动征　270

血乳酸浓度　33

血栓弹力图　51

Y

氧合指数　12
腰丛神经阻滞　145
腋路臂丛神经阻滞　126
隐神经阻滞　188
用力肺活量　10
用力呼气量　10
运动神经元疾病　458

Z

支气管激发试验　14

支气管哮喘　396
中心静脉压　23
重症肌无力　452
重症肌无力危象　456
主动脉瓣反流　315
主动脉瓣关闭不全　334
主动脉瓣狭窄　315，333
主动脉内球囊反搏　352
子痫　360
最大呼气中期流速　10
坐骨神经阻滞　194